现代中医临床应用

王艳静　等/主编

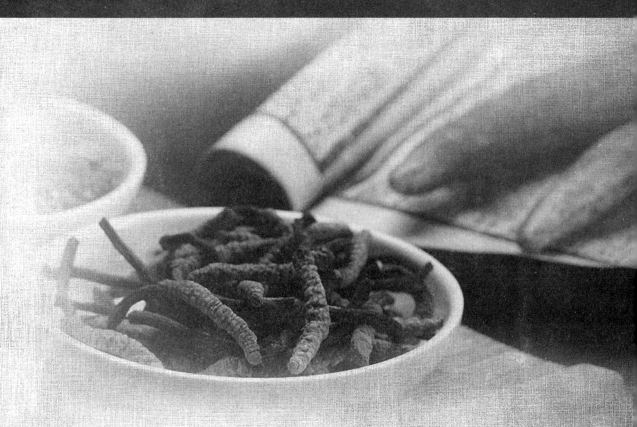

吉林科学技术出版社

图书在版编目（CIP）数据

现代中医临床应用 / 王艳静等主编. -- 长春：吉
林科学技术出版社，2022.4
ISBN 978-7-5578-9252-4

Ⅰ．①现… Ⅱ．①王… Ⅲ．①中医临床 Ⅳ．①R24

中国版本图书馆 CIP 数据核字(2022)第 091571 号

现代中医临床应用

主　　编　王艳静等
出 版 人　宛　霞
责任编辑　张　凌
封面设计　济南皓麒信息技术有限公司
制　　版　济南皓麒信息技术有限公司
幅面尺寸　185mm×260mm
字　　数　310 千字
印　　张　13.5
印　　数　1-1500 册
版　　次　2022年4月第1版
印　　次　2023年3月第1次印刷

出　　版　吉林科学技术出版社
发　　行　吉林科学技术出版社
地　　址　长春市福祉大路5788号
邮　　编　130118
发行部电话/传真　0431-81629529 81629530 81629531
　　　　　　　　　81629532 81629533 81629534
储运部电话　0431-86059116
编辑部电话　0431-81629518
印　　刷　三河市嵩川印刷有限公司

书　　号　ISBN 978-7-5578-9252-4
定　　价　98.00元

编　委　会

主　编　王艳静（临沂市人民医院）

颜　敏（山东省公共卫生临床中心）

郭传喜（菏泽市鄄城县富春镇卫生院）

肖　铃（天津市滨海新区中医医院）

刘玉国（山东省曹县中医医院）

赵学政（平阴县中医医院）

目　　录

第一章　呼吸系统疾病

第一节　慢性阻塞性肺疾病

慢性阻塞性肺疾病(COPD)是一种具有气流受限特征的疾病,气流受限不完全可逆,呈进行性发展,与肺部对有害气体或有害颗粒的异常炎症反应有关。COPD主要累及肺部,也可导致肺外多器官损害,其急性加重和并发症影响疾病的进程,随着病情恶化可导致劳动力丧失、生活质量下降,最终发展为呼吸衰竭和肺源性心脏病。

COPD是呼吸系统常见病和多发病,病死率逐年增高。全球约有2.7亿COPD患者,发达国家患病率约为5%～10%。亚太呼吸学会的调查显示,11个亚洲国家COPD的患病率为6.2%。我国40岁以上人群中,COPD患病率约8.2%,其中男性12.4%,女性5.1%,男性高于女性;农村8.8%高于城市的7.8%。COPD死亡率位于心血管疾病、脑血管疾病和急性呼吸道感染性疾病之后,与艾滋病并列为全球第四大死亡原因。COPD是我国城市居民的第四大死亡原因,而在农村则为第一位死亡原因。

本病可归属于中医学"肺胀""喘证""咳嗽"等范畴。

一、病因病机

本病多由慢性咳喘病证逐渐加重演变而成,发病缓慢。久病正虚或老年体弱者,更易感受外邪,致使病情加重,故本病的病因涉及内因、外因两个方面。

1.脏腑功能失调

与肺、脾、肾关系尤为密切。由于咳嗽、咳痰经久不愈,气喘反复发作,致使肺脏虚损,肺虚则气失所主,以致气短、喘促加重。子盗母气,脾脏受累,运化失职,以致痰饮内生,病久及肾而使肾虚,肾不纳气。《类证治裁》云:"肺为气之主,肾为气之根,肺主出气,肾主纳气,阴阳相交,呼吸乃和。"肾虚则根本不固,摄纳无权,吸入之气不能摄纳于肾,则气逆于肺,呼多吸少,气不得续,气短不足以息,动则喘促尤甚。

2.六淫邪气侵袭

肺居上焦,与皮毛相合,开窍于鼻,且肺为娇脏,易受邪侵。脏腑功能失调,卫外不固,外感六淫之邪更易侵袭肺卫,导致宣降失和,肺气不利,引动伏痰,则易发生咳嗽、喘促等症。

综上所述,本病病位在肺,累及脾肾。平时以本虚为主,复感外邪则虚中夹实。病程日久,肺、脾、肾虚损更趋严重,终致喘脱。

二、临床表现

COPD起病缓慢,病程较长,患者多有慢性支气管炎等病史,每因外邪侵袭而诱发。

(一)症状

1.慢性咳嗽、咳痰

随病程发展可终身不愈。常晨间咳嗽明显,夜间有阵咳或排痰。一般为白色黏液或浆液性泡沫样痰,偶可带血丝,清晨排痰较多。急性发作期痰量增多,可有脓性痰。

2.气短、喘息或呼吸困难

早期在劳力时出现,以后逐渐加重,是COPD的标志性症状。部分患者特别是重度患者或急性加重时可出现喘息胸闷。

3.其他

晚期患者可有体重下降,食欲减退等。

(二)体征

早期体征不明显,随疾病进展,胸廓前后径增大,肋间隙增宽,剑突下胸骨下角增宽,呈桶状胸;呼吸动度减弱,触诊双侧语颤减弱或消失;叩诊肺部呈过清音,心浊音界缩小,肺下界和肝浊音界下降;听诊两肺呼吸音减弱,呼气延长,部分患者可闻及湿性啰音和(或)干性啰音,心率增快,心音遥远,肺动脉瓣第二心音亢进,如剑突下出现收缩期心脏搏动及其心音较心尖部明显增强时,提示并发早期肺心病。

(三)主要并发症

1.自发性气胸

多为肺大泡破裂而成。如有突然加重的呼吸困难,并伴有明显的发绀,患侧肺部叩诊为鼓音,听诊呼吸音减弱或消失,应考虑并发自发性气胸,通过X线检查可以确诊。肺气肿时肺野透亮度增高,气胸体征不够典型,诊断困难,应注意鉴别。

2.慢性呼吸衰竭

常在COPD急性加重时发生,其症状明显加重,发生低氧血症和(或)高碳酸血症,可具有缺氧和二氧化碳潴留的临床表现。

3.慢性肺源性心脏病

COPD引起肺血管床减少及缺氧致肺动脉痉挛、血管重构,导致肺动脉高压、右心室肥厚扩大,最终发生右心功能不全。

三、诊断与鉴别诊断

(一)诊断

1.诊断要点

主要根据吸烟等高危因素史、临床症状、体征及肺功能检查等综合分析而确定。不完全可逆性气流受限是COPD诊断的必备条件。不完全可逆性气流受限依据吸入支气管舒张药后$FEV_1/FVC < 70\%$及$FEV_1 < 80\%$预计值可确定。少数无咳嗽、咳痰症状患者,只要肺功能检

查时 $FEV_1/FVC<70\%$,而 $FEV_1\geqslant80\%$ 预计值,除外其他疾病后,亦可诊断为 COPD。在临床上早期诊断、早期干预可以改善患者预后。因此必须加强对 COPD 的诊断意识。凡有呼吸困难、慢性咳嗽和(或)咳痰症状,以及危险因素暴露史的患者应怀疑 COPD。

2.严重程度分级

根据 FEV_1/FVC、$FEV_1\%$ 预计值和症状可对 COPD 的严重程度做出分级,见表1-1。

表 1-1　慢性阻塞性肺疾病的严重程度分级

分级	分级标准
Ⅰ级:轻度	$FEV_1/FVC<70\%$
	$FEV_1\geqslant80\%$ 预计值
	有或无慢性咳嗽、咳痰症状
Ⅱ级:中度	$FEV_1/FVC<70\%$
	$50\%\leqslant FEV_1<80\%$ 预计值
	有或无慢性咳嗽、咳痰症状
Ⅲ级:重度	$FEV_1/FVC<70\%$
	$30\%\leqslant FEV_1<50\%$ 预计值
	有或无慢性咳嗽、咳痰症状
Ⅳ级:极重度	$FEV_1/FVC<70\%$
	$FEV_1<30\%$ 预计值
	或 $FEV_1<50\%$ 预计值,伴慢性呼吸衰竭

3.病程分期

急性加重期指在疾病过程中,短期内咳嗽、咳痰、气短和(或)喘息加重,痰量增多,呈脓性或黏液脓性,可伴发热等症状。稳定期则指患者咳嗽、咳痰、气短等症状稳定或症状较轻。

4.严重程度的评估

为了降低未来不良健康事件的发生风险,应重视 COPD 给患者造成的长期和短期影响。必须对 COPD 患者的严重程度进行评估。临床上建议结合患者肺功能、症状评分及急性加重风险综合评估。评估的目的在于确定疾病的严重程度,包括气流受限程度、对患者健康状况的影响、未来不良事件的风险(如急性加重、住院或死亡),从而指导治疗。

(二)鉴别诊断

1.支气管扩张

以反复发作咳嗽、咳痰为特点,常表现为咯大量脓性痰或反复咯血。查体常有肺部固定性湿性啰音。部分胸部 X 片显示肺纹理粗乱或呈卷发状或多发蜂窝状影像,高分辨率 CT 可见支气管扩张改变。

2.支气管哮喘

多在儿童或青少年时期起病,常有家族或个人过敏史,以发作性喘息为特征,突发突止,发作时两肺布满哮鸣音,应用解痉药症状可明显缓解,也可自行缓解。哮喘的气流受限多为可逆性,其支气管舒张试验阳性。慢性支气管炎合并支气管哮喘时,表现为气流受限不完全可逆,应全面详细分析病史,以明确诊断。

3.肺结核

活动性肺结核可有午后低热、乏力、盗汗等结核中毒症状,痰检可发现抗酸杆菌,胸部 X 线片检查可发现病灶。

4.支气管肺癌

多数患者有长期吸烟史,近期出现顽固的刺激性咳嗽、咳痰,可有痰中带血或原有慢性咳嗽性质发生改变,胸部 X 线片及 CT 可发现占位病变。痰细胞学检查、纤维支气管镜检查以至肺活检,有利于明确诊断。

5.弥漫性泛细支气管炎

主要见于亚裔患者,多数患者为男性和非吸烟者,几乎所有患者合并慢性鼻窦炎,胸片和 CT 可见弥漫性小叶中央结节影,伴充气过度征。

6.闭塞性细支气管炎

起病年龄较轻。非吸烟者,可有风湿性关节炎病史或急性烟雾暴露。发生于肺或骨髓移植后,胸部 CT 呼气相可见低密度影。

7.其他原因所致呼吸气腔扩大

临床上呼吸气腔均匀规则扩大而不伴有肺泡壁的破坏时,也常习惯称为肺气肿,如代偿性肺气肿、老年性肺气肿、Down 综合征中的先天性肺气肿等,临床也可以出现劳力性呼吸困难和肺气肿体征,但肺功能测定没有气流受限的改变,即 $FEV_1/FVC \geqslant 70\%$,与 COPD 不同。

四、治疗

(一)辨证论治

1.痰浊壅肺证

主症:咳嗽痰多,色白黏腻或成泡沫,短气喘息,稍劳即著,怕风易汗,脘痞纳少,倦怠乏力,舌质偏淡,苔薄腻或浊腻,脉稍滑。

治法:化痰止咳,降气平喘。

处方:二陈汤合三子养亲汤加减。

半夏 9g,陈皮 6g,茯苓 12g,苏子 12g,白芥子 6g,莱菔子 6g,甘草 3g,厚朴 6g,杏仁 9g,白术 9g,桃仁 6g,广地龙 9g,红花 6g。

阐述:慢性阻塞性肺疾病患者反复感受外邪,邪犯于肺,肺失肃降,而滋生痰浊。同时由于长期反复发作,脾、肾二脏亦受累,水湿运化失常,致聚湿生痰。慢性阻塞性肺疾病患者多素嗜烟,烟雾熏蒸清道,灼津成痰,痰浊内伏,壅阻肺气,病情迁延不愈,导致肺气胀满,不能敛降。肺气日虚,久病累及脾肾,脾失健运,痰浊内生。痰浊贯穿慢性阻塞性肺疾病的始终,既是病理产物,更是致病因子,若不清除,将造成恶性循环,因此宣肺化痰需贯穿于整个治疗过程。二陈汤是历代医家广泛应用于脾虚生痰、肺虚贮痰等证的久用不衰的名方。方中半夏、陈皮燥湿化痰;茯苓、甘草、白术健脾和中;由苏子、白芥子、莱菔子组成的三子养亲汤,是临床常用于化痰降气平喘的著名古方;加上厚朴燥湿行气,化痰降逆;杏仁降气平喘。由于痰浊日久夹瘀,故需酌加地龙、桃仁、红花等以活血祛瘀,宣通气道。

2.痰热郁肺证

主症:咳逆喘息气粗,烦躁,胸闷,痰黄或白,黏稠难咳或身热微恶寒,有汗不多,溲黄,便干,口渴舌红,舌苔黄或黄腻,边尖红,脉数或滑。

治法:清肺化痰,降逆平喘。

处方:越婢加半夏汤或桑白皮汤加减。

麻黄5g,石膏12～30g,半夏9g,生姜3g,甘草3g,大枣6g,黄芩12g,葶苈子9g,贝母9g,桑白皮15g,野荞麦根30g,三叶青20g,鱼腥草30g。

阐述:本型常见于慢性阻塞性肺疾病急性加重期,该期总是热痰多于寒痰,即使外感邪气,无论寒邪亦或热邪均易入里化热,与痰胶着,至咳嗽咳痰加重,故不必过于拘泥分型辨治,尤应加大清肺化痰止咳力度,尽快控制肺部感染,保持呼吸道通畅,以防痰与外邪胶恋不解,而致疾病加重。故治疗以清肺化痰为主,方中麻黄、石膏辛凉配伍,宣肺散邪,清泄肺热;鱼腥草、黄芩、葶苈子、贝母、桑白皮、三叶青、野荞麦根等清热解毒类药并用,更好地起到化痰平喘之功;甘草、大枣扶正祛邪。

3.痰蒙神窍证

主症:神志恍惚,谵妄,烦躁不安,撮空理线,表情淡漠,嗜睡,昏迷或肢体颤动,抽搐,咳逆喘促,咳痰不爽,苔白腻或淡黄腻,舌质黯红或淡紫,脉细滑数。

治法:涤痰开窍,息风平喘。

处方:涤痰汤、安宫牛黄丸或至宝丹加减。

半夏9g,茯苓15g,橘红6g,胆南星9g,竹茹9g,枳实6g,甘草3g,石菖蒲9g,党参15g,黄芩12g,桑白皮15g,葶苈子9g,天竺黄6g,浙贝9g,钩藤9g,全蝎3g,红花6g,桃仁6g。

阐述:本型多见于慢性阻塞性肺疾病发展至呼吸衰竭或肺性脑病时。处方涤痰汤中半夏、茯苓、甘草、竹茹、胆南星清热涤痰;橘红、枳实理气行痰除壅;菖蒲芳香开窍;人参扶正防脱,并能提高血氧水平,兴奋呼吸肌,降低二氧化碳潴留。加安宫牛黄丸或至宝丹清心开窍醒脑,此两者常用于各种昏迷患者,其效甚佳,是传统的经典名方,前人有"糊里糊涂牛黄丸,不声不响至宝丹"之说。若痰热内盛,身热,烦躁,谵语,神昏,舌红苔黄者,加黄芩、桑白皮、葶苈子、天竺黄以清热化痰。若痰热引动肝风而有抽搐者,加钩藤、全蝎、羚羊角粉凉肝息风。唇甲发绀,瘀血明显者,加红花、桃仁活血祛瘀。

4.阳虚水泛证

主症:面浮,下肢肿,甚则一身悉肿,腹部胀满有水,心悸,咳喘,咯痰清稀,脘痞,纳差,尿少,怕冷,面唇青紫,苔白滑,舌胖质黯,脉沉细。

治法:温肾健脾,化饮利水。

处方:五苓散合防己黄芪汤加减。

茯苓15g,猪苓15g,泽泻12g,白术9g,桂枝6g,防己12g,黄芪20g,车前草15g,桑白皮15g,葶苈子9g,紫苏子12g,当归12g,川芎9g,野荞麦根30g,三叶青15g,虎杖20g,杏仁9g。

阐述:慢性阻塞性肺疾病发展至后期,多引起肺动脉高压,以致慢性肺源性心脏病的发生,该阶段的病机与"虚、瘀、水"有关。故治以益气活血和通阳利水并用。多年来于临床中,有学者常以五苓散合防己黄芪汤加减投治,此方对利水消肿,改善心功能、纠正肺心病、心力衰竭患者颇具效验,且无西药利尿剂的不良反应。处方中茯苓甘淡,利小便以利水气,是制水除湿之要药;猪苓甘淡,功同茯苓,通利水道,其清泄水湿之力,较茯苓更捷,两药配伍,利水之功尤佳;泽泻甘寒,利水渗湿泄热,善泄水道,化决渎之气,透达三焦蓄热,为利尿之第一佳品,猪苓、茯苓、泽泻三药淡渗利水以利小便。佐以白术甘苦而温,健脾燥湿利水,乃培土制水,少量桂枝辛温通阳,既能解太阳之表,又能温化膀胱之气,调和营卫,通阳利水。防己黄芪汤擅益气祛风、健脾利水。防己大苦辛寒,祛风利水,与黄芪相配,利水力强而不伤正,臣以白术甘苦温,健脾燥湿,既助防己以利水,又助黄芪以益气。此外,可选用车前草、桑白皮、葶苈子等配伍黄芪泻肺平喘,利水消肿,能起到"上开下达"、通调水道的作用,紫苏子降气化痰,止咳平喘,当归、川芎一动一静,补血调血,以增加利尿效果,野荞麦根、三叶青、虎杖合杏仁共奏苦降泄热、化痰止咳之功。肢肿唇绀消退后,则重用益气、健脾、补肾之药以扶正固本,巩固疗效。

5.肺肾气虚证

主症:呼吸浅短难续,声低怯,活动后喘息,甚则张口抬肩,倚息不能平卧,神疲乏力;咳嗽,痰白如沫,咯吐不利,胸闷,心慌,形寒汗出,腰腿酸软,头晕耳鸣,舌淡或黯紫,脉沉细无力或有结代。

治法:补肺纳肾,降气平喘。

处方:补虚汤合参蛤汤加减。

人参20g,黄芪20g,茯苓15g,甘草6g,蛤蚧3g,五味子6g,干姜3g,半夏9g,厚朴9g,陈皮6g,当归12g,川芎9g,桃仁6g,麦冬12g。

阐述:本型多见于慢性阻塞性肺疾病晚期甚至并发呼吸衰竭时,年老体虚,肺肾俱不足,体虚不能卫外是六淫反复乘袭的基础,感邪后正不胜邪而病益重,反复罹病而正更虚,如是循环不已,促使肺胀形成。方中用人参、黄芪、茯苓、甘草补益肺脾之气;蛤蚧、五味子补肺纳肾;干姜、半夏温肺化饮;厚朴、陈皮行气消痰,降逆平喘。还可加桃仁、川芎、水蛭活血化瘀。若肺虚有寒,怕冷,舌质淡,加桂枝、细辛温阳散寒。兼阴伤,低热,舌红苔少,加麦冬、玉竹、知母养阴清热,如见面色苍白,冷汗淋漓,四肢厥冷,血压下降,脉微欲绝等喘脱危象者,急加参附汤送服蛤蚧粉或黑锡丹补气纳肾,回阳固脱。

6.肺络瘀阻证

主症:咳嗽,咳痰,气急或气促,张口抬肩,胸部膨满,憋闷如塞,面色灰暗,唇甲发绀,舌质黯或紫或有瘀斑、瘀点,舌下瘀筋,脉涩或结代。

治法:益气活血,润肺止咳。

处方:保肺定喘汤。

党参15g,生黄芪15g,丹参10g,当归10g,麦冬10g,熟地10g,仙灵脾10g,地龙15g,桔梗6g,生甘草6g。

阐述:慢性阻塞性肺疾病迁延不愈,久则肺气不足,无力推动心之血脉,心血运行不畅而瘀阻,即由肺病累及于心,而致肺心同病,导致慢性肺源性心脏病,后者形成的关键在于气虚血瘀,因此,疾病发展和预后均与气血相关。根据"气血相关"学说,在慢性阻塞性肺疾病稳定阶段,应于清热化痰、宣肺止咳的同时,予以酌加活血化瘀药物,可选用保肺定喘汤。以党参、生黄芪补益肺气、健脾助运,当归、丹参活血化瘀,四者益气活血,共为君药;熟地、麦冬滋阴养肺为臣药,君臣相伍,共奏益气活血养阴之效,气足则血行,阴滋则血运,瘀化则脉道通畅,从而使慢性阻塞性肺疾病气虚血瘀这一关键的病理环节得到改善;地龙性寒、味咸,能清热化痰,宣肺止咳平喘,仙灵脾性温、味辛,温肾纳气,两者一阴一阳以燮理阴阳;桔梗开宣肺气、宣通气血、利咽喉、祛痰排脓,甘草润肺止咳,补益肺脾,而为佐使。诸药相伍,既能益气活血养阴,又能化痰利咽平喘,宣通气血,且能兼顾脾肾,清肺化痰止咳,综合起到调补肺肾,益气活血化痰作用,切中慢性阻塞性肺疾病的病理环节,具有良好的扶正固本以祛邪的效果。本验方经临床与实验研究已证明对慢性阻塞性肺疾病具有令人鼓舞的良好作用。

(二)特色专方

1.瓜蒌薤白半夏汤

本方为《金匮要略》治疗胸痹的代表方,组方为瓜蒌、薤白、半夏,在此基础上选用杏仁、厚朴、苏子、蛤壳、竹沥、姜汁、连翘等酌情配伍,治疗慢阻肺急性发作期有较好疗效。但本病常涉及寒热转化,痰气兼并,更多的还须与他法配合使用,如化痰、化瘀、苦泄、补养等法。

2.三拗汤

本方组成麻黄、杏仁、甘草,重视祛散外邪,使肺气得以舒展,恢复正常升降,用于发作时控制症状。常加用防风、苏梗、薄荷、青蒿、蝉蜕等。梁乃津治疗慢阻肺第二步是消痰,是本病治标的关键环节。方用三子养亲汤、陈夏六君汤、制南星、橘红丸等,以温肺化饮、健脾除痰;如饮郁化热,痰热郁肺,则用桑白皮汤、葶苈大枣泻肺汤,治疗中可适当加用活血化瘀药,如桃仁、当归等以疏通脉络。缓解期的治疗除了益肺健脾外,更重要的是培补肾阳,在对症基础上酌加补骨脂、紫河车、杜仲、肉苁蓉、核桃肉、巴戟天等,使肾阳振复、肺气有根。

3.苏子降气汤

本方组成紫苏子、半夏各9g,当归、甘草、前胡、姜厚朴各6g,肉桂6g,大枣3g,每日1剂,水煎服,早晚分服。功用降气平喘,祛痰止咳,主治痰涎壅肺、肾阳不足所致的上实下虚的喘咳证。若痰涎壅盛,喘咳气逆难卧者,可加沉香以加强降气平喘之功,气虚者加人参以益气。

4.加味桂枝龙牡蛎汤

本方组成龙骨20g,牡蛎30g,代赭石30g,桂枝5g,白芍10g,当归10g,紫苏子10g,五味子5g,沉香3g,麦冬10g,太子参15g,每日1剂,水煎服,早晚分服。功效补气益血纳气,主治肾不纳气、气虚喘咳之肺气肿。若太子参改为党参,其与麦冬、五味子相合,气阴并补,对久咳肺虚、气虚自汗者颇有功效。

5.补肾定喘汤

本方组成熟地黄12g,炒山药10g,补骨脂10g,丝瓜络9g,五味子9g,炙黄芪15g,葶苈子12g,炙麻黄9g,炒地龙10g,代赭石15g,露蜂房9g,炙款冬花30g,炙紫菀30g,金银花12g,麦冬9g,每日1剂,水煎服,早晚分服。功能补肾纳气以扶正固本,止咳、平喘、活血以治其标。主治虚实夹杂证。

6.固本平喘汤

本方组成白术15g,山药10g,诃子10g,五味子12g,菟丝子15g,罂粟壳10g,每日1剂,水煎服,早晚分服。功效补益肺脾肾。主治本虚标实,反复咳喘吐痰的肺气肿。

7. 平喘合剂

本方组成为麻黄 3～5g、钩藤 15g、石韦 30g、乌梅 10g、老鹳草 30g、蝉蜕 9g,每日 1 剂,水煎服,早晚分服。功效解痉平喘。主治喉中有哮鸣声、肺部听到哮鸣音等肺气不宣的实喘者。

8. 养心汤

本方组成为党参 15g,麦冬 12g,五味子 5g,石菖蒲 5g,麻黄 5 克,杏仁 12g,炙甘草 5g,瓜蒌皮 15g,薤白 15g,枳壳 10g,厚朴 10g,法半夏 10g。每日 1 剂。水煎 2 次分 2 次服。主治痰浊壅肺的喘证。

9. 紫河车粉

本方组成为紫河车 1 具,焙干研末,每日 3 次,每次 3g。适用于阳虚水泛证。

10. 补元汤

本方组成为生黄芪 30g,党参 15g,白术 15g,炙甘草 6g,陈皮 10g,当归 10g,升麻 10g,山茱萸 6g,锁阳 6g。水煎服,分早晚两次温服,每日 1 剂。补益宗气,益气举陷。可以用于治疗慢性阻塞性肺疾病。

(三)中药成药及注射剂

1. 中成药

(1)消咳喘胶囊:本品主要成分为满山红,为胶囊剂,每粒装 0.35g,内容物呈棕红色或棕黑色颗粒或粉末;气微,味苦、涩。口服,每次 2 粒,每日 3 次。功效:止咳,祛痰,平喘。用于痰浊阻肺型肺胀咳喘。

(2)橘红丸:本品主要成分为半夏、陈皮、地黄、茯苓、甘草、瓜蒌皮、滑石粉、化橘红、桔梗、苦杏仁、款冬花、麦冬、石膏、浙贝母、紫苏子、紫菀、硬脂酸镁。每丸重 6g,口服,每次 3g,每日 2 次。用于痰热壅肺型肺胀。

(3)安宫牛黄丸:本品主要成分为牛黄、郁金、犀角、黄芩、黄连、雄黄、栀子、朱砂各 30g,冰片、麝香各 5g,珍珠 15g,金箔为衣。1.5g 大蜜丸,口服,每次 1 丸,每日 1 次;小儿三岁以内一次 1/4 丸,四岁至六岁一次 1/2 丸,每日 1 次。可用于痰蒙神窍的肺胀咳喘。

(4)蛤蚧定喘丸:本品主要成分为蛤蚧、瓜蒌子、紫菀、麻黄、鳖甲(醋制)、黄芩、甘草、麦冬、黄连、百合、紫苏子(炒)、石膏、苦杏仁(炒)、石膏(煅),辅料为蜂蜜。本品 6g/丸,口服,每次 1 丸,每日 2 次。功效:滋阴清肺、止咳平喘。本品可用于肺肾阴虚、阴虚肺热的咳喘。

2. 注射剂

(1)止喘灵注射液:本品主要成分为麻黄、洋金花、苦杏仁、连翘,为浅黄色的澄明液体。肌肉注射,每次 2mL,每日 2～3 次;七岁以下儿童酌减。1～2 周为一疗程。功效:宣肺平喘,止咳祛痰。用于痰浊阻肺、肺失宣降的哮喘,咳嗽,胸闷痰多属于肺胀、阻塞性肺疾病的气喘发作期。

(2)醒脑静注射液:本品主要成分为麝香、栀子、郁金、冰片。肌内注射,每次 2～4mL,每日 1～2 次。静脉滴注每次 10～20mL,用 5%～10% 葡萄糖注射液或氯化钠注射液 250～500mL 稀释后滴注。功效:清热泻火,凉血解毒,开窍醒脑。可用于痰蒙神窍的肺胀咳喘。

(3)丹红注射液:该注射液主要以丹参、红花为主要提取成分,每日一次,每次 40mL,静滴,疗程 14 天,对 COPD 气道炎症具有明显的抑制作用。

（4）注射用血栓通：主要成分为中药三七中提取的三七总皂苷，每天一次，每次 300mg，静滴，1 周为 1 疗程。

（5）黄芪注射液：为黄芪提取物，主要有效成分为黄芪皂苷Ⅳ等。黄芪是重要的益气中药，具有补虚益气等功效，每天 20mL 静滴，10 天为一疗程。

（四）针灸疗法

针刺：①主穴：膻中、尺泽、列缺、足三里、阴陵泉、丰隆、三阴交、太溪。用0.25mm×40mm毫针进针后行提插捻转平补平泻手法，至得气后留针 30 分钟，不采用电针；②耳穴：神门、肺、气管、咽喉、对耳屏尖（平喘点）操作方法：耳郭常规消毒，选用王不留行耳穴贴在穴位上后进行按压，直至患者产生疼痛并能耐受为度，嘱每天按压 3～5 次，每次每穴按压 10～20 下，每日 1次，左右耳穴交替选用。

（五）其他特色疗法

1.鼻腔冲洗疗法

用双黄连冻干粉针 1.8g 加入 0.9％氯化钠注射液 500mL，鼻腔冲洗，每日 1 次，30 天为 1疗程。治疗急、慢性鼻窦炎效佳。主症：鼻涕倒流，痰色白黏，十日以上或打呼噜或张口睡或口干鼻臭，舌淡红，苔白腻，脉滑。

2.穴位贴敷疗法

以白芥子散（白芥子、延胡索、细辛、甘遂以 2：2：1：1）进行穴位贴敷，常选用肺俞、膏肓、肾俞、脾俞等背俞穴，其他穴位有膻中、大椎、定喘、心俞、膈俞等，可根据咳喘的症状及证型来辨证选穴，实证贴敷肺俞、尺泽、列缺等穴位，虚证则贴敷肺俞、定喘、太渊等穴位。也可根据咳喘发作期和间歇期来加减选穴，发作期加定喘、风门和膻中；间歇期选膏肓和肾俞。

3.天灸疗法

选取穴位：大椎、风门、定喘、肺俞、膏肓、肾俞、大肠俞、天突、气海、关元、足三里、丰隆。贴药时间每年三伏天（5 次，初伏前、中伏后各加强 1 次）和三九天（4 次，一九、二九、三九、三九后加强 1 次）。选用药物白芥子、甘遂、延胡索、细辛 4 药按比例研粉（120 目）后，密封袋装备用；使用时用新鲜姜汁调成膏状，配少许凡士林，以增强其黏附性。

4.埋线法

选取穴位：大椎、风门、定喘、肺俞、膏肓、肾俞、大肠俞、天突、气海、关元、足三里、丰隆。选用材料及操作方法：将医用可吸收羊肠线剪成 0.8cm 长，置入一次性的 9 号注射用针头针芯内，再将针灸针剪平针尖（现在直接使用该品牌的平尖针），穿入注射针尾，在进针点做常规消毒，用针灸针将羊肠线顶入穴位中，边推针灸针边退注射针头，使羊肠线埋入穴位皮下或肌层，确保线头不能外露，拔针后外敷创可贴 2～3 小时，每月治疗 1 次。

5.针刺或穴位贴敷配合拔罐

主穴：肾俞、关元、三阴交、足三里；可据病情配合丰隆、百劳、太溪、大椎、定喘、脾俞、肺俞、太冲、血海等。

方法：据穴位选择体位，先针刺或贴敷，再拔火罐，留罐 10～15 分钟，10 次为一疗程，两疗程间休息一周。

6.穴位注射

主穴:肺俞、肾俞、定喘、天突、曲池、足三里、合谷、内关。

药液:黄芪注射液、鱼腥草注射液、喘可治、斯奇康。药任选一种。

方法:每次选主穴1~2个,酌配配穴。注射时,将针头刺入穴位得气后注入药液。如为急性发作,推药速度可稍快,一般宜缓缓注药。用药量:每穴0.5~1mL,隔日穴注1次,5~10次为一疗程。疗程间隔3~5天。

7.自血穴位注射疗法

主穴:肺俞、肾俞、定喘、曲池、足三里、合谷、丰隆。

方法:抽患者自身血液2mL,每次穴4个。每穴0.5毫升,隔日穴注1次,5次为一疗程。疗程间隔3~5天。三个疗程后可据病情改为1周1次或1周2次,一般建议患者坚持3个月至1年。该疗法有宣肺定喘,补益肺肾,健脾化痰等功效,并有调整人体免疫功能的作用。

8.刮痧疗法

主穴:大椎、风门、肺俞、身柱、膻中、中府,放痧穴:肺俞、太冲。

方法:泻法,太冲,肺俞可放痧。先刮颈部大椎,再刮背部风门、肺俞、身柱,然后刮胸部中府、膻中,最后刮足背部太冲。

大椎为诸阳经交会穴,可疏泄阳邪而退热;肺俞、中府相配可调补肺气,止咳化痰;风门主上气咳喘;膻中理气化痰,止咳平喘;太冲可泄肝火止咳;身柱配肺俞清热宣肺,治疗咳嗽喘疾。

9.穴位激光照射疗法

主穴通常取肺俞、膻中、定喘、天突。寒偏重者加合谷、至阳、关元;热偏重者加大椎、风门、孔最;痰多者加丰隆、足三里、脾俞;有瘀象者加血海、膈俞、三阴交;肺脾气虚者加脾俞、足三里、魄户、膏肓、胸段华佗夹脊、周荣、大包;脾肾两虚加肾俞、关元、脾俞、足三里、灵台、身柱。照射方法用医疗氦-氖激光器或 CO_2 激光器均可,每次选取1~2个主穴位和2~3个配穴。照射功率可根据激光器型号的不同选用3~6mW为宜。照射距离5cm左右,光斑直径为1.5~2mm左右,单穴照射时间3~5分钟,每周连续照射5次,休息两天后进行下一周的治疗,4周为一疗程。

10.中药穴位导入法

首先根据患者辨证分型进行辨证处方遣药。将选择好的处方药物用600~800mL水浸泡30分钟后先以武火煎开,继以文火再煎15分钟,滤出药液250mL。把两次所煎好的药液充分混合后,平均分开罩于两个容器内。然后,将预先制备好的2块10cm×15cm大小、0.5cm厚的纱布垫(儿童使用时,垫子尺寸可适当缩小),分别浸入两个有药液的容器内,备用。连接好穴位导入治疗仪,将浸有适宜温度药液的药垫,一个平置于以第四胸椎水平为中心的平面上,使肺俞(双)、魄户(双)、厥阴俞(双)、膏肓(双)各穴均被覆盖;另一个药垫平置于以第一胸椎水平为中心的平面上,使定喘(双)、百劳(双)、大杼(双)各穴位均被覆盖(注意勿使两药垫相接触)。然后,在预置好的两个药垫上,分别放置配备的比药垫尺寸略小的铅板,再在其上压置500g重的砂袋或袋装食盐。最后,将阴阳极导线板分别联结到两块铅板的接线柱上(阴阳板与哪块铅板联结没有严格的要求);接通电源,调节电流控制开关,使刺激达到患者感到适宜的强度。治疗时间通常为30分钟,治疗结束后让患者静卧5分钟后再坐起、行走。每天治疗1次,10次为 1 疗程,疗程之间间隔 3 天。本疗法适宜于急性发作期轻、中度患者的施治;慢性持续期、缓解期亦可实施。

11.呼吸体操主要适用于缓解期患者

(1)腹式呼吸:取半卧或平卧位,双膝半屈,放松腹肌,一手平放于腹部,一手放于胸前,可以感觉胸腹的起伏,吸气时腹部手感向上抬,而胸部无明显移动感,呼气时腹部移动相反,即是腹式呼气。每天 2 次,每次 10~15 分钟,熟练后可增加训练次数和时间,并可采取各种体位进行练习。

(2)缩唇呼吸操练习:呼气时将嘴唇缩成吹笛样,延长呼气时间,并配合腹式呼吸训练。

(3)全身性呼吸体操锻炼:熟练运用腹式呼吸后,结合扩胸、弯腰、下蹲等动作,每次 5~10 分钟,每天 2 次,并逐步延长时间和次数。

第二节 支气管哮喘

支气管哮喘简称哮喘,是多因素的异质性疾病,常以慢性气道炎症为特征;既往有喘息、气短、胸闷和咳嗽等呼吸道症状并随时间和强度改变,并伴有可逆性气流受限。

哮喘是一种常见的、慢性呼吸系统疾病,在不同的国家中占的比例从 1%~18% 不等。哮喘以可变的症状如喘息、气短、胸部紧迫感和(或)咳嗽为特征,伴有可逆的气流受限,症状和气流受限均随时间和强度改变,这些改变通常由锻炼、过敏源和刺激因素、天气改变或者病毒性呼吸道感染所诱发。

本病与中医学中的"哮病"相似。

一、病因病机

哮病由于外邪、饮食、情志、劳倦等诱因,引动内伏之宿痰,致痰阻气道,肺气上逆,气道挛急而发病。伏痰的产生,主要由于肺不能布散津液,脾不能运化精微,肾不能蒸化水液,以致津液凝聚成痰,伏藏于肺,成为发病的"夙根"。

1.发作期

哮病发作的基本病理变化为"诱因"引动"内伏之痰",痰随气升,气因痰阻,相互搏结,壅塞气道,肺气宣降失常,气道挛急狭窄,通畅不利,而致痰鸣如吼,咳痰喘促。

哮病的病位主要在肺系,发作时的病理关键为痰阻气闭,以邪实为主。由于诱因不同,体质差异,故有寒哮(冷哮)、热哮之分。

(1)冷哮:寒痰伏肺或素体阳虚,痰从寒化,遇风寒外感或吸入烟尘、花粉、动物毛屑、异味等或贪食生冷,寒饮内停或进食海膻发物,致痰升气阻,肺失宣降,肺管狭窄。

(2)热哮:素体热盛,痰从热化或伏痰遇风热外感或嗜食酸咸甘肥,积痰蒸热,热痰蕴肺,壅阻气道,肺失宣降,肺管狭窄,发为哮喘。

(3)喘脱:严重者发作持续不解,致肺气欲绝,心肾阳衰,可发生喘脱危候。

2.缓解期

若长期反复发作,寒痰伤及脾肾之阳,痰热耗灼肺肾之阴,则可由实转虚,平时表现肺、脾、肾等脏气虚弱之候。在平时自觉短气,疲乏,并有轻度喘哮,难以全部消失。

(1)肺虚:哮喘日久,肺虚不能主气,气不化津,则痰浊内蕴,肃降无权,并因卫外不固,而更易受外邪的侵袭。

(2)脾虚:哮喘日久,脾失健运,不能化水谷为精微,上输养肺,反而聚湿生痰,上贮于肺。

(3)肾虚:哮喘日久,肾虚气损,不能摄纳肺气,气浮于上,动则气急。肾精亏虚,摄纳无权,则阳虚水泛为痰或阴虚虚火灼津成痰,上升于肺,加重肺气之宣降失常。

由于肺、脾、肾三脏之间的相互影响,临证表现为肺脾气虚或肺肾两虚之象。

二、临床表现

(一)主要症状

本病呈发作性。典型的支气管哮喘,发作前有先兆症状(打喷嚏、流涕、鼻痒、咳嗽、胸闷等),发作时患者突感胸闷窒息,咳嗽,迅即出现伴有哮鸣音的呼气性呼吸困难,严重者被迫采取坐位或呈端坐呼吸,甚则出现发绀,烦躁汗出。临床症状可持续数分钟或数小时自行或用支气管扩张药治疗后缓解,具有在夜间及凌晨发作或加重的特点。哮喘严重发作,持续24小时以上,经治疗不缓解者,称为"哮喘持续状态",患者呼吸困难加重,发绀,大汗淋漓,面色苍白,四肢厥冷,因严重缺氧、二氧化碳潴留而致呼吸衰竭。缓解期无任何症状或异常体征。某些患者在缓解数小时后可再次发作。

(二)体征

哮喘发作时胸部呈过度充气状态,双肺广泛哮鸣音,呼气音延长。轻度哮喘或哮喘发作严重时,肺部可无哮鸣音。哮喘发作严重时出现心率增快、奇脉、胸腹部反常运动和发绀。合并呼吸道感染时,肺部可听到湿啰音。非发作期体检可无阳性体征。

(三)并发症

发作时可并发气胸、纵隔气肿、肺不张;长期反复发作和感染可并发慢性支气管炎、肺气肿、支气管扩张、间质性肺炎、肺纤维化和肺源性心脏病。

三、诊断与鉴别诊断

(一)诊断

1.诊断要点

典型发作者诊断不困难,根据病史及以下临床症状、体征和肺功能检测可诊断。

(1)反复发作喘息、呼吸困难、胸闷或咳嗽,多与接触变应原、冷空气、物理性或化学性刺激、病毒性上呼吸道感染、运动等有关。

(2)发作时在双肺可闻及散在或弥漫性以呼气相为主的哮鸣音,呼气相延长。

(3)上述症状可经治疗缓解或自行缓解。

(4)症状不典型者(如无明显喘息或体征)应至少具备以下一项试验阳性:①支气管激发试

验或运动试验阳性。②支气管舒张试验阳性。③昼夜 PEF 变异率≥20％。

（5）除外其他疾病所引起的喘息、胸闷和咳嗽。

2.分期及病情严重程度分级

可将支气管哮喘分为急性发作期、慢性持续期和缓解期。

（1）急性发作期：指气促、胸闷、咳嗽等症状突然发生或加重，患者常有呼吸困难，以呼气流量降低为特征，常因接触变应原等刺激物或治疗不当所致。哮喘急性发作时病情轻重不一，病情加重可在数小时或数天内出现，偶尔可在数分钟内危及生命，故应对病情做出正确的评估，有利于及时有效的紧急治疗。哮喘急性发作时严重程度的评估，见表1-2。

表 1-2　哮喘急性发作病情严重度分级

临床特点	轻度	中度	重度	危重
气短	步行、上楼时	稍事活动	休息时	
体位	可平卧	喜坐位	端坐呼吸	
讲话方式	连续成句	常有中断	单字	不能讲话
精神状态	可有焦虑/尚安静	时有焦虑或烦躁	常有焦虑、烦躁	嗜睡、意识模糊
出汗	无	有	大汗淋漓	
呼吸频率	轻度增加	增加	常>30 次/分	
辅助呼吸肌活动及三凹征	常无	可有	常有	胸腹矛盾运动
哮鸣音	散在,呼吸末期	响亮、弥漫	响亮、弥漫	减弱乃至无
脉率(次/分)	<100	100~120	>120	脉率变慢或不规则
奇脉(深吸气时收缩压下降,mmHg)	无,<10	可有,10~25	常有,>25	无
使用 β_2 受体激动剂后 PEF 预计值或个人最佳值%	>80%	60%~80%	<60% 或 <100L/min 或作用时间<2小时	
PaO_2(吸空气,mmHg)	正常	≥60	<60	
$PaCO_2$(mmHg)	<45	≤45	>45	
SaO_2(吸空气,%)	>95	91~95	≤90	
pH				降低

（2）慢性持续期（亦称非急性发作期）：许多哮喘患者即使没有急性发作，但在相当长的时间内总是不同频度和（或）不同程度地出现症状（喘息、咳嗽、胸闷等），因此需要依据就诊前临床表现、肺功能以及为控制其症状所需用药对其病情进行总的估价，见表1-3。

（3）缓解期：指经过治疗或未经过治疗症状、体征消失，肺功能恢复到急性发作前水平，并维持3个月以上。

表 1-3　非急性发作期哮喘病情评价

病情	临床特点	控制症状所需药物
间歇发作	间歇出现症状,<每周 1 次短期发作(数小时至数天),夜间哮喘症状≤每月 2 次,发作期间无症状,肺功能正常,PEF 或 FEV₁≥80%预计值,PEF 变异率<20%	按需间歇使用快速缓解药:如吸入短效 β₂ 受体激动剂治疗,用药强度取决于症状的严重程度,可考虑每日定量吸入糖皮质激素(≤500μg/d)
轻度	症状≥每周 1 次,但<每天 1 次,发作可能影响活动和睡眠,夜间哮喘症状>每月 2 次,PEF 或 FEV₁≥80%预计值,PEF 变异率 20%~30%	用一种长期预防药物:在用抗炎药物时可以加用一种长效支气管舒张剂(尤其用于控制夜间症状)
中度	每日有症状,发作影响活动和睡眠,夜间哮喘症状>每周 1 次,PEF 或 FEV₁>60%,<80%预计值,PEF 变异率>30%	每日应用长期预防药物:如吸入糖皮质激素,每日吸入短效 β₂ 受体激动剂和(或)长效支气管舒张剂(尤其用于控制夜间症状)
严重	症状频繁发作,夜间哮喘频繁发作,严重影响睡眠,体力活动受限,PEF 或 FEV₁<60%预计值,PEF 变异率>30%	每日用多种长期预防药物,大剂量吸入糖皮质激素、长效支气管舒张剂和(或)长期口服糖皮质激素

（二）鉴别诊断

1.心源性哮喘

是由于左心衰竭引起的喘息样呼吸困难,发作时症状与哮喘相似,但患者多有高血压、冠状动脉粥样硬化性心脏病、风湿性心脏病和二尖瓣狭窄等病史和体征。常咳粉红色泡沫痰,左心扩大,心率增快,心尖部可闻及奔马律,双肺可闻及广泛哮鸣音及湿啰音。

2.慢性阻塞性肺疾病(COPD)

患者有慢性咳嗽、喘息史,有加重期。有肺气肿体征,两肺可闻及湿啰音。

3.变态反应性肺浸润

见于热带嗜酸性细胞增多症、多源性变态反应性肺泡炎等疾病。患者可出现哮喘症状,但症状较轻,常有发热,且多有寄生虫、原虫、花粉、化学药品、职业粉尘等接触史。

4.支气管肺癌

肺癌压迫或伴发感染导致支气管阻塞时,可出现类似哮喘样发作,出现呼吸困难,肺部可闻及哮鸣音,但患者发病常无诱因,咳嗽可伴有血痰。胸部 X 线、胸部 CT、痰查脱落细胞、纤维支气管镜或核磁共振等检查,有助于鉴别诊断。

5.其他

还应注意与变态反应性支气管肺曲菌病、支气管内膜结核、弥漫性泛细支气管炎、声带功能障碍等疾病的鉴别。

四、治疗

（一）一般措施

(1)加强体育锻炼,增强抗病能力,可坚持跑步、打太极拳等;适时增添衣被,防止外邪侵入。

（2）积极找出各种致敏原，以免再次接触。如儿童对牛奶、蛋类、鱼虾等产生的过敏现象，应少食或禁食；对花粉、油漆、染料、工业粉尘以及家养宠物（如狗、猫）等易过敏者，应尽可能避免接触。

（3）要及时治疗可能诱发本病的隐性疾病，如过敏性鼻炎、荨麻疹、湿疹、慢性咽喉炎、慢性扁桃体炎等。

（4）积极预防感冒等病的发生；预防本病的复发，要防早、防小（指幼年阶段已有此病，应及时综合防治）。尤其是有家族遗传倾向者。

（5）戒除烟、酒等不良嗜好。

（二）中医药治疗

1. 急性发作期及慢性持续期治疗

近年来，国内中医界对哮喘急性发作期的病因病机进行了深入而有意义的研究。传统中医学理论认为：本病的发生，常常是在患者先天不足、肾中阴阳亏虚的基础上兼有伏痰存留，实属正虚邪盛、虚实夹杂的病理证候。中医学有"急则治其标"，哮喘急性发作"急治其肺"之说，因此，本阶段的治疗应当在注重"降气化痰，平喘止咳"的原则基础上，兼用扶正固本（补肾为主）之品。

（1）辨证论治

①冷哮

主症：咳喘、喉中哮鸣如水鸡声，干咳或咳吐稀痰，不能平卧，胸膈满闷如窒，面色苍白或青灰，背冷，口不渴或渴喜热饮；或兼见恶寒、打喷嚏、流清涕、头痛，舌淡，苔白滑，脉浮紧。

治法：宣肺散寒，豁痰平喘。

处方：小青龙汤加减。

炙麻黄、地龙、桂枝、五味子、干姜各 10g，法半夏 12g，补骨脂、淫羊藿、巴戟天各 15g，细辛 5g，甘草 9g。

阐述：本型的发病主要是寒痰伏肺，遇感触发，痰升气阻，肺失宣畅，诸药合用，功可宣肺散寒、化痰平喘兼益肾纳气，正切病机。喘甚痰多者加苏子、白芥子、莱菔子各 15g；纳差者加白术、砂仁、茯苓各 10g；胸闷甚者加厚朴、枳实各 10g。

②热哮

主症：喘促胸闷，喉中哮鸣，声若曳锯，张口抬肩，不能平卧或痰色黄而胶黏浓稠，呛咳不利，胸闷烦躁不安，面赤，口渴喜饮或大便秘结或伴发热、头痛、有汗，舌质红，苔黄腻或滑，脉滑数。

治法：宣肺清热，涤痰降气平喘。

处方：越婢加半夏汤加味。

炙麻黄 12g，葶苈、石膏各 24～30g，法半夏、地龙、竹沥、黄芩、生姜各 10g，补骨脂、淫羊藿、桑白皮各 15g，鱼腥草 30g。

阐述：本型的发病主要是痰热蕴肺，壅阻气道，肺失清肃，全方功可宣肺清热，涤痰平喘，兼益肾固本，使痰祛热清气畅，诸症悉除。哮喘剧者加苏子、白芥子、莱菔子各 15g；热痰壅盛，阻塞气道,气急喘甚者,加吞服猴枣粉,每日2次,每次0.3g。

哮喘的发病主要在于肾虚的基础上兼有痰浊内伏,"气道不畅",痰液需要排出,而解决气道通气功能是治喘的关键所在。因此提出,凡气道痉挛、哮鸣有声音,其治疗原则以通为顺,用疏通方法,肺气开,其气方能降。治喘先开肺,肺开喘自息。宣肺气包含两个含义:一则调节平滑肌收缩与扩张,增强呼吸肌的调节功能从而改善气道通气效应;另则清除管道障碍物,控制炎症细胞浸润,消除水肿,引流痰液,保持管道通畅。在哮喘发作期间,以实证为多见,故不论是过敏之故,还是感染之因,治疗原则均应"宣肺",宣肺可使邪气及痰液外达不致郁闭于内。现代药理证实,一些宣肺平喘药物如麻黄、地龙等有调节平滑肌收缩与舒张功能,从而改善气道的通气效应。常用的宣肺方药有麻黄汤、三拗汤、小青龙汤、麻杏石甘汤等方。如见痰黄黏稠者,表明患者肺部感染有炎症、热症,故常配以清热解毒药物,目的在于减轻气道炎症,消除管壁肿胀,减少分泌物渗出,缓解或防止气道狭窄,清除管道障碍物,从而使气道保持通畅,改善通气功能。

③哮病危症

主症:哮病反复发作,喘促气急,张口抬肩,不能平卧,神气怯倦,意识模糊或烦躁不宁,面色青紫,汗出如油,四肢厥冷,舌质青黯,苔白滑,脉微欲绝。

治法:益气回阳救脱。

处方:四逆加人参汤加味。

附片20～30g(先煎30分钟以上),干姜10g,人参20g,炙甘草15g。

阐述:阳气津液两脱者,宜回阳固阴,益气生脉,用回阳急救汤加减:人参20g,附片20～30g(先煎半小时),肉桂、干姜、炙甘草、麦冬、五味子各15g,麝香1g(另包用汤药冲服)。方中附片回阳救逆为主药,辅以干姜之辛热,使回阳救逆之力更大,加人参以益阴救逆,此属回阳复阴之法,以炙甘草为佐使,调和诸药,共奏回阳救脱之功。而后方中加入麦冬、五味子,实取"生脉饮"益气复脉之故。

以上方药,水煎服,每日1剂。重症每日可连服2剂。

(2)特色专方

①参蛤三七散

本方组成为人参100g,蛤蚧2对(去头足,焙黄),三七10g,炙麻黄、苏子各20g,地龙、补骨脂、巴戟天、钩藤各30g,研细末,每日3次,每次3g,口服,7天为1疗程。待咳喘缓解,每日服1次,长期坚守,以巩固疗效。临床上亦可改为汤剂,随症加味。本方系国医大师朱良春先生治喘名方,具有补益脾肺、纳气平喘的功效,适合于久病哮喘正气较虚者。

②温阳散寒汤

本方由麻黄、附子、桃仁、地龙各10g,细辛3g,虎耳草30g等6味药组成,共煎汤剂,每毫升含生药1.15g。每日3次,每次20mL,口服,可连服用7～15天。本方具有温肺散寒平喘的功效,用于急性发作期或慢性持续期中医辨证属寒哮者。

③解痉化痰汤

本方组成为炙麻黄、杏仁、苏叶、百部、黄芩、川贝各10g,地龙、紫菀各15g,钩藤20g,僵蚕6g,白前12g,五味子、炙甘草各9g。每日1剂,水煎服,可连续服用7～14日。

④皂角泻肺汤

本方组成为皂角、麻黄、厚朴各 10g，白芥子、胆南星各 30g，苦杏仁、地龙、槟榔各 15g，冰片(分 3 次冲)0.5g，细辛 6g。加减变化：冷哮加干姜、川椒各 10g；热哮加生石膏、鱼腥草各 30g，桔梗 15g，人工牛黄(分冲)0.5g。每日 1 剂，水煎 3 次取汁，兑匀分 3 次服。本方泻肺逐痰平喘，主治支气管哮喘急性发作期。

⑤平喘抑哮汤

本方组成为生南星、生半夏、炒川芎、穿山甲、枸杞子、菊花、象贝、南沙参各 9g，石见穿、生牡蛎、炙鳖甲各 30g，夏枯草 12g，蜈蚣、守宫各 2 条，炙甘草 6g，每日 1 剂，水煎服。本方系近代名医时振声先生治哮之效方，功可化痰活血，平喘解痉，用以治疗顽固性哮喘经久不愈者，有较好疗效。

⑥四子克喘汤

本方组成为炙麻黄、杏仁、苏子、莱菔子、干姜、细辛、川贝各 10g，石膏 30g，甘草 8g，白芥子、五味子、米壳各 6g。每日 1 剂，水煎服。此方乃是在麻杏石甘汤、小青龙汤及三子养亲汤基础上加味而成。诸药寒温并用，降气化痰，平喘止咳，用以治疗支气管哮喘急性发作期，只要坚持服药，效果较好。

⑦固本平喘汤

本方组成为炙麻黄、杏仁、甘草、黄芩、地龙、当归各 10g，苏子、白芥子、莱菔子、淫羊藿、补骨脂、巴戟天、川芎各 15g，北芪 30g。此为基础方，如寒证则加细辛、桂枝、附片等；热证加连翘、鱼腥草等；痰多加橘红、法半夏等味。每日 1 剂，水煎服。有学者临床每以此方为主治疗本病急性发作期，疗效颇佳。

⑧射麻平喘汤

本方组成为射干 10g，炙麻黄 3~10g，炒杏仁 10g，生石膏(先煎)30g，桑白皮 15g，紫苏子 5~10g，葶苈子(包煎)9g，白芥子 5g，苏梗 10g，橘红 10g，鱼腥草(后下)15g，金银花 20g，炙紫菀 15g，生甘草 3g。水煎服，每日 1 剂。有散寒宣肺，降逆化痰，清肺平喘的功效。用于治疗哮喘，痰喘症急性期。

⑨止哮汤

本方组成为地龙、紫苏子、前胡、僵蚕、白屈菜各 15g，射干 15g，冬瓜子 20g，全蝎 3g，炒杏仁 5g，白鲜皮 20g。水煎，一煎开 10 分钟取汁，二煎开 20 分钟取汁，两煎药汁，分 4 次服，每日 1 剂。有清肺止咳，止哮定喘的功效。适用于热哮发作期。

⑩祛风解痉平喘汤

本方组成为炙麻黄 10g，蝉蜕 10g，僵蚕 10g，紫苏叶 10g，紫苏子 10g，地龙 10g，石菖蒲 10g，白芍 15g，炒白果 10g，五味子 10g。水煎服，每日一剂。有开达肺窍，豁痰理气的功效。适用于风盛痰阻、气道挛急所致的哮喘。

⑪加减黄龙疏喘汤

本方组成为炙麻黄 6g，地龙 10g，紫苏子 10g，炙枇杷叶 10g，炙款冬花 15g，细辛 3g，五味子 6g，桂枝 10g，干姜 10g，法半夏 10g，炙甘草 5g，熟附子(久煎)10g，白术 15g，党参 15g。水煎服，每日一剂。功可温肺散寒疏风，化痰平喘活血。适用于外感风寒，肺脾肾虚，痰瘀内生引起的重症风寒哮(支气管哮喘急性发作)。

⑫蠲哮汤

本方组成为 葶苈子(包煎)、青皮、陈皮、槟榔、大黄(后下)、生姜各10g,牡荆子9g,鬼箭羽15g。水煎服,每剂煎3次,分上、下午及睡前服用,每日一剂,连服7天。功能蠲哮平喘。适用于哮喘。

(3)中成药及注射剂

①雷公藤多苷片

本品具有抗炎和免疫抑制作用,用于支气管哮喘急性发作期的临床观察治疗,报道较多。如林氏等用雷公藤多苷(口服,每日40mg或60mg,治疗4周)治疗支气管哮喘,并研究了对患者Th1、Th2细胞因子的影响,结果显示:雷公藤多苷对哮喘患者Th2细胞因子的产生具有明显的抑制作用,是治疗哮喘的重要机制;雷公藤多苷对Th1细胞因子的产生也有抑制作用,说明雷公藤多苷抑制Th1、Th2细胞因子产生的作用无特异性。

②广地龙胶囊

原生药粉研制而成。每日3次,每次3~5g,装胶囊吞服。适用于热哮者。

③复方蟾蜍丸

活蟾蜍10只,白胡椒60g,法半夏20g,蛤蚧2条(中等大),田七末12g。将蟾蜍除去内脏,每只腹内纳入白胡椒60g,法半夏5g,陈皮末20g,用线缝好,外用黄泥包好,置柴火或炭火中煨熟,取出,去黄泥,研末;将蛤蚧2条置于瓦上焙黄脆为度(勿烤焦),研末;将上两药末与田七末混合和匀,此为1料,分为30包,装瓶,密封备用,发作时每天早晚各服1包。一般服药1~2料,小儿用量酌减。适用于肺肾两虚者。

④清开灵注射液

含牛黄、郁金、黄连、黄芩、山栀、朱砂等。每次20~40mL加入5%葡萄糖注射液250~500mL静滴,每日1次。适用于痰瘀阻肺、表寒里热的支气管哮喘患者的辅助治疗。

⑤双黄连注射液

每千克体重用本品1mL,加入生理盐水或5%葡萄糖注射液中,静脉滴注,每日1~2次;口服,每日3次,儿童每次20mL,成人每次40mL。适用于伴有感染的哮喘患者,可起到加强抗炎和抗病毒的作用。

(4)针灸疗法

实证宜针,常用穴位有大椎、身柱、风门、肺俞、丰隆、膻中、合谷、外关、商阳、鱼际等。虚证宜灸,常用穴位有肺俞、璇玑、膻中、天突、气海、关元、膏肓、神阙、三阴交、肾俞、复溜、命门等。每次选穴8~10个或针或灸,每日1次,10天为1疗程。并配合穴位埋线疗法:选取定喘、大椎、肺俞、厥阴俞、中府、尺泽等穴,埋植羊肠线,20~30天1次,连续数次。

(5)其他特色疗法

①雾化吸入疗法

a.辨证论治方:冷哮用麻黄、桂枝、杏仁、甘草各10g,苏子、橘红各5g;热哮用麻黄5g,杏仁、黄芩各10g,石膏30g,桑白皮15g,金银花20g。水煎2次,混合,再浓煎并反复过滤,沉淀,取液50mL,瓶装,消毒备用。超声雾化,口腔吸入,每次雾化时间为30分钟。5~7日为1

疗程。

b.三子养亲汤:苏子、白芥子、莱菔子、葶苈子、细辛、麻黄、天竺黄、胆南星、陈皮、丹参、甘草,剂量视证而定。浓煎并反复过滤,沉淀,取液 50mL,瓶装,消毒备用。超声雾化,口腔吸入,每日 1 剂,趁热雾化吸入 2 小时,每日 2 次。

②穴位注射疗法

临床常用药物有:曲安奈德混悬液、654-2、灭活卡介苗、丙种球蛋白、胸腺肽、转移因子等。根据药物的特点、经络理论和病情取穴,按常规方法进行穴位注射。实施时可根据药物的不同而选用之。该疗法是临床上常被采用的治疗哮喘的有效手段,它是基于中医学"治脏者,治其俞"的原则,将中医学针刺疗法同现代注射疗法有机地结合起来,从而达到一定治疗效果的一种方法。通过穴位施针刺激和所注药物的作用,可使血液中补体、溶菌酶等非特异性机体免疫物质增多,还可以使有过敏性疾病患者的特异性免疫物质 IgA 含量升高,IgE 含量明显降低。当穴位受到综合刺激后,局部组织便产生某些化学介质,通过儿茶酚胺或乙酰胆碱的释放,改变细胞内的 cAMP 和(或)cGMP 水平,从而达到防治哮喘的目的。关于用药剂量,应结合药物常规量而定,疗程一般 4～8 周为佳。

③穴位割治疗法

这种疗法是通过用某些特殊刀械或针具在特定穴位上的操作,造成物理性的较强而持久的刺激,以使经络气血正常运行,机体阴阳和脏腑功能得以调整,从而达到治疗目的。临床常用的有针刀割治疗法、奇穴割治疗法、腧穴割治疗法、挑刺疗法等 4 种。

a.针刀割治疗法:ⅰ.取穴:第一组取定喘、肺俞;第二组取风门、肾俞,两组均取双侧穴位。ⅱ.操作方法:穴位表皮常规消毒后,用 2% 利多卡因 2mL 加注射用水 4mL,混合后每穴分别注入 1.5mL。局封后用小针刀快速直刺穴位,针刀尖方向斜向脊柱,与表皮成 45°角,深度 1～1.5 寸。针刀进入皮下组织作米字形提插切 4 刀,然后拔出针刀,按压针刀口并用创可贴封贴之。两组穴位交替选用。哮喘发作时每星期治疗 1 次,治疗 1 个月为 1 疗程,疗程之间休息 1 周。本法治疗具有易于操作、穴位刺激量大、得气时间维持长等优点,适用于不同年龄、不同病程的患者。

b.奇穴割治疗法:用肥皂水洗净患者双手,两手掌心向上并排放在手术台上。以 2% 碘酊及 75% 酒精消毒掌二穴(约在第 2、3 指间缝后,掌指关节前)或掌五穴(约在大鱼际正中),铺无菌洞巾。术者戴无菌手套以 1% 普鲁卡因 4mL 加 0.1% 肾上腺素 1mL(儿童酌减)局麻穴位。左手绷紧手术部位皮肤,右手持手术刀在穴位上做纵行切口,长约 1cm,深约 0.5cm。用弯剪将溢出的脂肪剪除 1g 左右(根据患者脂肪的多少而定),再用弯止血钳伸入刀口深处,夹二三次深部软组织至患者有酸、麻、胀感觉通往前臂及手指。然后缝合皮肤,敷消毒纱布,胶布固定。同法做另一只手,7 天拆线。西医学认为,割治疗法的机制可能是施术后切断了大脑皮层与肺部兴奋灶的联系,建立大脑皮层与手部兴奋灶的联系,转移了兴奋灶,从而达到平喘作用。

c.腧穴割治疗法:第 1 次取膻中穴,第 2 次取肺俞(双)或玉堂穴,第 3 次取华盖或定喘穴(双)。局部常规消毒后,铺无菌洞巾,术者戴无菌手套,以 1% 普鲁卡因作皮内和皮下注射(术前须做皮试)。用手术刀在穴位上做 1cm 左右的纵行切口,后用止血钳分离切口,暴露脂肪组织并用剪刀剪去少许脂肪组织,然后用裹有纱布的镊子柄伸入切口内按摩胸骨,使其产生酸、胀、麻木的感觉,再以丝线缝合皮肤切口1针,同时将1cm左右的Ⅱ号羊肠线一段固定在切口内脂肪组织的下方,最后用无菌纱布敷盖手术部位。1周拆线,3周后可行第2次割治。

d.挑刺疗法:通常取背俞及其附近的阳性反应点,如色素沉着点、皮色变淡的点、小结节、条索状物为挑刺点,亦可取双手内侧第二指关节横纹正中(拇指除外)。局部皮肤常规消毒后,先用三棱针直刺穴位,继而卧针上挑皮肤,背俞穴挑刺深度常为2～3mm,以能挑出白色纤丝或出血为度;手四横纹穴以能挑拨出白色或黄色黏稠液体及挤压出血滴为宜。挑治当天要注意局部皮肤不接触水并保持清洁,以免发生感染。

④穴位结扎疗法

1号医用羊肠线(需事先在温生理盐水中浸软,根据所选穴位的个数剪成长15cm的线段,以75%酒精浸泡半小时至1小时,用无菌生理盐水冲洗后备用)、弯蚊式止血钳、镊子、持针器、三角皮肤缝合针、手术刀及柄一套、4号丝线、敷料、固定胶布。临床取穴,主穴:肺俞、定喘、膻中、风门、大椎、大杼。随证配穴:伴咳嗽者加列缺、尺泽、孔最;痰多者加丰隆、足三里、脾俞;气促息短者加关元、太溪、肾俞;瘀象重者加血海、三阴交;胸痛心悸者加心俞、膈俞、厥阴俞。操作方法,通常选取1至2个主穴和1至2个配穴。以指甲在所选穴位处掐出"×"或以龙胆紫药液涂点作为标记,对穴区常规消毒,铺无菌洞巾,医者戴无菌胶皮手套,用1%普鲁卡因对穴位皮肤行浸润麻醉(术前做皮试);用手术刀切开术区皮肤并深达基层,切口长1.5cm为宜,然后用镊子柄端或弯止血钳插入切口对穴位进行按摩,以患者感觉到穴区有酸、麻、重、胀感为度。将穿有备好羊肠线的三角缝合针以持针器夹持,沿切口方向从其一端进针,再从另一端出针,左右手各执两线头拉紧打结后留5cm线头并将之埋入切口深层。最后,用4号丝线将切口缝合1针,无菌敷料包扎,胶布固定。术后注意保持切口处的清洁,择期换药,术后7天拆线。根据患者体质可半个月或1个月穴位结扎1次,连续3次为1疗程。

⑤穴位激光照射疗法

主穴通常取肺俞、膻中、定喘、天突。寒偏重者加合谷、至阳、关元;热偏重者加大椎、风门、孔最;痰多者加丰隆、足三里、脾俞;有瘀象者加血海、膈俞、三阴交;肺脾气虚者加脾俞、足三里、魄户、膏肓、胸段华佗夹脊、周荣、大包;脾肾两虚加肾俞、关元、脾俞、足三里、灵台、身柱。照射方法用医疗氦-氖激光器或 CO_2 激光器均可,每次选取1～2个主穴位和2～3个配穴。照射功率可根据激光器型号的不同选用3～6mw为宜。照射距离5cm左右,光斑直径为1.5～2mm左右,单穴照射时间3～5分钟,每周连续照射5次,休息两天后进行下一周的治疗,4周为一疗程。

⑥中药穴位导入法

首先根据患者哮喘之临床分型(一般分为外感型、痰湿壅肺型、肺脾两虚型、肺肾两虚型、脾肾两虚型)进行辨证处方遣药。将选择好的处方药物用600～800mL水浸泡30分钟后先以武火煎开,继以文火再煎15分钟,滤出药液250mL。把两次所煎好的药液充分混合后,平均分开置于两个容器内。然后,将预先制备好的2块10cm×15cm大小、0.5cm厚的纱布垫(儿童使用时,垫子尺寸可适当缩小),分别浸入两个有药液的容器内,备用。连接好穴位导入治疗仪,将浸有适宜温度药液的药垫,一个平置于以第四胸椎水平为中心的平面上,使肺俞(双)、魄户(双)、厥阴俞(双)、膏肓(双)各穴均被覆盖;另一个药垫平置于以第一胸椎水平为中心的平面上,使定喘(双)、百劳(双)、大杼(双)各穴位均被覆盖(注意勿使两药垫相接触)。然后,在预置好的两个药垫上,分别放置配备的比药垫尺寸略小的铅板,再在其上压置500g重的砂袋或袋装食盐。最后,将阴阳极导线板分别联结到两块铅板的接线柱上(阴阳板与哪块铅板联结没有严格的要求),接通电源,调节电流控制开关,使刺激达到患者感到适宜的强度。治疗时间通常为30分钟,治疗结束后让患者静卧5分钟后再坐起、行走。每天治疗1次,10次为1疗程,疗程之间间隔3天。

需要说明的是:穴位注射、穴位割治、激光照射等治疗方法,适宜于急性发作期轻、中度患者的施治;慢性持续期、缓解期亦可实施。

2.临床缓解期治疗

所谓缓解期,"系指经过治疗或未经治疗症状、体征消失,肺功能恢复到急性发作前水平,并维持4周以上者"。

我们在临床实践中观察到,本病急性发作时咳逆喘气,哮鸣有声,而黏痰一经咯出,则病情常可迅速缓解。由此说明宿痰停伏于体内,遇某种诱因(如感受风寒或风温、劳倦、食用某些致敏食物等)而触发,是急性发作期的基本病因病理。然宿痰内伏则与患者先天禀赋不足、肾之阳气亏虚密切相关。肾阳乃机体阳气之根,总司气化,又可摄纳肺所吸入之清气。若阳虚则温化失常,脾肺水津不布,继而化痰生饮,伏留于体内,遇感而诱发哮喘。由于先天不足,故大多自幼发病;随着年龄的增长,肾中精气渐充,部分患者可逐渐自行向愈;反复发病,肾虚更甚,摄纳失常,故时至成年,则较难治愈;病程日久,每致阴阳俱虚。因此可以认为,肾虚是发病之本,临证治疗时,无论是慢性持续期还是急性发作期,即便痰浊内盛,哮喘严重,有学者亦主张适当选用益肾温阳纳气之品,以提高临床疗效。

而当患者处于缓解期或似于常人,无症状体征可辨;或表现为程度轻重不等的肺脾肾虚损之象。肺气虚则每见声低气怯、动则尤甚或自汗、易感冒;脾气虚,运化失常而出现食少便溏,形瘦无华;肾中阳气不足则可见腰膝酸软,畏寒肢冷,脉沉迟无力等候。三脏俱虚为其本,其中肾虚为发病之关键。这是因为久病哮喘,肺脾气虚,日久必穷及肾,致使摄纳无权;或肾阳素亏,无以温补脾肺,势必形成肺脾肾阳气俱虚之证。即便患者无任何临床症状体征可辨,但仍存在有一定的"潜在肾虚",只是没有显现出来罢了。

国内各地中西医结合研究表明,肾虚(主要为肾阳虚)常贯穿于本病发生发展的全过程。大量研究结果证实:"肾虚"本质可从内分泌、细胞和分子水平以及生理生化指标的检测结果等方面得到部分证实,如患者的内环境、神经-内分泌系统异常,表现为下丘脑-垂体-肾上腺皮质功能不全,尿中17-羟皮质类固醇及17-酮类固醇含量低于正常人,周围血液中血浆皮质醇水平低下等,而用补肾阳为主的方药治疗后,可以使上述有关指标得到改善。

(1)辨证论治

①脾肺气虚

主症:咳嗽短气,痰液清稀,面色苍白,自汗畏风,食少,纳呆,便溏,舌淡边有齿痕,苔白,脉濡弱。

治法:健脾益气,培土生金。

处方:玉屏风散合四君子汤加味。

黄芪 30g,党参 15g,白术、茯苓、补骨脂、淫羊藿、当归、丹参、炙甘草各 12g,山药 20g,五味子 9g。

阐述:本型的发病主要是哮病日久,脾肺俱虚,气不化津,痰饮蕴肺,肺气失宣,诸药同用,健脾益气,培土生金为主,兼益肾纳气,活血化瘀,使脾肺得养,病自痊愈。若表虚自汗加大枣 5 枚,浮小麦 30g,无效加制附片 6～10g,龙骨、牡蛎各 30g;食少腹胀、痰多者加半夏、陈皮、前胡各 10g。平时可常服六君子丸或资生丸益肺健脾。

②肺肾两虚

主症:咳嗽短气,自汗畏风,动则加重,腰膝酸软,脑转耳鸣,盗汗遗精,舌淡脉弱。

治法:益气温阳,肺肾双补。

处方:用四君子汤合固本防喘汤加减。

熟地、党参 20g,白术、茯苓、补骨脂、巴戟天、淫羊藿、丹参、川芎各 15g,当归、半夏各 12g,黄芪 30g,菟丝子 18g。

阐述:本型的发病主要是哮病日久,精气亏耗,肺肾摄纳失常,气不归元,津液凝固为痰,全方同用,补肾为主,兼顾肺脾及活血化瘀,使肺脾肾同补,摄纳复常,病自痊愈。咳嗽气喘者,加白芥子、炙麻黄、苏子、地龙各 10g;平时常服金匮肾气丸、六君子丸或补肾防哮丸以培其根本。

以上方药,每日 1 剂,缓解期可长期服用,以增强体质,预防哮喘复发。

(2)特色专方

临床缓解期采用补肾为主的治法,对于预防本病的反复发作或进行性加重更具有重要意义。原则上,选方用药须结合本病病机特点,重在益肾温阳,且又当兼顾补脾益肺、活血化瘀、祛除内伏之痰。以下几首学者常用经验方剂,各具特色,临证时可酌情选用之。

①固本防喘胶囊

本方系近年来总结的一个防治支气管哮喘的有效经验方。药由黄芪、雄蜂蛹、淫羊藿(仙灵脾)、太子参、补骨脂、菟丝子、附片、法半夏、巴戟天、丹参等药组成,经提取研粉制成胶囊,每粒 0.5g,相当于生药 3.6g。该方既适用于成人,又尤其适用于儿童(特别是伴有反复呼吸道感染者),2 岁以下每次服 1 粒,随年龄增长逐渐加大剂量,至 14 岁左右可服 5 粒,每日 3 次,连服 3～6 个月为 1 个疗程(尤宜于 8、9 月份开始服用)。近年已广泛运用于成人,疗效亦好。

本方功可补肾温阳,健脾益肺,化瘀活血,兼祛伏痰,平喘止咳。颇合咳喘病病机。临床用于防治支气管哮喘,以及慢性支气管炎、肺气肿、肺心病等。尤适合于缓解期服用;发病期间亦可服之。

若无成药,亦可用固本防喘胶囊加减,即固本防喘汤:北芪、菟丝子各 30g,白术、太子参、补骨脂、巴戟天、淫羊藿、丹参、川芎各 15g,法夏、黄芩、附片、桂枝各 10g。并可随证略做加减,水煎服,每日 1 剂。疗程视病情而定。一般每年服药 2～3 个月。连续或间断服用。

②补肾防哮丸

本方组成为补骨脂、淫羊藿、巴戟天、熟地、山萸肉、菟丝子、丹参、白术各 30g,黄芪、当归各 60g,五味子、附片各 15g,法半夏、胆南星各 20g,胎盘 1 具。按比例研粉,炼蜜为丸(或泛水为丸)。每日早晚各服 9g(小儿酌减)。本方重在培补先天,温肾壮阳,以增强抗病能力;兼顾补益脾肺之气,培养后天,以杜绝生痰之源;同时选用法半夏、胆南星等祛除内伏之痰;久病入络,故用当归、丹参活血化瘀。综观全方,颇合本病缓解期病机特点。用诸临床,有效率在82%～95%之间(发作次数逐渐减少,发作时症状明显减轻,部分患者逐渐停止发作)。对于季节性发作者,宜于好发季节前2个月左右开始连服3～6个月;常年性发作者,可于喘止后(亦可于立秋后)连服3～6个月。可连服3～5年,以病情稳定不复发为度(发作期间亦可服之)。

补肾防哮丸、固本防喘胶囊是学者借鉴全国各地经验并经临床观察总结而研制的,该方药具有补肾温阳、益气健脾、敛汗固表、兼祛伏痰、活血化瘀等多种功效,对控制哮喘复发具有良好效果。如前所述,支气管哮喘(包括慢性支气管炎)患者大都存在下丘脑-垂体-肾上腺皮质功能不全,免疫功能失调等。经服固本防喘胶囊等方后,内分泌功能得到改善,免疫功能明显增强(血清免疫球蛋白、补体 C_3、LTT、E-RFT 均较治疗前有显著性提高)。临床发现,儿童长期坚持服用固本防喘胶囊后,体质明显好转,感冒次数明显减少,哮喘发作次数逐渐减少,直至完全消除。

③河车大造丸(成药)

亦有较好的疗效。每次服 10g(小儿酌减),每日 3 次。服法可参考"补肾防哮丸"。本方适用于"肾中阴阳俱虚者"。

④健脾温肾膏

本方组成为黄芪、党参各 300g,茯苓、白术、谷芽、麦芽、白果仁、淮山药各 150g,麻黄100g,细辛 60g,陈皮 90g,菟丝子、仙茅、淫羊藿、补骨脂、女贞子、枸杞子各 120g,蛤蚧 2 对。随症加减。水浸 12 小时后,取 3 次滤液,浓缩至 2～2.5L,若血虚加阿胶 300～400g,气阴两虚加龟板胶 100～150g,冰糖 0.5～1kg,炼制成膏备用。每年冬至开始,每次 1 匙,每日 2～3 次,冲服。可连续或间断用 1～2 年。

⑤固肺益肾丹

本方组成为胎盘粉、黄芪各 3 份,淫羊藿、巴戟天、蛇床子、胆南星、半夏、茯苓、白术各 2份,防风、桂枝、白芍、陈皮各 1 份。共研细末,装 0 号胶囊。每次 6 粒,每日 3 次,口服。连服3～5个月以防治本病的复发。用于缓解期肺脾肾俱虚,夹有痰湿的哮喘患者。

⑥玉屏风散剂

本方组成为黄芪30g,白术20g,防风10g,当归12g,赤芍18g,陈皮6g。按上药比例配为散剂,每次6～9g,每日2次,用适量蜂蜜调服及温开水送服。在发病季节前2～3个月开始预防性服药。常年发病者可与其他药物同时服用,服药时间可以适当延长。有补肺固表、扶正祛邪的作用,可有效防止支气管哮喘发作。

临床上在选择上述方药时,尚有如下几个问题需要说明一下:

a.可供我们选择运用的益肾温阳益气之品甚多,而通过临床上反复筛选,发现淫羊藿(仙灵脾)、巴戟天、补骨脂、黄芪、菟丝子等对于哮喘的防治更为适宜,当作为首选药物,不仅疗效较好,且无毒副作用;又如雄蜂蛹亦不失为防治本病的有效药物之一,特别是对于儿童,疗效更为显著。支气管哮喘是一种反复发作、寒热并存、虚实夹杂的慢性疾病,若选用过于温燥之品(如附片),久服必然容易伤津耗气(小儿更是如此),反而对病情不利。故附片、干姜之类,一般较少用之;即便使用,量亦应小。

　　b.虽然我们强调补肾温阳在防治支气管哮喘过程中具有积极作用,但并不意味着只是一味地温肾而不配合其他治法。须知道,机体内阴阳是时刻保持着相对平衡协调状态的,根据阴阳互根的原理,补阳时亦应适当滋阴,以"阴中求阳",即可使"阴平阳秘",故每于方中选用熟地、山萸肉诸药,原因即在于此。另外,缓解期肺脾肾俱虚,只不过是以肾虚最为关键罢了。温肾壮阳固然重要,益气健脾补肺亦不可少。近年来,各地多次报道黄芪、太子参等药对调整机体免疫功能有良好作用,尤其是黄芪一味,大量用之,药专力宏,疗效肯定,且无毒副作用。脾气充足,化生卫气,即可增强抗病能力,减少感冒发生,从而减少哮喘的复发。此即所谓"补后天即所以补先天",自然有利于提高本病的防治效果。

　　c.对于部分激素依赖型患者,由于大都表现为肾中阴阳两虚,故宜阴阳双补,常以六味地黄汤为主,加用补骨脂、淫羊藿、黄芪、女贞子、旱莲草等等,煎汤或炼蜜为丸内服。如能坚持服药,部分患者可减少激素用量乃至逐渐撤除激素。国内近代名医时以本方法防治激素依赖型哮喘,颇有效验。

　　d.由于久病每易"入络",常有血瘀之征显现,故缓解期患者坚持服用活血化瘀之品亦是近年来颇受关注的中医治法之一。常用药物如丹参、当归、川芎、三七、桃仁、红花,以及虫类药如全蝎、蜈蚣、僵蚕等等,临床每常选用。通过活血化瘀之法,使瘀血渐消。实践证明,合理选用活血化瘀法有利于提高临床的疗效。

　　e.控制哮喘的反复发作,除了上述药物之外,我们还特别强调:ⅰ.做到防早、防小(指幼年阶段一有此病,即应及时综合防治);ⅱ.过敏患者应尽可能找出致敏原,避免再次接触。如儿童易对蛋类、牛奶、鱼虾等产生过敏,当少食或禁食之;对药物、花粉、油漆、涂料、工业粉尘等易过敏者,应尽可能减少接触;ⅲ.及时治疗过敏性鼻炎、荨麻疹、湿疹、慢性咽炎等病,以消除可能引起哮喘反复发作的隐性病灶;ⅳ.平时应注意加强体育锻炼,消除有害气体、烟雾的刺激,及时防治上呼吸道感染。只有这样,才有可能有效地控制本病的反复发作。

　　(3)穴位敷贴

　　夏季中药穴位敷贴是哮喘缓解期颇具中医特色的防治方法,近30余年来在临床上受到广泛关注(亦有配合冬季进行敷贴者),实践证明本方法具有较显著的预防复发的效果。

　　①冬病夏治消喘膏

　　白芥子、延胡索各21g,甘遂、细辛各12g,共研末(此为1人1年的用量),于夏季三伏天开始使用。每次以1/3药末,加生姜汁调成稠膏状,分摊于6块直径约5cm的油纸或塑料布上,贴于背部肺俞、心俞、膈俞(均为双侧)穴上,后用胶布固定;贴4~6小时。每隔10天贴1次,于初伏、中伏、晚伏各1次,共3次。连贴3~5年。宜晴天中午前后贴,阴雨天贴效果欠佳。贴药后不宜过多活动。本法对喘息型慢性支气管炎、支气管哮喘有良好的防复发作用,疗效随贴药年限的延长而逐渐提高。敷贴前后的皮泡液巨噬细胞吞噬能力、皮泡液中IgA、IgG含量和淋巴细胞转化率等测定表明,本法能增强机体非特异性免疫功能;贴药后血中嗜酸性粒细胞明显减少,说明可降低机体的过敏状态;血浆皮质醇有非常显著的提高,说明本法能使下丘脑-垂体-肾上腺皮质系统功能得到改善。

　　亦可先在肺俞、心俞、膈俞等穴位上拔罐5~10分钟,后将本膏或用参术白芥散(白芥子、细辛、甘遂、吴茱萸、苍术、青木香、川芎、雄黄、丁香、肉桂、皂角各等份,红参1/10量,麝香、冰片适量,共研细末,上药每 10g 加海龙 1 条研末。密封备用)于入伏、数九各敷贴 3 次,方法同上方。1 年 6 次为 1 疗程,连续贴穴 3 个疗程以上。

②麻芥玄辛膏

麻黄 20g,白芥子 20g,延胡索 18g,细辛 10g,甘草 20g,麝香少许。经过提取有效成分按现代技术精制成膏药类剂型,规格为 3.5cm×3.5cm 每贴,含生药 1.5g,进行敷贴治疗。a.取穴:胸及背部两侧对称的心俞、肺俞、膈俞、肾俞、脾俞及风门、大椎、定喘、天突、膻中等穴位交替使用。b.贴药时间:夏季组在初、中、末伏的第 1 天各贴 1 次。冬季组在任何时间均可贴治,10 天 1 次,贴 3 次为 1 疗程,每次根据患者耐受程度贴药 3～8 小时,每穴 1 贴。冬季注意保暖,防止治疗期间感冒而使哮喘发作加重。连续治疗 3 个疗程后进行统计,分析疗效。根据中医传统"冬病夏治"的原理,分组观察不同季节与不同证型的支气管哮喘者的防治效果。

③菟丝敷贴膏

菟丝子 120g,杜仲 100g,白芥子、僵蚕、延胡索各 30g,甘遂、细辛各 10g。上药以芝麻油、红丹研制成膏,每膏 2cm×2cm 左右,贴于肺俞、膏肓俞、大椎 3 个穴位。若发病季节比较明显,在发作前 1 月开始贴敷,若没有明显的季节性,可贴 2 个月为 1 个疗程。若皮肤对膏药敏感有反应可间歇 3 天再贴,每张贴 3 天。治疗期间禁食一切辛辣油腻物。诸药合用意在补肾阳兼化伏痰解痉。在取穴上,肺俞主治咳嗽、哮喘;膏肓俞主治虚劳、咳嗽、哮喘、咯血;大椎主治咳嗽。本法应用对于预防控制和治疗支气管哮喘有良好的作用。临床应用时,偶有贴敷部位出现充血及痒感,一般无全身症状,于停用贴膏 3 天后症状消失或减轻,仍可继续贴敷。

关于敷贴疗法及药物,各地报道甚多。如杨氏等用白芥子、洋金花、甘遂、细辛为主,另分别加入砒霜、麝香与安息香组制成泥丸,选患者双侧肺俞、心俞、膈俞针刺后以伤湿止痛膏进行穴位固定,于初、中、末伏第 1 天各贴药 1 次,3 次为 1 疗程。另有学者采用指针配合穴位外敷贴药(白芥子 20g,甘遂、细辛各 15g,延胡索 25g,干姜 10g,研末用鲜姜汁调成梧桐子大药丸),亦取得满意效果。另有人认为贴敷药有寒热之分,寒型用白芥子、地龙、细辛各 20g,延胡索、甘遂各 20g,冰片、樟脑各 10g,麝香 1g,附子 60g 组方;热型用上方去附子加天竺黄 60g。共研细末,鲜姜汁调糊制饼贴穴。

(4)针灸疗法

取穴足三里、三阴交、肺俞、脾俞等穴,常规针法或灸法,有增强体质、预防支气管哮喘、COPD 等病复发的效果。

(5)其他特色疗法

①穴位按摩

常用砒椒散(白砒 1.5g,白胡椒 9g,研末)用四层纱布包好,酒精适量浸渍散药使之微湿润,取少许作按摩用。取穴:a.肺俞(双)、膻中;b.大椎、天突。1 天 1 组,交替按摩。上药可供 1 人用 10～15 天。初伏开始,连按 3 个月;每穴不超过 30 秒钟;皮肤出现小水疱,涂龙胆紫数次即愈。

②穴位封闭

取天府、足三里穴。用黄芪注射液(每 2mL 相当于生药 4g),每周 1 次。第 1 周注射右天府及左足三里穴,每穴 1mL;第 2 周后左右交替注射,于缓解期连续注射 34～38 针次为 1 疗程,连续3年注射3个疗程。本方法主要用于小儿支气管哮喘的防治(亦可加大剂量用于成人)。治疗前后的淋巴细胞转换率及血嗜酸性粒细胞绝对值的对比,说明本法确有提高机体细胞免疫功能和降低患儿过敏的作用。同时用本法与5‰胎盘球蛋白注射液作对照观察(方法相同),结果黄芪注射液优于胎盘球蛋白注射液($P<0.05$)。

③穴位药线植入治疗方法

治疗方法:将1号铬制羊肠线与豨莶草共煮30分钟制成药线,冷却后剪成0.5cm长供治疗组使用。将1号铬制羊肠线用清水煮沸,冷却后剪成0.5cm长供对照组使用。取膻中穴常规消毒铺巾后,在穴位上普鲁卡因浸润局麻,用手术刀作大约1cm长切口,血管钳剥离周围组织,经过浅筋膜达到肌层敏感区,穴位按摩1~2分钟,将适量的药线(治疗组)或羊肠线(对照组)置于切口内,然后缝合1针即可,盖上消毒纱布,5~7天后拆线,每月埋线1次,连续3个月,共埋线3次。

④耳针

缓解期可以作耳穴平喘、肺、肾、内分泌、皮质下、交感、神门及敏感点埋针,配合其他治疗,常有较好的疗效。

⑤穴位熏灸

先用七星针在心俞、肺俞、定喘、大椎等穴上敲打后,再以2分厚的鲜姜片贴在穴位上,进行隔姜艾条熏灸,每穴3壮。

临床上可视情选用上述方法1~2种,并配合方药内服及饮食调护等综合疗法,常可获得较好疗效。

第三节　肺炎

肺炎是由病原微生物(如细菌、病毒、真菌、支原体、衣原体、立克次体、寄生虫等)或其他因素(如放射线、化学损伤、免疫损伤、过敏及药物等)引起的终末气道、肺泡腔及肺间质的炎症。其中细菌性肺炎是最常见的肺炎,也是最常见的感染性疾病之一。临床表现为寒战、高热、咳嗽、咯痰、胸痛、呼吸困难等。

在抗菌药物应用以前,细菌性肺炎对儿童及老年人的健康威胁极大,抗菌药物的出现及发展曾一度使肺炎病死率明显下降。但近年来,尽管应用强力的抗菌药物和有效的疫苗,肺炎总的病死率不再降低,甚至有所上升。发病率和病死率高的原因与社会人口老龄化、吸烟、伴有基础疾病和免疫功能低下有关,如慢性阻塞性肺病、心力衰竭、肿瘤、糖尿病、尿毒症、神经疾病、药瘾、嗜酒、艾滋病、久病体衰、大型手术、应用免疫抑制剂和器官移植等。此外,亦与病原体变迁、医院获得性肺炎发病率增加、病原学诊断困难、不合理使用抗菌药物导致细菌耐药性增加等有关。

本病可归属于中医的"咳嗽""喘证""喘嗽"等病证范畴。其中特发性间质性肺炎可归属于中医的"肺痿""肺胀""肺痹"等范畴。

一、病因病理

肺炎可按病因、解剖或患病环境加以分类。按病因分类分为细菌性肺炎、非典型病原体所致肺炎、病毒性肺炎、肺真菌病、其他病原体所致肺炎、理化因素所致的肺炎。按解剖学分类分为大叶性(肺泡性)肺炎、小叶性(支气管性)肺炎、间质性肺炎。由于细菌学检查阳性率低,培养结果滞后,病因分类在临床上应用较为困难。目前又可按肺炎的获得环境分成两类,即社区获得性肺炎、医院获得性肺炎。

(一)西医病因病理

1.病因及发病机制

正常情况下气管隆突以下的呼吸道是无菌的。肺炎的发生取决于病原体和宿主这两个因素。如果病原体数量多、毒力强和(或)宿主呼吸道局部和全身免疫防御能力减低时可发生肺炎。病原体最常见的入侵方式是空气吸入,还可通过血行播散、邻近感染部位蔓延、上呼吸道定植菌误吸等途径引起肺炎。由于引起肺炎的致病因素不同,其病因及发病机制也各有特点,现分述如下:

(1)细菌性肺炎:如肺炎链球菌、金黄色葡萄球菌、甲型溶血性链球菌、肺炎克雷白杆菌、流感嗜血杆菌、铜绿假单胞菌肺炎等。

①肺炎链球菌肺炎:约占社区获得性肺炎(CAP)的半数。根据肺炎链球菌荚膜多糖的抗原特性,现分为86个血清型,成人致病菌多属1~9型及12型,其中3型毒力最强。肺炎球菌能在干燥痰中存活数月,但阳光直射1小时或加热至52℃10分钟即可被杀死,对石炭酸等消毒剂亦很敏感。寄居在口腔及鼻咽部的肺炎链球菌,在人体免疫功能正常时,为一种正常菌群,当受寒、疲劳、醉酒或病毒感染后,由于呼吸道防御功能受损,大量肺炎链球菌被吸入下呼吸道,并在肺泡内繁殖而导致肺炎。少数可发生菌血症或感染中毒性休克。

②葡萄球菌肺炎:葡萄球菌有凝固酶阳性和阴性两种,前者如金黄色葡萄球菌(简称金葡菌),后者如表皮葡萄球菌。主要通过呼吸道感染引起肺炎,也可经血行播散感染。毒素与酶是其主要致病物质,具有溶血、坏死、杀伤白细胞及致血管痉挛的作用。金葡菌是化脓性感染的主要原因。

(2)非典型病原体所致肺炎:如军团菌、支原体和衣原体等。

①肺炎支原体肺炎:肺炎支原体大小介于细菌与病毒之间,可以在无细胞培养基上生长。由口、鼻分泌物在空气中传播引起呼吸道感染。感染以儿童及青年人居多,传染性不强,平均潜伏期2~3周,痊愈后带菌时间长,流行表现为间歇性发病,流行可持续数月至一两年。病原体通常潜伏在纤毛上皮之间,不侵入肺实质。近年发现,其致病性还可能与患者对病原体或其代谢产物过敏有关。

②肺炎衣原体肺炎:肺炎衣原体的宿主是人,可通过呼吸道分泌物传播,也可通过污染物导致肺部感染。多发生于年老体弱、营养不良、免疫功能低下者,常在聚集场所的人群中流行。

(3)病毒性肺炎:病毒性感染在呼吸道感染性疾病中比例较高,约占90%,包括腺病毒、呼吸道合胞病毒、流感病毒、副流感病毒、鼻病毒、冠状病毒、麻疹病毒、巨细胞病毒、单纯疱疹病毒等。这些病毒主要通过飞沫与直接接触传播,且传播迅速,传播面广,可两种以上病毒同时感染,常继发细菌感染,可累及肺间质及肺泡,也可经血行播散感染。传染性非典型肺炎是由SARS 冠状病毒(SARS-CoV)引起的,是一种全新的冠状病毒,通过短距离飞沫气溶胶或接触污染的物品传播。发病机制未明,人群普遍易感,呈家庭和医院聚集性发病,多见于青壮年,儿童感染率较低。高致病性人禽流感病毒性肺炎是因感染禽流感病毒 H5N1 亚型毒株引起,因患者病情重,病死率高,故称为高致病性禽流感病毒。人感染 H5N1 迄今的证据符合禽-人传播,可能存在环境-人传播,还有少数未得到证据支持的人-人传播。虽然人类广泛暴露于感染的家禽,但 H5N1 的发病率相对较低,表明阻碍获得禽流感病毒的物种屏障是牢固的。家族成员聚集发病可能系共同暴露所致。

(4)肺真菌病:近年来由于广谱抗生素、糖皮质激素、细胞毒药物及免疫抑制剂的广泛使用,器官移植的开展,以及免疫缺陷病如艾滋病增多,肺真菌病有增多的趋势。常见的肺真菌病包括肺念珠菌病、肺曲霉菌病、肺隐球菌病、肺孢子菌病,肺毛霉菌病等。

(5)其他病原体所致肺炎:如立克次体(如 Q 热立克次体)、弓形虫(如鼠弓形虫)、寄生虫(如肺包虫、肺吸虫、肺血吸虫)等。

(6)理化因素所致肺炎:如放射线损伤引起的放射性肺炎,胃酸吸入引起的吸入性肺炎,对吸入或内源性脂类物质产生炎症反应的类脂性肺炎等。

2.病理

病原体到达下呼吸道,在其中生长繁殖,引起周围肺泡毛细血管充血、水肿,肺泡内纤维蛋白渗出及细胞浸润。除了金黄色葡萄球菌、铜绿假单胞菌和肺炎克雷白杆菌等可引起肺组织坏死性病变易形成空洞外,肺炎治愈后多不遗留瘢痕,肺的结构与功能均可恢复。

其病理变化分述如下:

(1)大叶性(肺泡性):肺炎病原体先在肺泡引起炎症,经肺泡间孔(Cohn 孔)向其他肺泡扩散,致使部分或整个肺段、肺叶发生炎症改变。典型者表现为肺实质炎症,通常并不累及支气管。致病菌多为肺炎链球菌。病理改变有充血期、红肝变期、灰肝变期及消散期。

(2)小叶性(支气管性):肺炎病原体经支气管入侵,引起细支气管、终末细支气管及肺泡的炎症,常继发于其他疾病,如支气管炎、支气管扩张、上呼吸道病毒感染以及长期卧床的危重患者。其病原体有肺炎链球菌、葡萄球菌、病毒、肺炎支原体以及军团菌等。支气管腔内有分泌物,故常可闻及湿性啰音,无实变的体征。

(3)间质性肺炎:以肺间质为主的炎症,可由细菌、支原体、衣原体、病毒或肺孢子菌等引起。累及支气管壁以及支气管周围,有肺泡壁增生及间质水肿,因病变仅在肺间质,故呼吸道症状较轻,异常体征较少。

此外,按患病环境加以分类的社区获得性肺炎(CAP)是指在医院外罹患的感染性肺实质炎症,包括具有明确潜伏期的病原体感染而在入院后平均潜伏期内发病的肺炎。其临床诊断依据是:①新近出现的咳嗽、咳痰或原有呼吸道疾病症状加重,并出现脓性痰,伴或不伴胸痛。②发热。③肺实变体征和(或)闻及湿性啰音。④WBC$>10\times10^9$/L 或$<4\times10^9$/L,伴或不伴中性粒细胞核左移。⑤胸部 X 线检查显示片状、斑片状浸润性阴影或间质性改变,伴或不伴胸腔积液。以上 1～4 项中任何 1 项加第 5 项,除外非感染性疾病可做出诊断。医院获得性肺

炎(HAP)亦称医院内肺炎,是指患者入院时不存在,也不处于潜伏期,而于入院 48 小时后在医院(包括老年护理院、康复院等)内发生的肺炎。HAP 还包括呼吸机相关性肺炎(VAP)和卫生保健相关性肺炎(HCAP)。其临床诊断依据是 X 线检查出现新的或进展的肺部浸润影加上下列三个临床征候中的两个或以上:①发热超过 38℃。②血白细胞增多或减少。③脓性气道分泌物。但 HAP 的临床表现、实验室和影像学检查特异性低,应注意与肺不张、心力衰竭和肺水肿、基础疾病肺侵犯、药物性肺损伤、肺栓塞和急性呼吸窘迫综合征等相鉴别。

传染性非典型肺炎是由 SARS 冠状病毒(SARS-CoV)引起的一种具有明显传染性、可累及多个器官系统的特殊肺炎,世界卫生组织(WHO)将其命名为严重急性呼吸综合征(SARS)。病理改变主要为弥漫性肺泡损伤和炎症细胞浸润,早期的特征是肺水肿、纤维素渗出、透明膜形成、脱屑性肺炎及灶性肺出血等病变;机化期可见到肺泡内含细胞性的纤维黏液样渗出物及肺泡间隔的成纤维细胞增生,仅部分病例出现明显的纤维增生,导致肺纤维化甚至硬化。

高致病性人禽流感病毒性肺炎病理改变有严重肺损伤,伴弥漫性肺泡损害,包括肺泡腔充满纤维蛋白性渗出物和红细胞、透明膜形成、血管充血、肺间质淋巴细胞浸润和反应性成纤维细胞增生。

(二)病因病机

1.细菌性肺炎

多由于劳倦过度或寒温失调,起居不慎,卫外功能减弱,暴感外邪,病邪犯肺而发。

(1)风热犯肺:肺居上焦,为五脏华盖,上连咽喉,开窍于鼻,外合皮毛,而主卫表。风热之邪侵袭人体,从口鼻而入,首犯肺卫。邪犯肺卫,邪正相争,则发热、恶寒;肺失宣肃,则咳嗽、咯痰。

(2)痰热壅肺:病势不解,卫分邪气入里而达气分或寒郁化热或邪热郁肺或素体热盛,热邪炽盛,灼津炼液成痰,痰热壅肺,肺气不清。

(3)热闭心包:失治误治或正不胜邪,热毒炽盛,热扰心神,则烦躁不安;热闭心包,则神昏谵语或昏愦不知。

(4)阴竭阳脱:如不及时救治,进一步发展则病势凶险,邪热闭阻于内,阳气不达或邪热太盛,正气不支或邪正剧争,正气溃败,骤然外脱,则阴津失其内守,阳气不固,终则阴阳不能维系,形成阴竭阳脱之危象。

2.病毒性肺炎

约占小儿肺炎患病人数半数以上,多由正气虚弱,卫外不固,复感风热疫毒之邪,导致痰热壅阻、肺气闭塞而发病。

3.支原体肺炎

具有流行性,基本病机是风温袭肺,热灼肺金,肺气郁闭,痰热壅盛。

4.特发性间质性肺炎

肺虚为本,痰饮水瘀与气互结为标,是以标实为主的本虚标实证,肺燥阴伤和肺气虚冷是病机的主要方面,血瘀内阻贯穿本病始终。

总之,肺炎病属外感病,病位在肺,与心、肝、肾关系密切。病分虚、实两类,以实者居多。风热疫毒之邪自口鼻而入,首先犯肺;或肺本有伏热,复感外邪而发。肺卫被伤,邪正相搏,化热入里,里热炽盛,炼液成痰,痰热内阻,肺失清肃,发为喘咳、胸痛等症。若治疗得当,邪退正复,可见阴虚内扰之低热、手足心热或口干舌燥之证候。若风温热邪,久羁不解,易深入下焦,下竭肝肾,导致真阴欲竭,气阴两伤,甚至热闭心包,损阴耗阳,导致阴竭阳脱。

二、临床表现

(一)细菌性肺炎

1.肺炎链球菌肺炎

(1)主要症状:典型症状为发热、胸痛、咯铁锈色痰。发病前常有受凉、淋雨、疲劳、醉酒、病毒感染等诱因;起病多急骤,高热,寒战,数小时内体温升至 39~40℃或呈稽留热,全身肌肉酸痛;胸痛,并可放射至肩部或腹部;咳嗽,咳痰,但痰少,可带血或呈铁锈色;食欲差,偶有恶心、腹痛或腹泻,可被误诊为急腹症。目前典型症状并不多见。

(2)体征:患者呈急性热性病容,口角或鼻周可出现单纯性疱疹,严重者可见气急、发绀。早期肺部无明显异常体征,仅有呼吸幅度减小、叩诊轻度浊音、听诊呼吸音减低。肺实变时叩诊呈浊音、听诊语颤增强和支气管呼吸音等典型体征。消散期可闻及湿啰音。病变累及胸膜时可有胸膜摩擦音。伴有胸腔积液时,叩诊呈实音,听诊呼吸音明显减弱,语颤亦减弱。重症患者可伴肠胀气,上腹部压痛。有败血症者,皮肤和黏膜可有出血点,巩膜黄染,累及脑膜时可出现颈抵抗。心率增快,有时心律不齐。

(3)并发症:主要有感染性休克、胸膜炎、脓胸、心包炎、脑膜炎和关节炎。但目前均较少见。

2.葡萄球菌肺炎

(1)主要症状:常发生于糖尿病、血液病、艾滋病、肝病、营养不良等免疫功能受损的患者。院外感染起病较急,寒战,高热(体温多高达 39~40℃),胸痛,咳嗽,咯脓痰,痰带血丝或呈脓血状,常有进行性呼吸困难,发绀。病情较肺炎链球菌肺炎更严重,常伴有明显的全身毒血症症状,危重者早期即可出现循环衰竭。院内感染起病稍缓慢,亦有高热、脓痰,老年人症状多不典型。经血行播散引起的金葡菌肺炎呼吸系统症状多不明显,而以原发感染灶的表现及毒血症状为主,常无呼吸系统症状。

(2)体征:早期可无体征,病情发展可出现两肺散在湿啰音。病变较大或融合时可有肺实变体征。并发气胸或脓胸时可有相应体征。血源性葡萄球菌肺炎还可能伴发其他肺外病灶相应体征。

(3)并发症:常可形成单个或多发性肺脓肿,穿破胸膜则导致气胸或脓胸。重者还伴发化脓性心包炎、脑膜炎等,也可经血行感染至神经系统、骨髓、关节、皮肤及肝、肾等处。

(二)肺炎支原体肺炎

1.主要症状

潜伏期 2~3 周,通常起病较缓慢。症状主要为乏力、咽痛、头痛、咳嗽、发热、食欲缺乏、腹泻、肌痛、耳痛等。咳嗽多为阵发性刺激性呛咳,咳少量黏液。发热可持续 2~3 周,体温恢复正常后可能仍有咳嗽。偶伴有胸骨后疼痛。肺外表现更为常见,如皮炎(斑丘疹和多形红斑)等。

2.体征

体格检查可见咽部充血,儿童偶可并发鼓膜炎或中耳炎,颈淋巴结肿大。胸部体格检查与肺部病变程度常不相称,可无明显体征。

(三)肺炎衣原体肺炎

1.主要症状

起病多隐袭,早期表现为上呼吸道感染症状。临床上与支原体肺炎颇为相似。通常症状较轻,发热,寒战,肌痛,干咳,非胸膜炎性胸痛,头痛,不适和乏力,少有咯血。发生咽喉炎者表现为咽喉痛,声音嘶哑,有些患者可表现为双阶段病程:开始表现为咽炎,经对症处理好转,1～3周后又发生肺炎或支气管炎,咳嗽加重。少数患者可无症状。肺炎衣原体感染时也可伴有肺外表现,如中耳炎、关节炎、甲状腺炎、脑炎、吉兰-巴雷综合征等。

2.体征

体格检查肺部偶闻湿啰音,随肺炎病变加重湿啰音可变得明显。

(四)病毒性肺炎

好发于病毒性疾病流行季节,临床症状通常较轻,与支原体肺炎的症状相似,但起病较急,发热、头痛、全身酸痛、倦怠等较突出,常在急性流感症状尚未消退时,即出现咳嗽、少痰或白色黏液痰、咽痛等呼吸道症状。小儿或老年人易发生重症病毒性肺炎,表现为呼吸困难、发绀、嗜睡、精神萎靡,甚至发生休克、心力衰竭和呼吸衰竭等合并症,也可发生急性呼吸窘迫综合征。本病常无显著的胸部体征,病情严重者有呼吸浅速、心率增快、发绀、肺部干湿性啰音。传染性非典型肺炎潜伏期2～10天,起病急骤,多以发热为首发症状,体温高于38℃,可有寒战,咳嗽,少痰,偶有血丝痰,心悸,呼吸困难或呼吸窘迫。可伴有肌肉关节酸痛、头痛、乏力和腹泻。患者多无上呼吸道卡他症状。肺部体征不明显,部分患者可闻及少许湿啰音或有肺实变体征。

高致病性人禽流感病毒性肺炎潜伏期1～7天,主要症状为发热,体温大多持续在39℃以上,可伴有流涕、鼻塞、咳嗽、咽痛、头痛、肌肉酸痛和全身不适。部分患者可有恶心、腹痛、腹泻、稀水样便等消化道症状。重症患者可高热不退,病情发展迅速,几乎所有患者都有明显的肺炎表现,可出现急性肺损伤、ARDS、肺出血、胸腔积液、全血细胞减少、多脏器衰竭、休克及瑞氏综合征等多种并发症。可继发细菌感染,发生脓毒症。

(五)肺念珠菌病

1.主要症状

白色念珠菌主要存在于正常人的口腔、上呼吸道、阴道、肠黏膜上,一般不致病。当人体抵抗力下降、营养不良、长期应用抗生素或免疫抑制剂时,则在慢性肺系疾病基础上继发感染而发病。临床上有支气管炎、肺炎两种类型。支气管炎型有类似慢性支气管炎症状,全身状况良好,一般无发热,阵发性刺激性咳嗽,咳多量似白色泡沫稀痰,口腔、咽部及支气管黏膜上被覆散在点状白膜。随病情进展,痰渐黏稠,伴喘憋、气短,夜间尤甚。肺炎型类似急性细菌性肺炎,临床表现较重,可有高热、畏寒、咳嗽、憋气、咯血、乏力、胸痛。典型者咳白色粥样痰,也可呈乳酪块状,痰液有酵母臭味或口腔及痰中有甜酒样芳香味为其特征性表现。

2.体征

支气管炎型除偶闻肺部啰音外,可无特殊体征。肺炎型可闻及湿啰音。

3.并发症

肺炎型可并发多发性脓肿,少数病例可有渗出性胸膜炎。

三、实验室及其他检查

(一)周围血象检查

大多数细菌性肺炎,血中白细胞总数可增高,以中性粒细胞增加为主,通常有核左移或细胞内出现毒性颗粒。年老体弱、酗酒、重症感染、免疫低下者的白细胞计数反而正常,但中性粒细胞百分比仍高。军团菌、葡萄球菌肺炎可有贫血表现。肺炎支原体感染时,周围血白细胞总数正常或稍高,细胞分类正常。血沉常增快,常伴轻度贫血、网织红细胞增多。

病毒性肺炎白细胞计数可正常、稍高或偏低,淋巴细胞增多,血沉通常正常。合并细菌性感染时白细胞计数、中性粒细胞增多。传染性非典型肺炎外周血白细胞计数一般不升高或降低,常有淋巴细胞减少,可有血小板降低。部分患者血清转氨酶、乳酸脱氢酶等升高。霉菌性肺炎可有中性粒细胞偏高。

(二)病原体检查

1.痰涂片

在抗菌药物使用前方有临床意义。痰直接涂片做革兰染色及荚膜染色镜检,如发现典型的致病菌,基本可做出初步病原学诊断。通过革兰染色还可鉴别阳性球菌和阴性杆菌。病毒性感染时,痰涂片以单核细胞为主,分泌细胞中可见有包涵体。军团菌肺炎痰检可见多核白细胞,普通染色及培养找不到嗜肺军团杆菌。霉菌感染时痰涂片见有霉菌孢子和菌丝。

2.细菌培养

可做痰、呼吸道分泌物及血培养,以鉴别和分离出致病菌株。有时需用特殊培养才能获得菌株,如厌氧菌、真菌、支原体、立克次体以及军团菌等。病毒性肺炎痰培养常无致病菌生长,需做病毒分离。传染性非典型肺炎病原诊断早期可用鼻咽部冲洗/吸引物、血、尿、便等标本行病毒分离和聚合酶链反应(PCR)。平行检测进展期和恢复期双份血清SARS病毒特异性IgM、IgG抗体,抗体阳转或出现4倍或以上升高,有助于诊断和鉴别诊断。常用免疫荧光抗体法(IFA)和酶联免疫吸附法(ELISA)检测。

(三)X线检查

1.肺炎球菌肺炎

早期仅见肺纹理增粗或受累的肺段、肺叶稍模糊,随病情进展可见大片炎症浸润阴影或实变影,沿大叶、肺段或亚肺段分布,实变阴影中可见支气管充气征。肋膈角可有少量胸腔积液。消散期肺部炎性浸润逐渐吸收,可见散在的大小不一的片状阴影,继而变成索条状阴影,最后完全消散。如片块区域吸收较快,呈"假空洞"征。近年,由于抗生素的广泛应用,典型大叶实变少见,以肺段性病变多见。少数可见胸膜炎、气胸、脓胸等改变。老年患者因炎症消散较慢,容易吸收不完全而出现机化性肺炎。

2.葡萄球菌肺炎

X线表现具有特征性,其一为肺段或肺叶实变,其内有空洞或小叶状浸润中出现单个或多发的液气囊腔。另一特征为 X 线阴影的易变性,表现为某处炎性阴影消失而在另一部位出现新的病灶或单一病灶融合成大片阴影。痊愈后肺部阴影几乎完全消散,少数遗留索条状或肺纹理增粗、增多等。

3.克雷白杆菌肺炎

X 线表现多种多样,肺大叶实变好发于右肺上叶、双肺下叶,有多发性蜂窝状肺脓肿形成、叶间裂弧形下坠等。

4.支原体肺炎

肺部多种形态的浸润影,呈节段性分布,多见于肺下野,近肺门较深,逐渐向外带伸展。经3～4 周病变基本可自行消失。

5.肺炎衣原体肺炎

X 线表现以单侧下叶肺泡渗出为主,双侧病变可表现为间质性肺炎与肺泡渗出同时存在。相对症状、体征而言,X 线表现异常明显。

6.病毒性肺炎

X 线检查可见肺纹理增多,小片状或广泛浸润,病情严重者可见双肺下叶弥漫性密度均匀的小结节状浸润影,边缘模糊,大叶实变及胸腔积液少见。传染性非典型肺炎胸部 X 线检查早期可无异常,一般 1 周内逐渐出现肺纹理粗乱的间质性改变、斑片状或片状渗出影,典型的改变为磨玻璃影及肺实变影,可在 2～3 天内波及一侧肺野或两肺,约半数波及双肺。病灶多在中下叶并呈外周分布。少数出现气胸和纵隔气肿。CT 还可见小叶内间隔和小叶间隔增厚(碎石路样改变)、细支气管扩张和少量胸腔积液。病变后期部分患者肺部有纤维化改变。

四、诊断与鉴别诊断

(一)诊断

肺炎的诊断程序包括确定肺炎诊断、评估严重程度和确定病原体三方面。本病根据病史、症状和体征,结合 X 线检查和痰液、血液检查,不难做出明确诊断。病原菌检测是确诊各型肺炎的主要依据。如果肺炎的诊断成立,评价病情的严重程度对于决定在门诊或入院治疗甚或ICU 治疗至关重要。肺炎严重性决定于三个主要因素:局部炎症程度、肺部炎症的播散和全身炎症反应程度。如果肺炎患者需要通气支持(急性呼吸衰竭、气体交换严重障碍伴高碳酸血症或持续低氧血症)、循环支持(血流动力学障碍、外周低灌注)和加强监护和治疗(肺炎引起的脓毒症或基础疾病所致的其他器官功能障碍)可认为属重症肺炎。

(二)鉴别诊断

首先必须把肺炎与上呼吸道感染和下呼吸道感染区别开来。呼吸道感染虽然有咳嗽、咳痰和发热等症状,但各有其特点,上、下呼吸道感染无肺实质浸润,胸部 X 线检查可鉴别。其次,应把肺炎与其他类似肺炎的疾病区别开来。

1.肺结核

肺结核多有全身中毒症状,如午后低热、盗汗、疲乏无力、体重减轻、失眠、心悸,女性患者可有月经失调或闭经等。X 线胸片见病变多在肺尖或锁骨上下,密度不匀,消散缓慢,且可形成空洞或肺内播散。痰中可找到结核分枝杆菌。一般抗菌治疗无效。

2.肺癌

多无急性感染中毒症状,有时痰中带血丝。血白细胞计数不高,若痰中发现癌细胞可以确诊。肺癌可伴发阻塞性肺炎,经抗菌药物治疗后炎症消退,肿瘤阴影渐趋明显或可见肺门淋巴结肿大,有时出现肺不张。若经过抗菌药物治疗后肺部炎症不消散或暂时消散后于同一部位再出现肺炎,应密切随访。对有吸烟史及年龄较大的患者,必要时进一步做 CT、MRI、纤维支气管镜和痰脱落细胞等检查,以免贻误诊断。

3.急性肺脓肿

早期临床表现与肺炎链球菌肺炎相似,但随病程进展,咳出大量脓臭痰为肺脓肿的特征。X 线显示脓腔及气液平,易与肺炎鉴别。

4.肺血栓栓塞症

多有静脉血栓的危险因素,如血栓性静脉炎、心肺疾病、创伤、手术和肿瘤等病史,可发生咯血、晕厥,呼吸困难较明显,颈静脉充盈。X 线胸片示区域性肺血管纹理减少,有时可见尖端指向肺门的楔形阴影,动脉血气分析常见低氧血症及低碳酸血症。D-二聚体、CT 肺动脉造影(CTPA)、放射性核素肺通气/灌注扫描和 MRI 等检查可帮助鉴别。

5.非感染性肺部浸润

还需排除非感染性肺部疾病,如肺间质纤维化、肺水肿、肺不张、肺嗜酸性粒细胞增多症和肺血管炎等。

另外,下叶肺炎可能出现腹部症状,应注意与急性胆囊炎、膈下脓肿、阑尾炎等相鉴别。

五、治疗

(一)治疗思路

抗感染治疗是肺炎治疗的最主要环节。细菌性肺炎的治疗包括经验性治疗和针对病原体治疗。肺炎的抗生素治疗应尽早进行,一旦怀疑为肺炎即马上给予首剂抗生素。病情稳定后可从静脉途径转为口服治疗。抗生素疗程至少 5 天,大多数患者需要 7~10 天或更长疗程,如体温正常 48~72 小时,肺炎临床稳定可停用抗生素,其标准为:①T≤37.8℃;②心率≤100 次/分;③呼吸频率≤24 次/分;④血压:收缩压≥90mmHg;⑤呼吸室内空气条件下动脉血氧饱和度≥90%或 PaO_2≥60mmHg;⑥能够口服进食;⑦精神状态正常。重症肺炎的治疗首先应选择广谱的强有力抗生素,并应足量、联合应用。

中医治疗基本上是按风温辨证。风邪与温邪俱为阳邪,"两阳相劫,必伤阴液",故治疗时当以"宣肺透邪,顾护阴液"为治疗原则。初起邪在肺卫,治以辛凉解表、疏风泄热;邪热入里,痰壅于肺,治以清热化痰、宣肺解毒;热陷心包,合以清心开窍;正气暴脱,当益气固脱;后期邪热伤阴,治以滋阴养液。在提高治愈率、降低病死率方面,可收到较好的疗效。特发性间质性肺炎现代医学在治疗方面缺乏有效的治疗手段,肾上腺糖皮质激素及免疫抑制剂由于存在着较多的不良反应而影响了其在临床上的应用。早期病情较轻时以肺阴亏虚的表现为多,晚期病情较重时则多见气阳不足的表现,以滋阴清热、健脾温肺为治疗大法。此外要重视活血化瘀药的应用,并多伍利水之品。

(二)中医药治疗

肺炎的中医病因病机,近年来国内中医界进行了深入而有意义的研究。传统中医学理论认为:本病的发生,常属体质虚弱,感受六淫之邪或患病者相互染疫所致。也有外邪伏肺择机发病者。属于正虚邪盛或邪气亢盛的病理状态。中医学有"急则治其标,缓则治其本"之说。肺炎急发先去邪,后期若素体虚弱者可治本。因此,本阶段应当采用"祛邪化痰,止咳平喘"的治疗原则。

1.辨证论治

(1)风热犯肺

症状:发热畏寒,头痛咽干,咳声重浊,咳痰黄黏,痰居胸中,胸闷不适或咽痛或便干或大便稀薄或痰中带血,舌边尖红,苔黄,脉浮数。

治法:清热利咽、化痰止咳。

方药:曲氏肺咳方。炙麻黄、杏仁、法半夏、橘红、茯苓、瓜蒌皮、浙贝、木蝴蝶、蝉蜕、金荞麦、生石膏、甘草各10g。全方功可清热利咽、宣肺化痰。咽痛者加射干10g;便干者去瓜蒌皮,加瓜蒌仁30g;大便稀薄者加葛根30g;痰中带血者加仙鹤草30g;高热不退者加柴胡、黄芩各10g。

(2)痰湿蕴肺

症状:发热咳嗽,咳声重浊,痰白黄脓,痰稠易咳,痰居胸中,时胸闷痛,涕多略口干或痰稠黄绿或发热或咽痛或口干苦、便干。舌体偏胖,质淡略黯,舌苔白腻,脉滑。

治法:清热祛湿、宣肺化痰。

方药:曲氏湿邪肺咳方。辛夷、紫苏叶、法夏、杏仁、苏子、枳壳、五味子、柴胡、白芍、三七(冲服)、甘草各10g,瓜蒌皮20g,鱼腥草、金荞麦各30g,黄芩15g。全方功可清热祛湿、宣肺化痰。痰稠黄绿者加败酱草、浙贝各10g;发热者柴胡加至20g;咽痛者加射干10g;口干苦、便干者加桑白皮10g。

(3)痰热壅肺

症状:高热不退,汗出而不解,咳嗽气急,鼻煽气粗,咳痰黄稠或咯铁锈色痰,胸痛,口渴烦躁,小便黄赤,大便干燥。舌红,苔黄,脉滑数或洪数。

治法:清宣肺热,化痰降逆。

方药:高氏清气化毒饮和三拗汤加减。前胡、桔梗、玄参、黄连、黄芩、桑白皮、杏仁、瓜蒌皮、连翘、法半夏、炙麻黄、甘草各10g。诸药合用,功可清宣肺热,化痰降逆。痰热甚者加金荞麦30g;高热不退者加生石膏15g,知母10g。

(4)热毒内陷

症状:高热不退,咳嗽气促,痰中带血,烦躁不安,神昏谵语,口渴。舌质红绛,苔焦黄而干,脉细数。

治法:清营开窍,解毒化痰。

方药:清营汤加减。水牛角40g,生地20g,玄参、麦冬、丹参、金银花、连翘、竹叶各10g,黄连5g。全方功可清营开窍,解毒化痰。烦躁谵语者加服紫雪丹;昏迷者加服安宫牛黄丸鼻饲。

（5）阳气欲脱

症状：体温骤降，冷汗如油，面色苍白，肢冷唇青，气急鼻煽。舌质黯，脉微细欲绝。

治法：回阳救逆，益气敛阴。

方药：参附汤合生脉散加减。附子（先煎）、人参、麦冬、五味子各 10g，龙骨、牡蛎各 15g。诸药合用，功可回阳救逆，益气敛阴。惊厥抽搐者加羚羊角粉 0.6g，钩藤 10g。

2.特色专方

（1）加减柴胡枳桔汤：柴胡 12g，黄芩 15g，炒枳壳 10g，桔梗 10g，连翘 10g，荆芥 10g，浙贝母 15g，川芎 20g，焦神曲 15g。每日 1 剂，加水 400mL，浸泡 40 分钟，头煎煮沸 8 分钟，二煎煮沸 10 分钟，两煎相混，分 3 次温服。疗程为 7 天。柴胡枳桔汤出自《重订通俗伤寒论》，是小柴胡汤的变方。原书谓"邪郁腠理，逆于上焦，少阳经病偏于半表证也，法当和解兼表，柴胡枳桔汤主之"。临床上，学者对柴胡枳桔汤进行了加减，仍以柴胡、黄芩为主药，两药一清一散，疏解少阳之邪，燮理枢机之变。桔梗宣利肺气、开发上焦，炒枳壳下气除痞、宽胸行气，二者一升一降，配合柴胡、黄芩疏利枢机，使气机得以升降自如。佐以连翘散郁火、消壅结，荆芥"善治皮里膜外之风邪"，两味一温一凉共行清热透邪之功；浙贝母凉润，消痰散结，对肺经燥痰疗效尤佳；川芎活血祛风，配柴胡助清阳之气，配浙贝母行活血化痰之力。使以焦神曲健脾和中，一助浙贝母化痰，二助荆芥发散，三助炒枳壳下气消积。诸药合用，共行和解疏表、化痰利咽、宽胸畅膈之功，可使枢机运转正常，肺气肃降得当，上逆之气得平，咳嗽自止。

（2）川麦冬花雪梨膏：取川贝母、细百合、款冬花各 15g，麦门冬 25g，雪梨 1000g，冰糖适量。将雪梨去核，用榨汁机榨成汁备用。将川贝母、细百合、款冬花、麦门冬一起入锅加适量的清水煎煮两个小时，滤出药汁。然后，在锅中再加入适量的清水，继续煎煮两个小时，去渣取汁。将两次所得的药汁和梨汁、冰糖合在一起，用小火加热煎至呈膏状即成，可每次服 15g，每日服 2 次，用温开水冲服或调入稀粥中服用。此方具有清肺润喉、生津利咽的功效，适合有口干、唇干、鼻干、咽干、大便干、皮肤干、乏力、头晕、失眠、长痤疮等肺燥症状的干咳患者使用。

（3）加味杏苏饮：半夏 15g、橘红 15g、茯苓 15g、甘草 12g、葛根 12g、紫苏 12g、前胡 15g、杏仁 15g、枳壳 15g、桔梗 15g、百合 20g、北五味 12g、紫菀 20g、款冬花 20g、冰糖 30g（后溶入）。用法：水煎 2 次，取汁 400mL，溶入冰糖，分 2 次早晚服，一日一剂。处方为成人量，儿童要酌减为成人量的 1/2～1/6 即可。加减法：干咳无痰半夏减为 10g，加桑叶 15g，贝母 15g，喉痒加牛蒡子 20g、蝉蜕 15g，痰清稀流涕加麻黄 9g，痰黄或白而黏稠不易咳出加黄芩 20g、桑皮 20g。服药 7 天结束判定疗效。

（4）仿宣白承气汤：生石膏（先煎）30g，生大黄（后下）10g，杏仁 10g，全瓜蒌 12g，黄芩 12g，桃仁泥 10g，枳壳 8g，枳实 9g，生甘草 6g，水煎服，分 2 次早晚服，一日一剂。本方功效清热通腑，宣肺化痰，主治痰热壅肺，腑中热结的风温型肺炎。

（5）甘露消毒丹加减方：生石膏（先煎）30g，杏仁 10g，茵陈 15g，虎杖 15g，白豆蔻 6g，滑石 20g，法半夏 10g，僵蚕 10g，蝉蜕 6g，苍术 6g，姜黄 10g，石菖蒲 10g，柴胡 12g，黄芩 10g，水煎服，分 2 次早晚服，一日一剂。本方功效清化湿热、宣畅气机，主治湿热蕴毒、邪伏膜原、邪阻少阳的传染性非典型肺炎，为邓铁涛诊治经验。

（6）麻杏石甘加味方：麻黄 9g，杏仁 12g，生石膏（先煎）30g，生甘草 6g，黄芩 12g，生地黄

24g,板蓝根 15g,忍冬藤 12g,水煎服,分 2 次,一日一剂。功效宣肺清热、止嗽养阴,主治病毒性肺炎。痰多去生地,加川贝、黛蛤散;便燥结,加大黄、瓜蒌仁;咽痛加玄参、桔梗;胸痛加枳壳、橘络。

(7)清气汤:淡豆豉 9g,连翘 9g,生石膏(先煎)30g,杏仁 9g,金荞麦 9g,甘草 3g,水煎服,分 2 次,日 1 剂。本方解表清气,主治邪热在卫分的大叶性肺炎。邪热偏于卫分加用桑叶、荆芥,偏重气分加用金银花、竹叶,咳甚加用桔梗、牛蒡子,痰中带血加白茅根、藕节,气分热炽者重用石膏。

3.中成药

(1)通宣理肺丸:解表散寒,宣肺止嗽,用于风寒袭肺证。主要成分半夏、陈皮、茯苓、甘草、黄芩、桔梗、麻黄、前胡、枳壳、紫苏叶、麻黄碱。大蜜丸,每丸重 6g,10 丸/盒。口服,一次 6g,一日 2～3 次。

(2)羚羊清肺丸:此药是由羚羊角粉、浙贝母、大青叶、桑白皮、金银花、杏仁、枇杷叶、黄芩、前胡共 9 味中药组成,具有疏风清热、宣肺止咳的功效,可用于治疗风热咳嗽。风热咳嗽是由于风热之邪侵犯人的肺脏,使肺失肃降所致。此类咳嗽患者可出现咳嗽痰多、咳声粗亢、痰稠色黄、咳痰不爽、流黄涕、发热怕风、头痛出汗、咽干口渴、面红唇赤、烦躁纳呆、大便秘结、小便色黄、舌红苔薄黄、脉浮数等症状。羚羊清肺丸的用法是:每日服 3 次,每次服 1 丸,用温开水送服。

(3)蜜炼川贝枇杷膏:此药是由北沙参、薄荷脑、陈皮、川贝母、桔梗、款冬花、枇杷叶、水半夏、五味子、杏仁共 10 味中药组成,具有清热润肺、止咳平喘、理气化痰的功效,可用于治疗肺燥咳嗽。肺燥咳嗽是由于风燥伤及人的肺脏,使肺失清润所致。此类咳嗽患者可出现连声呛咳、痰少而黏或痰中带血、咽痒、咽痛、鼻唇干燥、鼻塞、恶寒或发热、舌红少津、苔黄、脉数等症状。蜜炼川贝枇杷膏的用法是:每日服 2 次,每次服 5～10mL。

(4)急支糖浆:此药是由鱼腥草、金荞麦、四季青、麻黄、前胡、枳壳、甘草共 7 味中药组成,具有清热化痰,宣肺止咳的功效,可用于治疗肺热咳嗽。肺热咳嗽是由于热毒侵犯人的肺脏,使肺脏受到热毒灼烧所致。此类咳嗽患者可出现反复咳嗽、咳黄痰或伴有喘息、口干、咽痛、便秘、尿赤、身热、舌质红、苔薄黄或黄腻、脉滑数或细数等症状。急支糖浆的用法是:每日服 3 次,每次服 10～20mL。

(5)二陈丸:此药是由陈皮、半夏、茯苓、甘草共 4 味中药组成,具有燥湿化痰、理气和胃的功效,可用于治疗痰湿咳嗽。痰湿咳嗽是由于痰浊内生、痰湿阻肺,使肺失宣肃所致。此类咳嗽患者可出现咳声重浊、痰多、色白、黏稠、头晕身重、困倦乏力、胸闷纳呆、便溏、舌淡、苔白腻、脉滑等症状。二陈丸的用法是:每日服 2 次,每次服 1 丸。

(6)橘红丸:此药是由化橘红、陈皮、半夏、茯苓、甘草、桔梗、苦杏仁、紫苏、紫菀、款冬花、瓜蒌皮、浙贝母、地黄、麦冬、石膏共 15 味中药组成,具有清肺、化痰、止咳的功效,可用于治疗痰热咳嗽。痰热咳嗽是由于痰热蕴肺,使肺失宣降所致。此类咳嗽患者可出现咳嗽痰多或喉有痰声、痰黏厚或稠黄且伴有腥臭味、难咯出、面红身热、胸闷口苦、咽痛、口渴频饮、舌红苔黄、脉滑数等症状。橘红丸的用法是:每日服 3 次,每次服 3～4 丸。

(7)川贝雪梨糖浆:此药是由川贝母、南沙参、雪梨清膏共三味中药组成,具有养阴润肺的功效,可用于治疗阴虚咳嗽。阴虚咳嗽是由于阴虚内热伤肺,使肺失宣肃所致。此类咳嗽患者可出现干咳、咳声短促、痰少黏稠、口干舌燥、痰中带血、面色潮红、手足心热、盗汗、舌红少苔、脉细数等症状。川贝雪梨糖浆的用法是:每日服 3 次,每次服 10mL。

(8)玉屏风散:此药是由防风、黄芪、白术 3 味中药组成,具有补脾实卫、益气固表的功效,可用于治疗气虚咳嗽。气虚咳嗽是由于患者平素体弱或劳累过度,使肺气不足或肺气受损所致。此类咳嗽患者可出现咳喘气短、痰多清稀、面色苍白、乏力、自汗、畏寒肢冷、舌苔淡白、脉细弱等症状。玉屏风散的用法是:每日服 3 次,每次服 9g,用开水冲服。

4.针灸治疗

(1)体针:取肺俞、膈俞、尺泽、鱼际、太渊、内关。配穴为大椎、曲池、合谷、孔最、委中、太溪、三阴交、十二井、膏肓俞。病情进展期,每日针 2 次,泻法,留针 30 分钟。恢复期,每日针 1 次,平补平泻。

(2)灸法:主穴:大椎、肺俞、定喘、膻中、合谷、曲池;配穴:早期:风寒加列缺、外关;风热加尺泽、孔最;湿热加丰隆、阴陵泉。中期:阳明腑实加上巨虚、陷谷;高热惊厥加人中、十宣。后期:气虚加足三里、百会;胃阴虚加章门、三阴交。雀啄灸,每次选 3~5 穴,每穴灸 10~15 分钟,每日 1~2 次。

第二章 循环系统疾病

第一节 冠心病

一、心绞痛

心绞痛是因冠状动脉供血不足,心肌发生急剧的、暂时的缺血与缺氧所引起的临床综合征,可伴有心功能障碍,但无心肌坏死。其特点为阵发性的前胸压榨性或窒息样疼痛感觉,主要位于胸骨后,可放射至心前区与左上肢尺侧面,持续数分钟,往往休息或舌下含化硝酸甘油后迅速消失。本病多见于男性,多数患者在 40 岁以上,劳累、情绪激动、饱食、受寒、阴雨天气、急性循环衰竭等为常见的诱因。

(一)病机病因

1.病因

(1)寒邪内侵,凝滞心脉:如寒邪内袭,痹阻心阳,致使胸阳不振,血行不畅,心脉瘀滞,不通则痛。若素体阳虚,阴寒内盛,心阳不足,胸阳不振,血脉失于温运而痹阻不畅,亦可致心痛诸症发生。

(2)情志失调,气滞血瘀:郁怒伤肝,肝失疏泄,肝郁气滞,甚则气郁化火,灼津成痰。忧思伤脾,脾失健运,津液不布,遂聚为痰。无论气滞或痰阻,均可使血行失畅,脉络不利,而致气血瘀滞,心脉痹阻,不通则痛,而发胸痹。总之,情志刺激可损伤心脏,是胸痹心痛的病因,又能加重病情。

(3)饮食失调,痰浊内蕴:饮食不节是导致冠心病发生的重要致病因素之一。经常恣食肥甘厚味,可损伤脾胃,使脾失健运,聚湿成痰,上犯心胸,气机不畅,痹阻心脉而发为胸痹心痛;或痰浊久留,痰瘀交阻,阻滞心脉而发病;或因饱餐伤气,气行无力,气血运行不畅而发病。

(4)劳逸不节,气血失调:劳倦伤脾,脾虚转输失能,气血生化乏源,无以濡养心脉,拘急而痛。积劳伤阳,心肾阳微,鼓动无力,胸阳失展,阴寒内侵,血行涩滞,而发胸痹。过度安逸,少动多坐,胸阳不振,气机不畅而致胸痹。过劳则气阴两伤,久病者气血虚损,心气不足,血不养心,则心痛作矣。

(5)年老体弱,肾脏虚衰:年老脏腑气血自然虚损,肾气渐亏。肾阳虚衰则不能鼓动五脏之阳,引起心阳不振或心气不足,血脉失于温煦,鼓动无力而致血脉痹阻不通;或因肾阴亏虚,则不能润养五脏之阴,肾水不能上济于心,使心阴失养,心阴亏虚,脉道失润而发心痛。

(6)脏腑亏虚,他脏及心:本病的病变部位虽在心脉,因脏腑彼此相关,病虽在心,但与其各脏腑之间都有密切关系。《证治准绳》谓:"心痛有心脏本病而痛,有他脏干之而痛。"脾、肝、肾、肺等脏腑病变,在一定条件下,均可累及心脏而引发胸痹心痛。

2.病机

(1)病理变化:病理变化主要为心脉痹阻,乃本虚标实之证。

冠心病心绞痛的病机关键在于外感或内伤引起心脉痹阻,其病位在心,与肝、脾、肺、肾等脏腑功能的失调有密切的联系。心主血脉,肺主治节,两者相互协调,气血运行自畅。心病不能推动血脉,肺气治节失司,则血行瘀滞;肝病疏泄失职,气滞血淤;脾失健运,聚生痰浊,气血乏源;肾阴亏损,心血失荣,肾阳虚衰,君火失用,均可引致心脉痹阻,胸阳失旷而发胸痹心痛。

(2)病理因素:病理因素为虚、痰浊、瘀血、寒凝、气滞、郁热。

心阳虚与心阴虚是本病的始发病机。心为君主之官,通过供给全身血液以濡养脏腑、经络、四肢百骸,而其血液的正常运行"上下贯通,如环无端""流行不止,环周不休",均需以心的阳气为动力。其温煦、推动功能正常,则心的机能旺盛。心阳不足,温煦推动功能失职,可生痰致瘀,发为胸痹。心阴不足,脉失所养;阴虚火旺,灼津生痰;脉失所充,停而为瘀,常可发为胸痹。临床中亦有作为兼症出现者,多由心阳虚日久伤阴或过用辛燥药物伤及阴血而成。因而心阳虚与心阴虚是本病的始发病机,是第一位的病理因素。

痰浊、血瘀既是病理产物又是致病因素,为演变的必然过程。在胸痹的发病过程中,痰、瘀一经形成,往往缠绵难愈,贯穿疾病的始终,相互转化。津血同源为痰瘀互化的生理基础。津血互化、运行正常以发挥营养和滋润脏腑经络的生理功能。若津液停聚,积水成饮,饮凝成痰,痰阻脉络,血滞则瘀,痰夹瘀血,窠囊遂生;若血瘀脉中或溢脉外,停而为瘀,阻滞气机,水湿亦停,聚而成痰,痰瘀互结。而心阳为推动津血运行之动力,心阳虚衰,推动无力,痰瘀易生,亦常互化;心阴内耗,阴虚火旺,煎熬津液成痰,燔灼血液为瘀,痰瘀同生。

寒凝、气滞、郁热是病机演变日渐复杂与急性发病的主要病理因素。寒邪内袭,痹阻心阳或素体阳虚,阴寒内盛,心阳不足,胸阳不振,血脉失于温运而痹阻不畅。气是构成人体和维持人体生命活动的基本物质,气机阻滞,推动无力,气不行津运血,而加重痰阻血瘀,则可引起病情的恶化与急性发病。胸痹者,心阳虚为主要病理基础,阳虚生寒,寒极则郁而为热;阳损及阴,心阴亏少,虚火自生;痰、瘀为有形之邪,皆阻碍气机,郁而生热。如遇诱因或情志失调或嗜酒过度或过食辛热或过服芳香温热药物皆可生郁热。郁热一经形成,既可煎熬津液,加重痰阻,又可燔灼血液,加重血瘀,亦可伤阴耗气,加重本虚;重则郁热日久化火,火邪痹阻心脉而厥。因而寒凝、气滞、郁热是病机演变日渐复杂与急性发病的主要病理因素。

(3)病理转归:病机转化可有先虚后实,亦可因虚致实。心气不足,鼓动无力,易致气滞血瘀;心肾阴虚,水亏火炎,炼液为痰;心阳虚衰,阳虚外寒,寒痰凝络。此三者皆由虚而致实。痰踞心胸,胸阳痹阻,病延日久,每可耗气伤阳,向心气不足或阴阳并损证转化;阴寒凝结,气失温运,日久寒邪伤人阳气,亦可向心阳虚衰转化;瘀阻脉络,血行滞涩,瘀血不去,新血不生,留瘀日久,心气痹阻,心阳不振。此三者皆因实致虚。但临床表现多是虚实夹杂或以实证为主或以虚证为主。

本病多在中年以后发生,如治疗及时得当,可获较长时间稳定缓解,如反复发作,则病情较为顽固。病情进一步进展,可见心胸猝然大痛,出现真心痛证候,甚则可"旦发夕死,夕发旦死"。

(二)诊断依据

1.主要症状

突发胸骨上中段之后压榨性或窒息性疼痛,常向左肩、左上肢放射,部分患者向颈部、下颌部放射,偶伴濒死的恐怖感,不敢活动,汗出。常因劳累、情绪激动、遇寒、饱餐、吸烟、心动过速、休克等而诱发。发作频率随病情而异,历时 2～5 分钟,一般不超过 15 分钟。经休息或舌下含服硝酸甘油多能缓解。多见于中老年患者。

2.体征

平时一般无异常体征。心绞痛发作时常见心率增快、血压升高、表情焦虑、皮肤冷或出汗,有时出现第四或第三心音奔马律。

3.实验室检查

(1)心电图检查是发现心肌缺血,诊断心绞痛最常用的检查方法。

(2)心电图负荷试验是一种对疑有冠心病的患者增加心脏负荷而激发心肌缺血的心电图检查。

(3)动态心电图:连续记录 24 小时或 24 小时以上的心电图,可从中发现 ST-T 改变和各种心律失常,有助于心绞痛的诊断。

(4)放射性核素心肌显像:对早期明确心肌缺血性改变有较大帮助。

(5)选择性冠状动脉造影:为评估心肌缺血的金标准,可明确冠状动脉病变和程度。

(三)辨证论治

1.辨证要点

(1)辨标本虚实:本病总属本虚标实之证,辨证首先辨别虚实,分清标本。标实应区别气滞、痰浊、血瘀、寒凝的不同,本虚又应区别阴、阳、气、血亏虚的不同。急性期以实证为主,缓解期以虚证为主。

(2)辨疼痛:闷痛:闷重而疼痛轻,兼见胸胁胀满,善太息,苔薄白,脉弦,且与情绪变化有关者,多属气滞;若兼见体胖多痰,苔腻,脉弦滑者,多为痰浊。刺痛:胸中刺痛,固定不移,舌质紫暗或有瘀点、瘀斑或舌下脉络青紫,属血瘀证。灼痛:多由火热之邪所致,但宜分清虚实。若胸中灼痛,心烦,口苦咽干,舌红苔黄,脉数有力,多属实火;若胸中灼痛而闷,痰黄,苔黄腻,脉滑数,多属痰火;若胸中灼痛不剧,但伴五心烦热,眩晕,盗汗,舌红少津者,多属阴虚有火。绞痛:疼痛如绞,遇寒而发或加剧,并多伴畏寒肢冷,舌淡苔白,脉细,为寒凝心脉所致;若兼见四肢厥冷,脉细欲绝,冷汗如油,则为阳虚暴脱,危重之象。隐痛:多见于缓解期,胸中疼痛,隐隐而发,劳后加重,气短神疲者,多属心气虚;若兼见畏寒肢冷,则属阳虚;若胸中隐痛而闷,亡血或经后而发,心悸少寐,舌淡者,多属心血亏虚;若胸中隐痛而烦,头晕耳鸣者,多属阴虚。

(3)辨病情轻重:疼痛持续时间短暂,瞬息即逝者多轻;持续时间长,反复发作者多重;若持续数小时甚至数日不休者常为重症或危候。休息或服药后症状缓解者为顺证;难以缓解者为危候。疼痛的发作次数多少和病情轻重程度呈正比,但也有发作次数不多而病情较重的情况,尤在安静或睡眠时发作疼痛者病情比较重,必须结合临床表现,具体分析判断。

2.治疗原则

本病的病机为本虚标实,虚实夹杂,发作期以标实为主,缓解期以本虚为主的特点。其治疗应先治其标,后治其本,先从祛邪开始,然后再予扶正,必要时可依据虚实标本的主次,兼顾同治。标实当泻,针对气滞、血瘀、痰浊、寒凝而理气活血化瘀,辛温通阳,泄浊化痰,尤重活血通脉治法;本虚宜补,权衡心脏阴、阳、气、血亏虚情况及有无肺、肝、脾、肾等脏的亏虚,予补气温阳,滋阴益肾,以纠脏腑之偏衰,尤应重视补益心气之不足。

3.分证治疗

(1)气虚血瘀证

证候:心胸隐痛或胸闷反复发作,胸痛阵发性加剧,如刺如绞,心悸,气短,神疲乏力,自汗。舌淡暗或紫暗或有瘀点、瘀斑,舌下络脉青紫,脉沉或细涩或结代。

治法:益气活血,通脉止痛。

例方:保元汤合桃红四物汤加减。前方益气补虚培元,主治元气亏虚,气短,神疲乏力,自汗者;后方养血活血逐瘀,主治胸中瘀阻,心胸疼痛,伴胸闷心悸者。

常用药:党参、黄芪、桃仁、红花、川芎、赤芍、当归、生地黄、桂枝、甘草。

加减:若兼脘腹胀满,大便稀溏可加茯苓、白术、山药以健脾;若胸痛甚者,可加三七粉、丹参以活血化瘀;若心悸重者,可加柏子仁、炒酸枣仁、龙骨、牡蛎安神;若胸闷苔腻者,可加石菖蒲、全瓜蒌以化痰泄浊;五心烦热,汗出甚者加麦冬、五味子、沙参、玉竹养阴清热。若猝然心痛发作,可即予舌下含化麝香保心丸、复方丹参滴丸、速效救心丸等活血化瘀、芳香止痛之品。

(2)心阳不足,阴寒内盛证

证候:胸痛紧束感,胸闷气促,喘息咳嗽,面色苍白或紫暗灰滞,爪甲青紫,四肢不温。舌紫,苔薄白腻或苔白润,脉沉迟、结代或虚。

治法:温通心阳,开痹宣络。

例方:瓜蒌薤白桂枝汤合当归四逆汤加减。两方皆能辛温散寒,助阳通脉。前方重在通阳理气,用于胸痹阴寒证,见胸闷气短者;后方以温经散寒为主,用于血虚寒厥证,见胸痛紧束,手足不温,冷汗自出者。

常用药:制附片、桂枝、党参、全瓜蒌、薤白、当归、香附、细辛、炙甘草。

加减:痛引肩背加片姜黄破血行气,通经止痛;胸闷显著者加厚朴、檀香理气止痛;肢凉难温者加鹿角片以通行督脉;心率显著减慢者重用附片温阳复脉。若痛剧而四肢不温,冷汗自出,即刻舌下含苏合香丸或麝香保心丸芳香化浊,理气温通开窍。

(3)气滞血瘀,心脉痹阻证

证候:胸痛急剧如针刺,痛点多固定并涉肩背,止发无常,面色晦滞,唇甲青紫。舌质紫暗多见瘀斑,脉沉涩或弦或结代。

治法:理气活血,开痹定痛。

例方:血府逐瘀汤合丹参饮加减。前方祛瘀通脉,行气止痛,主治胸中瘀阻,血行不畅,心胸疼痛,痛有定处,伴胸闷心悸者;后方理气活血,主治血瘀气滞型胸痛。

常用药:当归、桃仁、赤芍、红花、柴胡、桔梗、降香、郁金、枳壳、川牛膝、川芎、甘草。

加减:若症无明显热象,可酌配略温之品,如乳香、檀香等,温药易于宣散走窜,有助于宣布药力,行气止痛。胸痛显著,酌入失笑散、制乳香、血竭活血祛瘀,散结止痛;见气虚乏力,加人参以益气;憋气闷窒,多为胸阳不足,痰浊阻滞,合用瓜蒌薤白桂枝汤以通阳散结,祛痰下气;心悸重,加琥珀末、酸枣仁以定悸安神。

(4)气阴两虚证

证候:心胸隐痛,时作时休,心悸气短,动则尤甚,伴倦怠乏力,声息低微,心烦口干,大便微结,易汗出。舌质淡红,舌体胖且边有齿痕,苔薄白,脉虚细缓或结代。

治法:益气养阴,活血通脉。

例方:生脉散合人参养荣汤加减。前方益心气,敛心阴,主治心气不足,心阴亏耗者;后方补气养血,宁心安神,主治胸闷气短,头昏神疲等症。

常用药:人参、黄芪、炙甘草、肉桂、麦冬、玉竹、五味子、丹参、当归。

加减:兼见痰浊之象者,加茯苓、白术以健脾化痰;兼有气滞血瘀者,可加川芎、郁金以理气活血止痛;兼见纳呆、失眠等心脾两虚者,加茯苓、茯神、远志、半夏曲、酸枣仁以健脾宁心,养血安神;汗多加山茱萸、煅牡蛎以敛汗;如动则气促,乃心肾之气已衰,加蛤蚧(研末分冲)、紫石英定喘止嗽。本证使用人参取效好,多选用白参如西洋参、种洋参或生晒参,最好将人参焙干研末装入胶囊,日服3~5g,即充分利用药材,又便于长时间使用。

(5)心肾阴虚证

证候:心痛憋闷,心悸盗汗,虚烦不寐,腰膝酸软,头晕耳鸣,口干便秘。舌红少津,苔薄或剥,脉细数或促代。

治法:滋阴清火,养心和络。

例方:炙甘草汤合天王补心丹加减。两方均为滋阴养心之剂,前方以养阴复脉为见长,主治气阴两虚,心动悸,脉结代之症;后方以养心安神为主,治疗心肾两虚,阴虚血少者。

常用药:太子参、生地黄、生黄芪、红枣、阿胶、麦冬、鸡血藤、炙甘草、丹参、三七粉、桂枝。

加减:阴不敛阳,虚火内扰心神,虚烦不寐,舌尖红少津者,可用酸枣仁汤,清热除烦以养血安神;眩晕心烦不宁,乃虚阳偏亢,去桂枝、人参、黄芪,加茺蔚子、女贞子、石决明滋阴潜阳安神之品;胸闷明显加川芎、郁金活血行气止痛;若心肾阴虚,兼见头晕目眩,腰酸膝软,遗精盗汗,心悸不宁,口燥咽干,用左归饮以滋阴补肾,填精益髓。

(6)痰浊壅塞证

证候:胸痛常呈窒塞感,胸满憋闷,气短,心悸喘促,腹胀纳差,呕恶痰涎,肢体沉重或形体肥胖。舌体肥大,舌暗苔白腻或浊厚腻,脉沉滑或濡缓。

治法:通阳泄浊,豁痰开痹。

例方:导痰汤合瓜蒌薤白半夏汤加减。前方燥湿豁痰,行气开郁,主治痰涎壅盛,胸膈痞塞;后方偏于通阳行气,用于痰阻气滞,胸阳痹阻者。

常用药:胆南星、法半夏、茯苓、枳实、瓜蒌、薤白头、陈皮。

加减:胸痛重加石菖蒲、郁金活血行气止痛;腹胀显著加厚朴、炒莱菔子行气消积;痰湿明显,加苍术、白术、车前子健脾化浊;心悸不宁加琥珀末、生牡蛎重镇安神;喘促痰多加用三子养亲汤,以温肺化痰;若痰浊化热,症见舌红,苔黄腻,口干苦,合用黄连温胆汤加黄芩以清热化痰。大便干结加桃仁、大黄以通便;痰浊与瘀血往往同时并见,通阳豁痰和活血通络法经常并用,但须根据两者的偏重而有所侧重。

(7)心阳不振,痰瘀互结证

证候:胸闷气短,甚则胸痛,遇寒加重,心悸不适或怔忡,失眠,烦躁,面色㿠白,形寒肢冷,体倦懒言。舌淡或淡暗,苔白,脉促或结。

治法:通阳益气,化痰祛瘀。

例方:桂枝甘草龙骨牡蛎汤合涤痰汤加减。前方温通心阳,镇心安神,主治胸闷不舒,心悸,烦躁之症;后方健脾益气,豁痰开窍,主治脾虚失运,痰阻心窍。

常用药:桂枝、炙甘草、龙骨、牡蛎、茯苓、党参、半夏、竹茹、胆南星、三七、丹参。

加减:若胸痛甚,加乳香、没药、五灵脂、蒲黄祛瘀止痛;胸部窒闷,络脉痹阻,加沉香、檀香理气止痛;若阴不敛阳,虚火内扰心神,虚烦不寐,可加用酸枣仁、五味子宁心安神;兼见风阳上扰者,酌加珍珠母、灵磁石、石决明、琥珀重镇安神。

(8)心肾阳虚证

证候:心悸而痛,动则更甚,自汗,面色㿠白,神倦怯寒,四肢欠温或肿胀。舌质淡胖,边有齿痕,苔白或腻,脉沉细迟。

治法:温补阳气,振奋心阳。

例方:参附汤合右归饮加减。前方大补元气,温补心阳,主治阳气暴脱证;后方温肾助阳,补益精气,主治肾阳不足证,如气怯神疲,四肢欠温,小便频数,等等。

常用药:人参、附子、肉桂、熟地黄、山茱萸、淫羊藿、补骨脂、当归、陈皮、炙甘草。

加减:若胸痛胸闷甚者,加丹参、红花、延胡索、郁金以行气活血通痹;若畏寒甚者,加桂枝、细辛以通阳散寒;肾阳虚衰,不能治水,水饮上凌心肺,症见水肿、喘促、心悸,用真武汤加黄芪、汉防己、猪苓、车前子温肾阳而化水;若阳虚欲脱厥逆者,用四逆加人参汤,温阳益气,回阳救逆;或配合生脉注射液、参附注射液、参麦注射液等注射制剂,益气固脱,且起效快,以提高抢救的成功率。

(四)其他疗法

1.单方、验方

(1)三棱、莪术粉各 1g,温开水送服,每日 2～3 次。

(2)延胡索、广郁金、檀香等分为末,每次 2～3g,温开水送服,每日 2～3 次。

(3)参三七粉、沉香粉、血竭粉(2∶1∶1 和匀),温开水送服,1 次 2g,每日 2～3 次。

(4)山奈、细辛、丁香各 2 份,乳香、没药、冰片各 1 份,共为末,温开水送服,1 次 1.5～2g,每日 2～3 次。

(5)益气通心方:太子参 30g,麦冬 25g,五味子 15g,丹参 30g,酸枣仁 25g,降香 15g,郁金 15g,瓜蒌 15g,薤白 15g,三七 10g,黄柏 15g,山楂 20g。具有益气养阴、理气活血、化痰通络的作用。适用于冠心病心绞痛气阴两虚兼有痰瘀阻络证。每日 1 剂。

2.中成药

(1)养心氏片:由黄芪、党参、丹参、葛根、淫羊藿、山楂、地黄、当归、黄连、延胡索、灵芝、人参、甘草组成。功擅扶正固本,益气活血,行脉止痛。用于气虚血瘀型冠心病、心绞痛。1 次 2～3 片,每日 3 次。

(2)益心舒:由人参、麦冬、五味子、黄芪、丹参、川芎、山楂组成。功擅益气复脉,活血化瘀,养阴生津。主治气阴两虚,瘀血阻脉所致的胸痹,症见胸痛胸闷,心悸气短,脉结代;冠心病心绞痛见上述证候者。1次3片,每日3次。

(3)麝香保心丸:由人工麝香、人参提取物、人工牛黄、肉桂、苏合香、蟾酥、冰片组成。功擅芳香温通,益气强心。用于气滞血瘀所致的胸痹,症见心前区疼痛,固定不移;心肌缺血所致的心绞痛见上述证候者。口服,1次1~2丸,每日3次;或症状发作时服用。

3.食疗

冠心病的发病同饮食营养因素有直接或间接关系,高脂血症尤其高胆固醇血症为动脉粥样硬化的发病基础。科学的膳食配方,良好的饮食习惯,对冠心病的防治甚为重要。因此,注重合理饮食是防治冠心病的重要措施之一。

提倡以碳水化合物和植物蛋白及一些质量较高的动物性蛋白质为主要食物来源,多吃新鲜蔬菜、瓜果等富含纤维素的食物。应限制食盐摄入量,少吃盐渍品。膳食中胆固醇摄入量与动脉粥样硬化发生率呈正相关,应减少富含胆固醇的食物进入,减少动物脂肪摄入量,增加含不饱和脂肪酸的食物摄入,则有利于降低血脂与致冠心病的危险因素载脂蛋白B水平,抑制动脉粥样硬化的形成和发展,增强血管的弹性和韧性,降低血液黏稠度,增进红细胞携氧的能力。在鱼类、植物油脂和家禽油脂中,不饱和脂肪酸含量较高。新鲜的瓜果蔬菜富含维生素与纤维素成分,尤其后者可阻止肠道对食物胆固醇的吸收。

1.山楂粥

山楂30g(鲜者60g),粳米100g。将山楂入砂锅煎取浓汁,去渣,而后加粳米共同煮粥,作上、下午点心服用,不宜空腹食用。本方有活血化瘀之效,用于心血瘀阻型冠心病。

2.芥菜粥

芥菜头半个,同100g大米煮粥,温热食用。本方有温中利气、宣痹祛痰之功,用于冠心病痰浊壅塞者。

3.仙人粥

制首乌5g,粳米100g,红枣3~5枚,红糖适量。将制首乌水煎取汁,去渣,同粳米、红枣同煮成粥,再加入红糖少许,而后煮沸即成。早、晚温热分服,本方具有益气养阴、滋补心肾之效。用于气阴两虚,心肾阴虚者。

4.三仁汤

瓜蒌仁10g,薏苡仁20g,冬瓜仁20g,共煎汤,分早、晚两次服用。本方具有豁痰化浊、通阳开结之功效。

二、心肌梗死

心肌梗死是指心肌的缺血性坏死。急性心肌梗死(AMI)是在冠状动脉粥样病变的基础上,发生冠状动脉血供急剧减少或中断,使相应的心肌严重而持久地缺血所致部分心肌急性坏死。临床表现为胸痛、急性循环功能障碍,反映心肌急性缺血、损伤和坏死的一系列特征性心电图(ECG)演变以及血清心肌标志物的升高。

急性心肌梗死是严重危害人类身心健康的主要疾病之一,在欧美国家常见。在我国,急性心肌梗死发病近年逐渐增多,据不完全统计,现阶段中国每年 AMI 发病率为 70/10 万人,并呈现上升趋势。《中国心血管病报告 2014》显示,AMI 病死率总体呈现上升态势。农村地区从 2005 年开始,AMI 病死率呈现快速上升趋势。与 2012 年相比,2013 年农村地区 AMI 病死率明显升高,AMI 病死率大幅超过城市平均水平。冠心病作为心血管疾病的主要死因其中约半数和 AMI 相关。AMI 作为冠心病中最为危重的一类,为人民群众的生命健康带来严重威胁并造成了巨大经济负担,防治 AMI、刻不容缓。

冠心病急性心肌梗死为现代医学病名,中医学中无此病名。据其典型临床表现,属于中医学"真心痛""卒心痛""厥心痛""胸痹"等范畴。

(一)病因病机

1.病因

(1)年迈体虚:本病多见于老年人,年过半百,肾气自半,精血渐衰。如肾阳虚衰,则不能鼓舞五脏之阳,可致心气不足或心阳不振,血脉失于温运,痹阻不畅,发为胸痹。严重者可致真心痛。

(2)情志失节:忧思伤脾,脾运失健,津液不布,遂聚为痰。郁怒伤肝,肝失疏泄,肝郁气滞,甚则气郁化火,灼津成痰。无论气滞或痰阻,均可使血行失畅,脉络不利,而致气血瘀滞;或痰瘀交阻,胸阳不振,心脉痹阻,不通则痛,而发为胸痹,甚则发生真心痛。

(3)饮食失调:饮食不节,如过食肥甘厚味或嗜烟恣饮酒浆,以致脾胃损伤,运化失健,聚湿生痰,上犯心胸清旷之区,阻遏心阳,胸阳失展,气机不畅,心脉痹阻,严重者发为本病。如痰浊留恋日久,痰阻血瘀,亦成本病症。

(4)劳倦内伤:劳倦伤脾,脾虚转输失能,气血生化乏源,无以濡养心脉,拘急而痛。积劳伤阳,心肾阳微,鼓动无力,胸阳失展,阴寒内侵,血行涩滞,发为此病。

(5)外邪内侵:老年体虚,卫外不固,若起居不慎,风寒湿热邪毒乘虚侵入,闭塞心脉,则成心痛。

2.病机

(1)病理变化:本病的主要病机为气血阴阳不足,邪闭心脉,不通则痛。病理变化主要表现为本虚标实,虚实夹杂。本虚可有气虚、阳虚、阴虚、血虚,且又多阴损及阳,阳损及阴,而见气血两亏、气阴不足、阴阳两虚,甚至阳微阴竭,心阳外越。以上诸虚证不仅可相互转化,更可因虚导致瘀血阻滞。标实有寒凝、痰浊、气滞、血瘀之不同,同时又有兼寒、兼热的区别,临床上常表现为虚实兼夹,如阴虚与痰热并见,阳虚与寒邪互存等。

(2)病理因素:病理因素为痰浊、血瘀、气滞、寒凝、毒邪。

①痰浊、血瘀是急性心肌梗死发生发展的关键因素。外感六淫、情志内伤、饮食不节等均可出现脏腑功能失调,气机升降失常,水液代谢紊乱,水湿内停,聚而成痰。久病脏腑功能虚损,阳虚则水液输布失常,水湿上泛,聚而成痰;阴虚则虚火内生,灼津为痰。瘀血之病机亦有虚实之分:虚者,是指气虚血瘀,心气不足,无力推动血行,血停而为瘀;实者,是指气滞、寒凝、热毒、痰浊等实邪客于脉中,阻遏血流,而致瘀血。痰浊、血瘀均是机体脏腑功能失调的病理产物,痰浊壅滞血脉,阻遏血行,则滞血成瘀;瘀血停于胸中则胸阳不振,精微不布,则痰浊内生。

由此可见,痰瘀可互为因果,互相兼夹,循环往复,痰瘀互结,痹阻心脉。情志过激、劳累过度、饱餐、暴受寒邪等诱因均可引起机体气机逆乱,引动痰浊、血瘀阻遏胸中气机,胸阳痹阻,心脉闭塞不通而发为急性心肌梗死。痰浊和瘀血互结,贯穿疾病的始终,在 AMI 的发生发展过程中起到重要作用。

②寒凝、气滞是急性发病的主要病理因素。胸阳不足,心阳不振,复受寒邪,阴寒内盛,阳气失展,寒凝心脉,血行受阻,发为本证。心脉不通,不通则痛,故心痛彻背;寒为阴邪,心阳不振,虚寒内生,复感外寒则阴寒益甚,故易引发心痛;心阳失展,营血运行不畅,心失所养,阳气失达,心液失摄,故见心悸、气短、手足不温、冷汗出等症,以心痛较剧、遇寒而作、舌淡、苔白、脉紧为特征。气机阻滞,推动无力,气不行津运血,而加重痰阻血瘀,则可引起急性心肌梗死急性发病。

③毒损心络是发生急性心血管事件的重要病理机制。动脉粥样硬化稳定斑块向易损斑块发展,并继而破裂导致血栓形成,是引起急性冠状动脉综合征(ACS)的主要病理学基础。ACS不同于稳定性冠心病的病机特点在于毒邪为患,引发本病的毒邪主要为热毒和瘀毒。

心阴不足,虚热内生,复感温热之邪或气郁化火或湿浊蕴久化热,均可使热结于内,火热之邪(热毒)上扰于心,阻滞心脉而成心痛。火邪热结证以心胸灼痛、心烦易怒、舌红苔黄为特征。

由于寒凝、热结、气滞、气虚等因素,皆可致血行郁滞而为瘀血。血瘀停着不散,心脉不通,故作心痛如刺如绞,而痛处不移;血为气母,瘀血痹阻,则气机不运而见胸闷;暴怒则肝气上逆,气与瘀交阻,闭塞心脉,故作猝然剧痛,痛则脉弦涩,舌紫暗、瘀斑,均为瘀血之候。若瘀久化热,酿生毒邪或从化为毒,可致瘀毒内蕴,如迁延日久,失治误治,则正消邪长,一旦外因引动,蕴毒骤发,则蚀肌伤肉,进而毒瘀搏结,痹阻心脉,导致病情突变。

(3)病理转归:表现为阴损及阳,阳损及阴,可见气阴不足、阴阳两虚;甚至阳微阴竭,心阳外越。以上诸虚证不仅可相互转化,更可因虚导致瘀血阻滞。若心气不足,运血无力,心脉瘀阻,心血亏虚,气血运行不利,可见心动悸,脉结代(心律失常);若心肾阳虚,水邪泛滥,水饮凌心射肺,可见心悸、水肿、喘促(心力衰竭)或亡阳厥脱、亡阴厥脱(心源性休克)或阴阳俱脱,最后导致阴阳离决。

(二)诊断依据

参考 2015 年《中国急性 ST 段抬高型心肌梗死(STEMI)诊断和治疗指南》,存在下列任何一项时,可诊断心肌梗死。

(1)心脏生物标志物(最好是肌钙蛋白)增高或增高后降低,并有以下至少一项心肌缺血的证据:①心肌缺血临床症状。②心电图出现新的心肌缺血变化,即新的 ST 段改变或左束支传导阻滞(按心电图是否有 ST 段抬高,分为急性 ST 段抬高型心肌梗死和非 ST 段抬高型心肌梗死)。③心电图出现病理性 Q 波。④影像学证据显示新的心肌活力丧失或区域性室壁运动异常。

(2)突发、未预料的心脏性死亡,涉及心脏停跳,常伴有提示心肌缺血的症状、推测为新的ST 段抬高或左束支传导阻滞、冠状动脉造影或尸体检验显示新鲜血栓的证据。

(3)在基线肌钙蛋白正常、接受冠状动脉介入治疗(PCI)的患者,心脏生物标志物升高超过正常上限提示围手术期心肌坏死。按习用裁定,心脏生物标志物升高超过正常上限的 3 倍定为 PCI 相关的心肌梗死。

（4）基线肌钙蛋白值正常、行冠状动脉旁路移植术（CABG）患者，心脏生物标志物升高超过正常上限，提示围手术期心肌坏死。

（5）有急性心肌梗死的病理学发现。

（三）辨证论治

1.气虚血瘀证

（1）抓主症：心胸刺痛，胸部闷滞，动则加重。

（2）察次症：短气乏力，汗出心悸。

（3）审舌脉：舌体胖大，边有齿痕，舌质黯淡或有瘀点瘀斑，舌苔薄白，脉弦细无力。

（4）择治法：益气活血，通脉止痛。

（5）选方用药思路：本证因各种原因导致脏腑气机衰减，气虚推动无力，血行不畅而发，方用保元汤（《玉案》）合血府逐瘀汤（《医林改错》）加减。人参、黄芪补益心气；失笑散、桃仁、红花、川芎活血化瘀；赤芍、当归、丹参养血活血；柴胡、枳壳、桔梗行气豁痰宽胸；甘草调和诸药。

（6）据兼症化裁：若瘀重刺痛明显，加莪术、延胡索，另吞三七粉；口干，舌红，加麦冬、生地黄养阴；舌淡肢冷，加肉桂、淫羊藿；痰热内蕴，加黄连、瓜蒌、半夏。

2.寒凝心脉证

（1）抓主症：胸痛彻背，胸闷气短，心悸不宁。

（2）察次症：神疲乏力，形寒肢冷。

（3）审舌脉：舌质淡黯，苔白腻，脉沉无力，迟缓或结代。

（4）择治法：温补心阳，散寒通脉。

（5）选方用药思路：本证因素体阳虚，胸阳不振，阴寒之邪乘虚而入，寒凝气滞，胸阳不振，血行不畅，心脉痹阻不通而发，方用当归四逆汤（《伤寒论》）加味。当归补血活血；芍药养血和营；桂枝、附子温经散寒；细辛散寒，除痹止痛；人参、甘草益气健脾；通草、三七、丹参通行血脉。

（6）据兼症化裁：若寒象明显，加干姜、蜀椒、荜茇、高良姜；气滞加白檀香；痛剧急予苏合香丸之类。

3.正虚阳脱证

（1）抓主症：胸中憋闷或心胸绞痛，重则神志昏迷。面色苍白，大汗淋漓，四肢厥冷，口开目合，手撒尿遗。

（2）察次症：喘促不宁或有窒息感或表情淡漠，心慌，烦躁不安。

（3）审舌脉：脉疾数无力或脉微欲绝。

（4）择治法：回阳救逆，益气固脱。

（5）选方用药思路：本证因心气不足，运血无力，心脉瘀阻，心血亏虚，气血运行不利，导致阳气虚衰而发，方用四逆加人参汤加减回阳救逆、益气固脱。红参大补元气；附子、肉桂温阳；山茱萸、龙骨、牡蛎固脱；玉竹、炙甘草养阴益气。

（6）据兼症化裁：若阴竭加五味子，并可急用独参汤灌服或鼻饲或参附注射液静脉用药。亦可选用蝮蛇抗栓酶、蚓激酶、三七总苷、毛冬青甲素、川芎嗪等活血药物，具有一定程度的抗凝和溶栓作用，并可扩张冠状动脉。

（四）中成药选用

1.麝香保心丸

药物组成：麝香、人参、人工牛黄、肉桂、苏合香、蟾酥、冰片。

功能作用：芳香温通，益气强心。用于气滞血瘀所致的胸痹，症见心前区疼痛、固定不移；心肌缺血所致的心绞痛、心肌梗死见上述证候者。

用法用量：口服。一次1～2丸，每日3次；或症状发作时服用。

2.速效救心丸

药物组成：川芎、冰片。

功能作用：行气活血，祛瘀止痛，增加冠状动脉血流量，缓解心绞痛。用于气滞血瘀型冠心病、心绞痛。

用法用量：含服，一次4～6粒，每日3次；急性发作时，一次10～15粒。

3.复方丹参滴丸

药物组成：丹参、三七、冰片。

功能作用：活血化瘀，理气止痛。用于气滞血瘀所致的胸痹，症见胸闷、心前区刺痛；冠心病心绞痛见上述证候者。

用法用量：吞服或舌下含服，一次10丸，每日3次，4周为一个疗程；或遵医嘱。

4.通心络胶囊

药物组成：人参、水蛭、全蝎、赤芍、蝉蜕、土鳖虫、蜈蚣、檀香、降香、乳香、酸枣仁、冰片。

功能作用：益气活血，通络止痛。用于冠心病心绞痛属心气虚乏，血瘀络阻证。其症见胸部憋闷，刺痛，绞痛，固定不移，心悸自汗，气短乏力，舌质紫黯或有瘀斑，脉细涩或结代。亦用于气虚血瘀络阻型中风病，症见半身不遂或偏身麻木、口舌㖞斜、言语不利。

用法用量：口服。一次2～4粒，每日3次。

5.心欣舒胶囊

药物组成：黄芪、生地黄、五味子、丹参、赤芍、桂枝、人参。

功能作用：益气活血，滋阴荣心。用于气阴两虚所致的胸痹、心悸；以及冠心病、心绞痛、心肌炎属上述证候者。

用法用量：口服，一次5粒，每日3次。

6.丹参舒心胶囊

药物组成：丹参。

功能作用：活血化瘀，镇静安神。用于冠心病引起的心绞痛、胸闷及心悸等。

用法用量：口服。一次1～2粒，每日3次。

（五）中医特色技术

1.针灸治疗

（1）毫针针刺

①常用穴位

主穴：合谷、血海、膈俞。

配穴：神门、郄门、三阴交、膻中、胃俞、脾俞、肺俞、足三里、内关、太冲。

合谷属手阳明大肠经,位于第1、2掌骨间,太冲属足厥阴肝经,位于第1、2跖骨间。两穴同为原穴,又都分布在四肢歧骨部,犹如四虎把关,故古人将左右合谷、太冲合称为"四关"穴。发病时取双侧合谷刺入,留针20分钟左右,一般疼痛会在3～5分钟后缓解。膈俞属足太阳膀胱经,位于第7颈椎下,两旁各1.5寸,为八会穴之血会。血海,膈俞虽不同经,但在临床上均有调血功能,可同治血病。在运用中又各有所长。血海、膈俞配伍具有统摄、补养全身阴血,畅通全身瘀血及清热凉血的作用。

②针刺手法和针感

针刺手法:选准穴位后,快速刺到皮下,然后不变角度慢慢地进针1.5～2寸,针尖遇有抵触感为止,再将针提起1～2分,患者出现感应时,即可刺激。

针感特点:针刺时患者产生麻胀感、闷压感及揪心感。

③常用手法和疗程

手法:根据患者敏感情况,使用不同手法中等刺激,留针10～20分钟,配合使用提插、捻转、刮针和抖针等。

疗程:通常每日针1组穴位,10～20次为1个疗程,两个疗程间隔3～5日。如病情重者可每日针2次。

(2)揿针针刺

①常用穴位

主穴:心、肾上腺、小肠、皮质下。

配穴:肺、交感、肝、内分泌、神门。

揿针即小型针灸针,通过贴敷于耳穴双侧心、肾上腺、小肠、皮质下、肺、交感、肝、内分泌、神门,心、脾、肾三者相生相克,共同维持人体水液的合理分布,促进体内水液循环,体内外液体趋于平衡状态。防止液体蓄积,避免水液潴留。

②操作手法:局部常规消毒后,拆下揿针密封纸,将塑料容器向后曲折,用拇指和示指挟紧其中一半剥离纸和胶布,将它们一并从另一半剥离纸分开,并从塑料容器中取出,将针直接应用在已消毒的皮肤上,按压黏附扎好,除去剥离纸,将胶布压好以确保黏附稳妥。嘱患者每日按压3～5次,每次按压10分钟,以刺激局部穴位。

2.穴位贴敷疗法

心绞痛贴膏(药物组成:川芎、丹参、冰片、乳香、没药、檀香、延胡索等)穴位贴敷,每贴含生药量0.1克,每日一次,维持24小时,双侧心俞、双侧足三里、神阙取穴,每穴一贴,1个疗程为7日。用于治疗气虚血瘀型冠心病及不稳定型心绞痛、心肌梗死后期。

三、缺血性心肌病

缺血性心肌病(ICM)属于冠心病的一种特殊类型或晚期阶段,是指由冠状动脉狭窄引起心肌长期缺血,致使心肌广泛纤维化,形成与原发性扩张型心肌病类似的临床综合征。ICM主要表现为心律失常和心功能不全。心功能不全表现多逐渐发生,大多先出现左心衰竭,表现为呼吸困难、憋喘等不适,心律失常以室性期前收缩、房性期前收缩、心房颤动、病态窦房结综合征等多见,偶有心动过速发生,患者通常自觉心慌,偶有胸闷。在60岁以上的人群中冠心病的死亡率为第一位,且逐年增加。在心血管疾病中,冠心病和高血压是最常见的类型,大量的临床研究结果显示,冠心病的发病率和死亡率在全国乃至全世界范围内仍呈逐年上升趋势。

在中医学角度论述,缺血性心肌病属于中医学"心悸""怔忡"范畴。

(一)病因病机

1.体质虚弱

患者禀赋不足,素体亏虚或脾胃虚弱,化源不足或久病失养,劳欲过度,皆可使气血不足,心失所养,发为心悸。

2.饮食劳逸不当

劳倦太过伤脾或久坐久卧伤气,引起生化之源不足,而致心血虚少、心失所养、神不潜藏;或饮食不节,嗜食膏粱厚味、煎炸炙煿,均可生痰蕴热化火或伤脾滋生痰浊,痰火扰心;或饮食不节,损伤脾胃,运化失司,水液输布失常,滋生痰浊,痰阻心气,而致心悸。

3.情志所伤

平素心虚胆怯之人,如骤遇惊恐,易使心气不敛,心神动摇,而心慌不能自主,惊悸不已,渐致加剧,直至稍遇惊恐,即作心悸,甚或外无所惊,时发惊恐。或情怀不适,悲哀过极,忧思不解等七情扰动,忤犯心神,不能自主而心悸,所谓"思虑烦多则损心"(《诸病源候论·心痹候》)、"悲哀愁忧则心动"(《灵枢·口问》)。或长期忧思惊恐,精神情绪过度紧张,惊则气乱,恐则气下。心气虚怯,阴血暗耗,不能养心;或心气郁结,生痰动火,痰火扰心,心神失宁而为心悸;或大怒伤肝,大恐伤肾,怒则气逆,恐则精却,阴虚于下,火逆于上,亦可动撼心神而发惊悸。若郁热内蕴,复加恚怒,变生肝火,肝火扰心;或痰火扰动心神、心神失宁,也易导致心悸。此即朱丹溪所讲的"痰因火动"之说。

4.感受外邪

风寒湿三气杂至,合而为痹。痹病日久,复感外邪,内舍于心,邪阻心脉,阻塞经络,心血营行受阻;或风寒、湿、热等外邪,由血脉内侵于心,耗伤心气或心阴,亦可引起心悸怔忡之证。心气素虚,风湿热邪,合而为痹,痹病日久,内舍于心,痹阻心脉,心血瘀阻,发为心悸;或风寒湿热之邪,由血脉内侵于心,耗伤心气心阴,亦可引起心悸。温病、疫证日久,邪毒灼伤营阴,心肾失养或邪毒传心扰神,亦可引起"心中儋儋大动"等心悸、怔忡之症。如春温、风温、暑湿、白喉、梅毒等病,往往伴见心悸。

5.药物中毒

药物过量或毒性较剧,损伤于心,可损伤心气而致心悸。如附子、乌头或西药洋地黄、奎尼丁、肾上腺素、阿托品等用药过量或不当时,均可引发"脉结代,心动悸"一类证候。

6.正气亏耗

久病体虚或热病伤阴或房劳过度,均可导致肾阴亏损、心火妄动、扰乱心神,形成心悸;或久咳宿哮,肺气或肺阴亏虚,宗气不布,不能朝百脉,久则病及于心,影响心脉的运行;或肺之宣降不利,痰浊上阻心窍或痰火扰心,发为惊悸。

总之,心悸的病理变化主要有虚实两方面。虚者为气、血、阴、阳亏损,使心失所养,而致心悸,实者多由痰火扰心,水饮上凌或心血瘀阻,气血运行不畅而引起,虚实之间可以互相夹杂或转化。实证日久,正气亏耗,可分别兼见气、血、阴、阳之亏损,而虚证则又往往兼见实像。如阴虚可致火旺或夹痰热,阳虚易夹水饮、痰湿,气血不足亦伴见气血瘀滞。痰火互结每易伤阴。瘀血可兼痰浊。此外,某些心悸重症,进一步可以发展为气虚及阳或阴虚及阳而出现心(肾)阳衰,甚则心阳欲脱,更甚者心阳暴脱而成厥、脱之变。

(二)辨病诊断

1.诊断依据

(1)心悸的发作有阵发性与持续性之别。心悸阵发者,视病情之不同或数日一次或一日数次。发作时心悸甚剧,过后则可无明显不适。持续发作者,则终日心悸不安、难以自持。

(2)本病的主要症状为心悸,以患者自觉心中急剧跳动,惊慌不安,不能自主为主要临床特征,常兼见短气乏力、神倦懒言等症。心悸之时,常伴有脉象的异常变化,故脉诊在心悸的诊断中,具有十分重要的意义。随病因病机的不同,可出现促脉、代脉、数脉、疾脉、迟脉、涩脉及细脉等脉象。部分病情较重的怔忡患者,尚有虚里跳动显著,其动应衣的现象。

(3)在心悸发作之时,结合进行心电图检查,有利于明确心悸的西医诊断及对预后的判断。

2.类证鉴别

(1)真心痛:除可出现心悸、怔忡、脉结代外,往往以心痛为主症。本病多呈刺痛,发作短暂,可牵及肩胛、两臂。劳累、受凉或情绪激动易诱发,甚至心痛剧烈不止,呼吸不续,额汗淋漓,手足青至节,张口抬肩,晕厥,真心痛可与心悸合并出现。

(2)奔豚:奔豚发作之时,亦觉心胸躁动不安,《难经·五十六难》云:"发于小腹,上至心下,若豚状或上或下无时",称为肾积。《金匮要略·奔豚气病脉证治》云:"奔豚病从小腹起,上冲咽喉,发作欲死,复还止,皆从惊恐得之。"其鉴别要点在于,惊悸、怔忡系属于心中剧烈跳动,发自于心;奔豚乃上下冲逆,发自小腹。

(3)卑惵:其症"痞塞不饮食,心中常有所歉,爱处暗室或倚门后,见人则惊避,似失志状"(《证治要诀·怔忡》)。其病因在于"心血不足"。怔忡亦胸中不适,心中常有所怯。惊悸怔忡与卑惵鉴别在于:卑惵之胸中不适由于痞塞,而惊悸怔忡源于心跳,有时坐卧不安,并不避人。而卑惵一般无促、结、代、疾、迟等脉象出现。

(4)胸痹:胸痹多与心悸合并出现。以当胸闷痛甚者胸痛彻背,背痛彻心,短气喘息不得卧为主要表现。轻者仅感觉胸闷如窒、呼吸欠畅、心悸。

(三)明确辨证要点

1.辨惊悸、怔忡之不同

惊悸、怔忡同属一类疾病,但两者尚有区别。一般认为,惊悸较轻,而怔忡较重;怔忡可由惊悸发展而来。因此,知其属于何证,便可明确病情发展之程度,并可推测脏腑亏损之程度,掌握病机,利于治疗。惊悸常因外界刺激而发病;发时心悸阵作,甚至有欲厥之状,而发后除觉倦怠乏力外,可无特殊不适。怔忡则无惊自悸,经常自觉惕惕,悸动不安,稍劳尤甚,多有脏腑气血阴阳亏损之象,时有痰饮、血痰夹杂。

2.辨病变的虚实兼夹

惊悸、怔忡的病变特点多虚实相兼,所谓虚系五脏气血或阴阳的亏虚,实则多指痰饮、瘀血、火邪之夹袭。痰饮、瘀血、火邪等虽属病理产物或病理现象,但在一定的情况下,如水停心下或痰火扰心或瘀血阻于心脉,均可成为心悸怔忡的直接原因。因此,不仅要重视正虚的一面,亦应注意邪实的一面,并分清其虚实之程度。其正虚程度与脏腑虚损的多寡有关,一脏虚损者轻,多脏亏损者重。在临症时,只有分清其虚实之程度,才能决定治疗的法则,虚实兼顾,不致徒执滋补一法。

3.辨脏腑的虚损程度

由于本病以虚为主,而其本虚的程度又常与脏腑虚损的多寡有关,故应详辨。脏腑之间相互联系,相互影响。心脏病变可以导致其他脏腑功能失调或亏损;同样,其他脏腑病变亦可以直接或间接影响于心。或因肾水不足,则"心肾失交";或因肝血亏虚不能养心;或由脾肾阳虚而致心气虚弱等,病情较为复杂。在一般情况下,仅心本身虚损致病者,病情较轻,夹杂证少,其临床表现仅以心悸、心慌、胸闷、少寐为主。而与他脏并病,兼见腰痛腰酸、阴冷阳痿、尿频、肢凉畏冷、手足心热(肝火或肝阴不足);或纳呆、脘胀、身倦乏力、舌苔白腻(脾虚)等症状者,则病势较重。大抵初发则轻,常以单脏病变为主;病久则重,多为数脏同病。这样分清心脏与他脏的病变情况,有利于判断疾病程度,决定治疗的先后缓急;避免单纯补心。

4.辨脉象

心悸之脉象变化较大,有快、慢及参伍不调之异。脉细数者,为心阴不足之征;其脉跳动反慢见迟脉者,多由心肾阳虚,无力鼓动心脉所致;其脉参伍不调者常为气血两亏,阴阳俱虚之候。

(四)辨证论治

1.心虚胆怯证

(1)抓主症:心悸不宁,善惊易恐,坐卧不安,不寐多梦而易惊醒。

(2)察次症:恶闻声响,食少纳呆。

(3)审舌脉:苔薄白,脉细略数或细弦。

(4)择治法:镇惊定志,养心安神。

(5)选方用药思路:本证因体虚久病,禀赋不足,素体虚弱或久病失养,劳欲过度而致气血亏损,心虚胆怯,心神失养而发,方用安神定志丸(《医学心悟》)加减。本方益气养心、镇惊安神,用于心悸不宁、善惊易恐、少寐多梦、食少、纳呆者。常用药:龙齿、琥珀镇惊安神;酸枣仁、远志、茯神养心安神;人参、茯苓、山药益气健脾、宁心安神;天冬、生地黄、熟地黄滋养心血;配伍少许肉桂,有鼓舞气血生长之效;五味子收敛心气。

(6)据兼症化裁:兼见心阳不振,用肉桂易桂枝,加附子,以温通心阳;兼心血不足,加阿胶、何首乌、龙眼肉以滋养心血;兼心气郁结、心悸烦闷、精神抑郁,加柴胡、郁金、合欢皮、绿萼梅以疏肝解郁;气虚夹湿,加泽泻,重用白术、茯苓;气虚夹瘀,加丹参、川芎、红花、郁金。

2.心血不足证

(1)抓主症:心悸气短,头晕目眩,失眠健忘,面色无华。

(2)察次症:纳呆食少,倦怠乏力。

(3)审舌脉:舌淡红,脉细弱。

(4)择治法:补血养心,益气安神。

（5）选方用药思路：本证因体虚久病、禀赋不足、素体虚弱或久病失养、劳欲过度而致心血亏耗或劳倦太过伤脾或久坐卧伤气，引起生化之源不足，而致心血虚少、心失所养、心神不宁而发，方用归脾汤（《济生方》）加减。本方有益气补血、健脾养心的作用，重在益气，意在生血，适用于心悸怔忡、健忘失眠、头晕目眩之症。常用药：黄芪、人参、白术、炙甘草益气健脾，以资气血生化之源；熟地黄、当归、龙眼肉补养心血；茯神、远志、酸枣仁宁心安神；木香理气醒脾，使补而不滞。

（6）据兼症化裁：兼阳虚而汗出肢冷，加附子、黄芪、龙骨、牡蛎；兼阴虚，重用麦冬、生地黄、阿胶，加沙参、玉竹、石斛；纳呆腹胀，加陈皮、谷芽、麦芽、神曲、山楂、鸡内金、枳壳健脾助运；失眠多梦，加合欢皮、夜交藤、五味子、柏子仁、莲子心等养心安神。若热病后期损及心阴而心悸者，以生脉散加减，有益气养阴补心之功。

3.阴虚火旺证

（1）抓主症：心悸易惊，心烦失眠，五心烦热，耳鸣腰酸。

（2）察次症：口干，盗汗，头晕目眩，急躁易怒，思虑劳心则症状加重。

（3）审舌脉：舌红少津，苔少或无，脉象细数。

（4）择治法：滋阴清火，养心安神。

（5）选方用药思路：本证因肝肾阴虚、水不济火、心火内动、扰动心神而发，方用天王补心丹（《校注妇人良方》）合朱砂安神丸（《内外伤辨惑论》）加减。前方滋阴养血、补心安神，适用于阴虚血少、心悸不安、虚烦神疲、手足心热之症；后方清心降火、重镇安神，适用于阴血不足、虚火亢盛、惊悸怔忡、心神烦乱、失眠多梦等症。常用药：生地黄、玄参、麦冬、天冬滋阴清热；当归、丹参补血养心；人参、炙甘草补益心气；黄连清热泻火；朱砂、茯苓、远志、酸枣仁、柏子仁安养心神；五味子收敛耗散之心气；桔梗引药上行，以通心气。

（6）据兼症化裁：肾阴亏虚、虚火妄动、遗精腰酸者，加龟板、熟地黄、知母、黄柏或加服知柏地黄丸；若阴虚而火热不明显者，可单用天王补心丹；若阴虚兼有瘀热者，加赤芍、牡丹皮、桃仁、红花、郁金等清热凉血，活血化瘀。

4.心阳不振证

（1）抓主症：心悸不安，面色苍白，形寒肢冷。

（2）察次症：胸闷气短，动则尤甚，倦怠懒言。

（3）审舌脉：舌淡苔白，脉象虚弱或沉细无力。

（4）择治法：温补心阳，安神定悸。

（5）选方用药思路：本证因体虚久病，禀赋不足，劳欲过度，损伤心阳或肾阳亏虚，心阳失于温煦导致心阳虚衰，无以温养心神而发，方用桂枝甘草龙骨牡蛎汤（《伤寒论》）合参附汤（《正体类要》）加减。前方温补心阳、安神定悸，适用于心悸不安、自汗盗汗等症，后方益心气、温心阳，适用于胸闷气短、形寒肢冷等症。常用药：桂枝、附子温振心阳；人参、黄芪益气助阳；麦冬、枸杞滋阴，取"阳得阴助而生化无穷"之意；炙甘草益气养心；龙骨、牡蛎重镇安神定悸。

（6）据兼症化裁：兼见水饮内停者，加葶苈子、五加皮、车前子、泽泻等利水化饮；夹瘀血者，加丹参、赤芍、川芎、桃仁、红花；兼见阴伤者，加麦冬、枸杞子、玉竹、五味子；若心阳不振，以致心动过缓者,酌加炙麻黄、补骨脂,重用桂枝以温通心阳。

5.水饮凌心证

(1)抓主症:心悸眩晕,胸闷痞满,渴不欲饮,小便短少,下肢浮肿。

(2)察次症:形寒肢冷,伴恶心,欲吐,流涎。

(3)审舌脉:舌淡胖,苔白滑,脉象弦滑或沉细而滑。

(4)择治法:振奋心阳,化气行水,宁心安神。

(5)选方用药思路:本证因脾肺气虚,饮停不化,阻遏心阳或脾肾阳虚,水停下焦,而致水气上逆凌心而发,方用苓桂术甘汤(《金匮要略》)加减。本方通阳利水,适用于痰饮为患,胸胁支满、心悸目眩等症。常用药:泽泻、猪苓、车前子、茯苓淡渗利水;桂枝、炙甘草通阳化气;人参、白术、黄芪健脾益气助阳;远志、茯神、酸枣仁宁心安神。

(6)据兼症化裁:兼见恶心呕吐,加半夏、陈皮、生姜以和胃降逆;兼见肺气不宣、肺有水湿、咳喘、胸闷者,加杏仁、前胡、桔梗以宣肺,葶苈子、五加皮、防己以泻肺利水;兼见瘀血者,加当归、川芎、刘寄奴、泽兰、益母草,以活血化瘀。

6.瘀阻心脉证

(1)抓主症:心悸不安,胸闷不舒,心痛时作,痛如针刺。

(2)察次症:胸痛连及左臂,唇甲青紫。

(3)审舌脉:舌质紫暗或有瘀斑,脉涩或结或代。

(4)择治法:活血化瘀,理气通络。

(5)选方用药思路:本证因病体虚,思虑劳心过度或痰湿内阻,致血行不畅,瘀血内停或失血过多,使脉不充盈,心之阳气不足以推动血液运行而发,方用桃仁红花煎(《陈素庵妇科补解》)合桂枝甘草龙骨牡蛎汤。前方养血活血、理气通脉止痛,适用心悸伴阵发性心痛、胸闷不舒、舌质紫暗等症;后方温通心阳、镇心安神,用于胸闷不舒、少寐多梦等症。常用药:桃仁、红花、丹参、赤芍、川芎活血化瘀;延胡索、香附、青皮理气通脉止痛;生地黄、当归养血活血;桂枝、甘草以通心阳;龙骨、牡蛎以镇心神。

(6)据兼症化裁:兼气虚加黄芪、党参、黄精;兼血虚加何首乌、枸杞子、熟地;兼阴虚加麦冬、玉竹、女贞子;兼阳虚加附子、肉桂、淫羊藿;络脉痹阻,胸部室闷,加沉香、檀香、降香;兼痰浊、胸满闷痛、苔浊腻,加瓜蒌、薤白、半夏、广陈皮;胸痛甚,加乳香、没药、五灵脂、蒲黄、三七粉等祛瘀止痛。

7.痰火扰心证

(1)抓主症:心悸时发时止,受惊易作,胸闷烦躁,失眠多梦。

(2)察次症:口干苦,大便秘结,小便短赤。

(3)审舌脉:舌红,苔黄腻,脉弦滑。

(4)择治法:清热化痰,宁心安神。

(5)选方用药思路:本证因饮食、劳倦、嗜食膏粱厚味煎炸炙煿,而伤脾滋生痰浊,痰浊停聚,郁久化火,痰火扰心,心神不安而发,方用黄连温胆汤(《六因条辨》)加减。本方清心降火、化痰安中,用于痰热扰心而见心悸时作、胸闷烦躁、尿赤便结、失眠多梦等症状者。常用药:黄连、山栀苦寒泻火、清心除烦；竹茹、半夏、胆南星、全瓜蒌、陈皮清化痰热、和胃降逆；生姜、枳实下气行痰；远志、石菖蒲、酸枣仁、生龙骨、生牡蛎宁心安神。

（6）据兼症化裁：兼见脾虚者加党参、白术、炒麦芽、砂仁益气醒脾。

（五）中成药选用

1.人参归脾丸

药物组成：人参、白术、茯苓、甘草、黄芪、当归、木香、远志、龙眼肉、酸枣仁。辅料为蜂蜜。

功能作用：益气补血、健脾养心。用于气血不足，心悸，失眠，食少乏力，面色萎黄，月经量少，色淡。

用法用量：口服。一次 1 丸，每日 2 次。

2.黄芪注射液

药物组成：黄芪。辅料为乙二胺四乙酸二钠、碳酸氢钠、甘油。

功能作用：益气养元，扶正祛邪，养心通脉，健脾利湿。用于心气虚损、血脉瘀阻之病毒性心肌炎、心功能不全及脾虚湿困之肝炎。

用法用量：肌内注射，一次 2～4mL，每日 1～2 次。静脉滴注，一次 10～20mL，每日 1 次或遵医嘱。

3.炙甘草合剂

药物组成：炙甘草。

功能作用：益气滋阴，通阴复脉的功效。用于气虚血少，心动悸，脉结代。

用法用量：口服。每次 15～25mL，每日 3 次。用时摇匀。

4.参附强心丸

药物组成：人参、附子、桑白皮、猪苓、葶苈子、大黄等。

功能作用：益气助阳，强心利水。用于慢性心力衰竭而引起的心悸、气短、胸闷喘促、面肢浮肿等症，属于心肾阳衰者。

用法用量：口服，一次 2 丸，每日 2～3 次。

5.天王补心丹浓缩丸

药物组成：丹参、当归、石菖蒲、党参、茯苓、五味子、麦冬、天冬、生地黄、玄参、远志、酸枣仁、柏子仁、桔梗、甘草、朱砂。

功能作用：滋阴清热、养血安神。用于心阴不足、心悸健忘、失眠多梦、大便干燥者。心阴不足，虚火偏旺，阴虚火旺，心火上炎，老年人平素阴虚，故出现神经衰弱、失眠、低血压、心律失常。

用法用量：口服，一次 8 丸，每日 3 次。

6.养血安神丸

药物组成：首乌藤、鸡血藤、熟地黄、生地黄、合欢皮、墨旱莲、仙鹤草。包衣辅料为生赭石粉。

功能作用：养血安神。用于失眠多梦，心悸头晕。

用法用量：口服，一次 6g，每日 3 次。

7.冠心丹参片

药物组成:丹参、三七、降香油。

功能作用:活血化瘀、理气止痛,主治气滞血瘀所致的胸闷、胸痹、心悸、气短;冠心病见上述证候者。

用法用量:口服,一次3片,每日3次。

(六)中医特色治疗

1.针灸治疗

(1)常用穴位

主穴:内关、神门、心俞、膻中。

配穴:郄门、三阴交、胃俞、脾俞、肺俞、足三里、太冲。

内关位于前臂掌侧,当曲泽与大陵的连线上,腕横纹上2寸,掌长肌腱与桡侧腕屈肌腱之间。本穴具有宁心安神、理气止痛之效,主治心痛、心悸、胸闷、胸痛等心胸病证;胃痛、呕吐、呃逆等胃疾;失眠、癫痫等神志病证;上肢痹痛、偏瘫、手指麻木等局部病证。神门是手少阴心经的穴位之一,位于腕部,腕掌侧横纹尺侧端,尺侧腕屈肌腱的桡侧凹陷处。本穴主治心病、心烦、惊悸、怔忡、健忘、失眠、癫狂痫、胸胁痛等疾病,可直刺0.3～0.5寸。心俞属足太阳膀胱经,在背部,当第5胸椎棘突下,旁开1.5寸。本穴主治惊悸、健忘、心烦、癫痫、癫狂、失眠、咳嗽、吐血,以及风湿性心脏病、冠心病、心动过速或过缓、心律不齐、心绞痛等。斜刺0.3～0.5寸。

(2)针刺手法和针感

①针刺手法:选准穴位后,快速刺到皮下,然后不变角度慢慢地进针,针尖遇有抵触感为止,再将针提起1～2分,患者出现感应时,即可刺激。

②针感特点:针刺时患者产生麻胀感、闷压感及揪心感。

2.耳穴压籽

(1)常用穴位:心、交感、神门、皮质下。

(2)操作手法:选择1～2组耳穴,进行耳穴探查,找出阳性反应点,并结合病情,确定主辅穴位。以酒精棉球轻擦消毒,左手手指托持耳郭,右手用镊子夹取割好的方块胶布,中心粘上准备好的药豆,对准穴位紧贴压其上,并轻轻揉按1～2分钟。每次以贴压5～7穴为宜,每日按压3～5次,隔1～3日换1次,两组穴位交替贴压。两耳交替或同时贴用。

(3)注意事项:贴压耳穴应注意防水,以免脱落;夏天易出汗,贴压耳穴不宜过多,时间不宜过长,以防胶布潮湿或皮肤感染;如对胶布过敏者,可用黏合纸代之;耳郭皮肤有炎症或冻伤者不宜采用;对过度饥饿、疲劳、精神高度紧张、年老体弱及孕妇按压宜轻,急性疼痛性病症宜重手法强刺激,习惯性流产者慎用;根据不同病症采用相应的体位,如胆石症者取右侧卧位、冠心病者取正坐位、泌尿系结石者取病侧在上方的侧卧位等。

第二节　心律失常

一、病因病机

（一）外感六淫

感受温热之邪或时行邪毒，病邪内传扰心，心失所主而发为心悸；或体弱虚怯之人，易招六淫邪气入侵，风为百病之长，多与他邪相兼为患，首先侵犯肌表或由口鼻而入，可由表及里侵及于心脏；或由卫气逆传心包或直接侵心，扰动心神，引发心悸。

（二）情志失调

忧思过度，劳伤心脾，阴血暗耗，生化无力，渐致气血亏虚，心失所养；或忧思过度，痰郁化火，上扰于心则致心悸；或情志不调或耳闻恶语之声或目击不遂之事，怒而伤肝，肝秉木性，喜条达而恶抑郁，为一身气机升降调节之枢纽，肝之疏泄正常，则气血和顺，郁怒伤肝，肝失疏泄，必致气滞血瘀，肝郁日久化热，肝热又可化火生风，风火上扰，引发心悸。

（三）体质素虚

先天禀赋不足或后天失养，致气血不足，无以奉养心神，故心悸不宁；劳欲过度，耗伤肾精，阴虚于下，水不济火，虚火妄动，上扰心神而见心悸。

心悸的病位在心，但其发病与肝、脾、肾、肺诸脏腑关系密切。体质素虚（久病或先天所致的气血阴阳亏虚或脏腑功能失调）、情志内伤及外邪侵袭三者常互相影响，互为因果，导致心悸的发生，其中体质素虚是发病的根本。病理机制包括虚实两个方面，虚为气、血、阴、阳的亏虚，以致心气不足或心失所养；实则多为饮邪上犯，瘀血阻络，以致心脉不畅、心神失宁。虚实常互相夹杂，虚证之中，常兼痰浊、水饮或瘀血；实证之中，则多有脏腑虚衰的表现。

二、类病辨别

一旦诊为心律失常，还需鉴别具体是哪一种类型的心律失常。

1.窦性心律失常

正常窦性心律的冲动起源于窦房结，频率为 60～100 次/分。心电图显示窦性心律的 P 波在 Ⅰ、Ⅱ、aVF 导联直立，aVR 倒置。PR 间期 0.12～0.20 秒。

（1）窦性心动过速：心电图符合窦性心律的特征，成人窦性心律的频率超过 100 次/分，为窦性心动过速。

（2）窦性心动过缓：成人窦性心律的频率低于 60 次/分，成为窦性心动过缓。

（3）病态窦房结综合征：持续而显著的窦性心动过缓（50 次/分以下），且并非由于药物引起窦性停搏与窦房传导阻滞；窦房传导阻滞与房室传导阻滞同时并存；心动过缓-心动过速综合征，这是指心动过缓与房性快速性心律失常交替发作。

2.房性期前收缩

房性期前收缩的 P 波提前发生，与窦性 P 波形态不同。

3.心房颤动

①P波消失,代之以小而不规则的基线波动,形态与振幅均变化不定,称为 f 波;频率为350～600 次/分;②心室率极不规则,心房颤动未接受药物治疗、房室传导正常者,心室率通常在 100～160 次/分,药物、运动、发热、甲状腺功能亢进等均可缩短房室结不应期,使心室率加快;相反,洋地黄延长房室结不应期,减慢心室率;③QRS 波群形态通常正常,当心室率过快,发生室内差异性传导,QRS 波群增宽变形。

4.预激综合征

房室旁路典型预激表现为:①窦性心搏的 PR 间期短于 0.12 秒;②某些导联之 QRS 波群超过 0.12 秒,QRS 波群起始部分粗钝,终末部分正常;③ST-T 波呈继发性改变,与 QRS 波群主波方向相反。

5.室性期前收缩

室性期前收缩为提早出现的室性搏动。

6.房室阻滞

①第一度房室阻滞:每个心房冲动都能传导至心室,但 PR 间期超过 0.20 秒。房室传导束的任何部位发生传导缓慢,均可导致 PR 间期延长。②第二度房室阻滞:通常将第二度房室阻滞分为Ⅰ型和Ⅱ型。第二度Ⅰ型房室传导阻滞:是最常见的第二度房室阻滞类型。表现为:PR 间期进行性延长、直至一个 P 波受阻不能下传心室;相邻 PR 间期进行性缩短,直至一个 P 波不能下传心室;包含受阻 P 波在内的 RR 间期小于正常窦性 PP 间期的两倍。第二度Ⅱ型房室传导阻滞:心房冲动传导突然阻滞,但 PR 间期恒定不变。下传搏动的 PR 间期大多正常。当 ORS 波形增宽,形态异常时,阻滞位于希氏束-蒲肯野系统。若 QRS 波群正常,阻滞可能位于房室结内。③此时,全部心房冲动均不能传到至心室。其特征为:心房与心室活动各自独立、互不相关;心房率快于心室率,心房冲动来自窦房结或异位心房节律;心室起搏点通常在阻滞部位稍下方。

三、中医论治

(一)治疗原则

该病的治疗应分虚实论治。虚证分别采用补气、养血、滋阴、温阳治法;实证则应用祛痰、化饮、清火、行瘀治法。但该病以虚实夹杂为多见,且虚实的主次、缓急各不相同,所以治疗应当兼顾,虚证为主者以扶正为主,兼以祛邪;实证为主者,以祛邪为主,兼以扶正。另外,对于此病来讲,还有心神不宁的病理特点,所以,尚应酌情配合安神宁心或镇惊安神之品。

(二)分证论治

1.心虚胆怯

症状:平素心虚胆怯之人,突受惊恐或登高涉险,致心悸神慌,不能自主,渐至稍惊则心悸不已。症见善惊易怒,坐卧不安,稍寐多梦,睡眠易惊醒,舌苔薄白或如常,脉动数或虚弦。

治法:益气养血,镇惊安神。

方药:平补镇心丹加减。

组成:方用人参 20g,五味子 20g,山药 30g,天冬 12g,生地黄 12g,熟地黄 12g,肉桂 9g,远志 30g,茯苓 30g,酸枣仁 30g,龙齿 30g(先煎),朱砂 0.1g(水沸入药,不可久服)。

加减:兼心阳不振,肉桂易桂枝,加附子;兼心血不足加阿胶、何首乌、龙眼肉;心气郁结,心悸烦闷,精神抑郁,加柴胡、郁金、合欢皮、绿萼梅;气虚夹湿,加泽泻,重用术、苓;气虚夹瘀加丹参、桃仁、红花、川芎;自汗,加麻黄根、浮小麦、山萸肉、乌梅。

2.肝郁血虚

症状:患者多因精神刺激、思虑郁怒、气郁化火、阴血暗耗。症见心悸,时发时止,受惊易作,胸闷烦躁、失眠多梦,苔白,脉弦细。

治法:疏肝解郁,养血安神。

方药:方用逍遥散和归脾汤加减。

组成:方中柴胡 12g,当归 20g,白芍 12g,龙眼肉 15g,人参 15g,黄芪 20g,白术 15g,甘草 6g,酸枣仁 30g,茯苓 20g,远志 15g,木香 9g,薄荷 12g,煨生姜 9g。

加减:兼阳虚(汗出肢冷),加附子、煅龙牡、浮小麦、山萸肉;兼阴虚,加沙参、玉竹、石斛;纳呆腹胀,加陈皮、谷麦芽、神曲、山楂、鸡内金;失眠多梦,加合欢皮、夜交藤、莲子心;热病后期损及心阴,合生脉散。

3.心虚火旺

症状:心悸易惊,心烦失眠,头晕目眩,耳鸣、口燥咽干,五心烦热,盗汗,急躁易怒,舌红少津,苔少或无,脉细数。

治法:滋阴降火,养心安神。

方药:天王补心丹合朱砂安神丸加减。

组成:生地 20g,玄参 15g,天冬 10g,麦冬 15g,当归 10g,丹参 10g,人参 10g,茯苓 15g,朱砂 0.1g(水沸入药,不可久服),柏子仁 15g,炒枣仁 30g,远志 15g,五味子 20g,桔梗 10g,黄连 9g。

加减:肾阴亏虚,虚火妄动遗精腰酸,加知母、黄柏、龟板、熟地;阴虚兼瘀热,加赤芍、丹皮、桃仁、红花、郁金。

4.心阳不振

症状:心悸不安,胸闷气短,动则尤甚,面色苍白,形寒肢冷,舌淡苔白,脉象虚弱或沉细无力。

治法:温补心阳,安神定悸。

方药:桂枝甘草龙骨牡蛎汤合参附汤。

组成:桂枝 15g,附子 10g(先煎),人参 10g,黄芪 15g,麦冬 15g,枸杞 12g,炙甘草 15g,煅龙骨 15g,煅牡蛎 15g。

加减:形寒肢冷,重用人参、黄芪、附子、肉桂(温阳散寒);大汗出,加黄芪、煅龙牡、山萸肉、浮小麦或用独参汤;水饮内停,加葶苈子、五加皮、车前子、泽泻;夹瘀血,加桃仁、红花、赤芍、川芎;阴伤,加麦冬、玉竹、枸杞子、五味子;心阳不振,心动过缓(窦房结功能低下),加炙麻黄、补骨脂、细辛,重用桂枝或用麻黄附子细辛汤合四逆汤。

5.水饮凌心

症状:心悸眩晕,胸闷痞满,渴不欲饮,小便短少或下肢浮肿,形寒肢冷,伴恶心,欲吐,流涎,舌淡胖,苔白滑,脉象弦滑或沉细而滑。

治法:振奋心阳,化气行水,宁心安神。

方药:苓桂术甘汤加减。

组成:泽泻10g,猪苓10g,车前子15g,茯苓10g,桂枝15g,炙甘草10g,人参10g,白术10g,黄芪15g,远志10g,茯神15g,酸枣仁30g。

加减:恶心呕吐,加半夏、陈皮、生姜;肺气不宣,肺有水湿,见咳喘、胸闷,加杏仁、前胡、桔梗、葶苈子、五加皮、防己;兼瘀血,加当归、川芎、刘寄奴、泽兰、益母草;肾阳虚衰,不能制水,水气凌心(心悸、喘咳、不能平卧,尿少浮肿),用真武汤加猪苓、泽泻、五加皮、葶苈子、防己。

6.瘀阻心脉

症状:心悸不安,胸闷不舒,心痛时作,痛如针刺,唇甲青紫,舌质紫暗或有瘀斑,脉涩或结或代。

治法:活血化瘀,理气通络。

方药:桃仁红花煎加减。

组成:桃仁10g,红花10g,丹参15g,赤芍10g,川芎10g,延胡索10g,香附10g,青皮9g,生地20g,当归15g,桂枝10g,炙甘草10g,生龙牡各30g(先煎)。

加减:因虚致瘀,气虚者,加黄芪、党参、黄精;血虚者,加何首乌、枸杞子、熟地黄;阴虚者,加麦冬、玉竹、女贞子;阳虚者,加附子、肉桂、淫羊藿;络脉痹阻,胸部窒闷,加沉香、檀香、降香;胸痛甚,加乳香、没药、蒲黄、五灵脂、三七粉;夹痰浊,见胸满闷痛,苔浊腻,加瓜蒌、薤白、半夏、陈皮。

7.痰火扰心

症状:心悸时发时止,受惊易作,胸闷烦躁,失眠多梦,口干苦,大便秘结,小便短赤,舌红,苔黄腻,脉弦滑。

治法:清热化痰,宁心安神。

方药:黄连温胆汤加减。

组成:黄连10g,山栀10g,竹茹6g,半夏10g,胆南星10g,全瓜蒌10g,陈皮10g,生姜6g,枳实10g,远志10g,石菖蒲10g,酸枣仁30g,生龙牡各30g(先煎)。

加减:痰热互结,大便秘结,加大黄;火郁伤阴,加天麦冬、玉竹、天花粉、生地黄;兼脾虚,加党参、白术、谷麦芽、砂仁。

(三)特色治疗

1.专方专药

(1)宁心饮:枸杞子10g,何首乌10g,丹参15g,珍珠母30g,石菖蒲10g,莲子心6g。

(2)宁心定悸汤:白参8g,麦冬15g,五味子5g,柴胡10g,黄芩10g,枳实10g,竹茹10g,陈皮10g,茯苓15g,法夏10g,丹参10g,郁金10g,全瓜蒌10g,炙远志6g,紫石英15g,炙甘草10g。

加减:伴见肝郁化火之证者,可加山栀子、川连;若伴见善惊易恐者,可加珍珠母、牡蛎、龙骨等重镇安神之品;若为病毒性心肌炎所致,可加重楼、苦参、虎杖等清热泄毒,祛邪护心;心气不敛,加柏子仁、酸枣仁养心安神;瘀象明显者,加鸡血藤、炙水蛭等活血通络。

(3)平律合剂:炙黄芪15~30g,葛根15g,防己15g,丹参20g,苦参20g。

(4)黄连温胆汤加减:半夏9g,茯苓15g,陈皮12g,枳实12g,黄连12g,栀子12g。

加减:若兼见脾虚神疲者,加用党参、砂仁以益气醒脾;失眠多梦较甚者,加用夜交藤以养心安神;如兼见气滞血瘀、痹阻心脉,则加丹参、葛根、甘松、当归以加强行气活血之力;胸痛明显者,加延胡索以止痛;大便秘结者,加生大黄;若兼湿阻中焦、脘腹胀满不适者,合用石菖蒲以取化湿和胃之功。

(5)参术汤:太子参18g,玉竹30g,麦冬12g,苦参12g,生龙牡各15g,连翘15g,丹参18g,炒赤芍12g,佛手片6g,生甘草6g。

(6)补心丹:生地黄15~20g,麦冬、西洋参、当归、玉竹、茯苓各8~15g,丹参10~15g,五味子5~10g,远志、酸枣仁、柏子仁各8~10g,磁石10~30g。

加减:心火旺盛、心中烦热、口干苦较甚者加黄连2~3g,胸闷胸痛酌加红花、桃仁、郁金各10g,气滞者加香附10g。

(7)参松寄生汤:太子参12~20g,丹参15~30g,桑寄生15~20g,甘松12~30g。

加减:气虚明显者太子参改为党参12~15g;属气阴两虚者,加生脉散;胸阳不振者,加瓜蒌薤白半夏汤。

(8)柴胡三参饮:柴胡10g,法半夏10g,党参10g,丹参15g,苦参10g,

2.穴位贴敷

吴茱萸穴位贴敷法治疗缓慢性心律失常。给予吴茱萸内关、心俞贴敷,每日1次。

3.耳穴贴压

先用75%乙醇做耳郭局部消毒,再取麝香胶布剪成方形小块,中心粘经消毒处理后的生王不留行籽1粒。对准耳穴贴压后,再用手指按摩1~3分钟,其强度以患者能耐受即可,患者每日自行按压3~5次,每次3分钟。

4.三步针罐疗法

该法适用于颈胸综合征所引起的心律失常。第1步,用30号2.0寸毫针直刺双侧中平穴(系平衡针灸学穴名,位于外踝最高点与外膝眼连线的中点)1.5~1.8寸;双侧后溪穴直刺0.3~0.5寸;向鼻根方向斜刺整脊穴(系平衡针灸学穴名,前正中线上,位于印堂穴与前发际连线的中点)1.0~1.5寸;上述诸穴得气为度,嘱患者深呼吸,并作对抗性颈项活动2分钟。第2步,根据患者的证型,用30号1.5寸毫针针刺各配穴,采用平补平泻法,得气为度;然后针刺双侧颈夹脊穴,入针0.8~1.2寸,以得气并向肩部传导为度,再用KWDⅡ-808型电针仪,行双侧对称性疏密波脉冲刺激20分钟。第3步,取针后,在阿是穴(项背部压痛点、颈项条索状硬节处)行刺络拔罐,令出血3~5mL,1次/天,10次为1个疗程,疗程间隔2天,治疗期间停用一切药物,治疗3个疗程。

5.单方验方

苦参30g,水煎服,治疗快速型心悸有效;甘松9~12g,水煎服,治疗心脉跳动节律不齐;补骨脂30~60g,水煎服,治疗心脉跳动过缓;苦参、益母草各30g,甘草9g,水煎服,1日1次,可以减慢心脉跳动过速。

6.中成药

(1)稳心颗粒:一次 9g(1 袋),一日 3 次。适用于气阳两虚,心脉瘀阻所致的心悸不安,气短乏力。

(2)参松养心胶囊:一次 3 粒,一日 3 次。

(3)芪参益气滴丸:一次 0.5g,一日 3 次。

(4)复方丹参滴丸:一次 10 粒,舌下含服,一日 3 次。

(5)参仙升麦口服液:一次 20mL,一日 2 次。

7.穴位注射

主穴取心俞、厥阴俞,气虚加足三里。先将红花注射液抽入注射器内,根据所取部位,选择 0.45×16 RWLB 型针头套于针管上。穴位处皮肤用 75% 乙醇消毒后,右手持针快速刺入,插到胸椎椎体时缓慢提插,患者有酸胀感且向胸前扩散后,回抽如无回血即可将药液慢慢注入,每穴注射 1mL。隔日 1 次,2 个月为 1 个疗程。

8.体外按摩

(1)压内关:以一手拇指指腹紧按另一前臂的内关穴位(手腕横纹上二指处,两筋之间),先向下按,再作向心性按压,位置不移动,两手可交替进行。在纠正心律不齐时,对心动过速者,手法要由轻渐重,同时可配合震颤及轻揉;对心动过缓者,需用强刺激手法。平时按摩,可采用按住穴位,左右旋转各 10 次,然后紧压 1 分钟。

(2)抹胸:以一手掌紧贴左胸部由上向下按抹,两手交替进行。每拍按抹一次,节拍 4×8。操作时不宜隔太多衣服按抹,以免影响效果。

(3)拍心:用右手掌或半握拳拍打心前区。每拍拍打 1 次,节拍 4×8。拍打时应注意拍打轻重,以患者感觉舒适为宜。在进行以上按摩时,要求腹式呼吸,不要憋气。思想集中,用意识引导按摩活动,并尽可能与呼吸相配合。每日按摩 1 次,1 个月为 1 个疗程,总疗程为 3 个月。

9.针刺

(1)穴位组方 1(内关、郄门、人中、足三里);2(内关、膻中、三阴交);3(心俞、膈俞、肾俞)。缓慢型病态窦房结综合征用 1、3 组穴;快慢交替性病态窦房结综合征用 2、3 组穴。手法要点:针刺 1、2 组穴时,患者仰卧位;针刺 3 组穴时,取俯卧位。用 1.0～2.0 寸毫针,采用捻转提插补法或平补泻法为主,要求徐徐得气,以弱或中等强度针感为主,各穴得气后持续施术守气 1 分钟,留针 15～20 分钟。具体操作:内关、郄门、足三里穴,直刺缓入 0.5～1.0 寸,施小幅度捻转提插补法,令针感向上传导;人中穴向鼻中脆斜刺 0.5 寸,并单向捻转 180°,施小幅度提插平补平泻法,频率为每分钟 120～150 次;膻中穴向下 30°斜刺 1.0 寸,施捻转泻法;三阴交穴直刺入针 0.8～1.0 寸,施捻转提插平补平泻法,令针感向上传导;心俞、膈俞、肾俞穴 75°斜刺 1.0～1.5寸,心俞、肾俞穴用捻转补法,膈俞穴用捻转提插平补平泻法,均令针感向深部传导。

(2)主穴:心俞厥阴俞、内关、足三里。配穴:心阴虚加三阴交或太溪;心阳虚加关元或气海;心阴阳两虚加三阴交及关元穴;痰瘀闭阻型加膻中、丰隆、肺俞;心律失常用至阳配内关,神道配间使,心俞配至阳、内关穴;心律失常根据分型加用不同的配穴,以上三组交替使用。

10.内热针治疗

(1)体位:患者仰卧位,胸部垫软枕。

(2)布点:在脊柱后正中线上,$C_6 \sim T_4$ 棘突间左右各旁开 1cm 布 10 点,在每侧相邻两个点正中间再布 1 点,为第 1 排;在第 1 排外侧 1cm 处于每侧相邻两点之间均匀交错布 1 点,为第 2 排。

(3)消毒:施术部位常规碘伏消毒 2 遍。

(4)麻醉:0.5% 利多卡因局部浸润麻醉。

(5)针具:选用直径 0.7mm 的 3 号内热针。

(6)针法:从上述布点部位垂直皮肤进针,经皮肤、皮下、斜方肌、菱形肌、头夹肌、上后锯肌、颈夹肌、胸棘肌、胸半棘肌、多裂肌、回旋肌、关节突关节囊,直达关节突关节骨面。

(7)加热:针柄连接加热端,42℃恒温加热,时间 20 分钟。治疗结束后,拔出全部内热针,局部按压止血 3 分钟,碘伏消毒 1 遍。

11.食疗

(1)万年青茶。

组成:万年青 25g,红糖适量。

用法:将万年青加水 150mL,煎至 50mL,滤出汁。反复两次。将二汁混合,加入红糖,1 日内分 3 次服完。每日 1 剂,连用 1 周。

功效:活血化瘀止痛。

主治:心律失常,属心血瘀阻型,心悸不安,胸闷不舒,心痛时作,舌质紫暗有瘀点,脉涩或结代。

(2)枣仁粳米粥。

组成:酸枣仁 15g,粳米 100g。

用法:酸枣仁炒黄研成细末。将粳米煮粥,临熟下酸枣面,空腹食用。每日 1～2 次,1 周为 1 个疗程,可连服数个疗程。

功效:养心安神,滋阴敛汗。

主治:心律失常,属阴虚火旺型,心悸不宁,心烦少寐,头晕目眩,手足心热,午后潮热,盗汗。

第三节　心力衰竭

一、急性心力衰竭

急性心力衰竭是指急性心脏病变引起心肌收缩力明显降低和(或)心脏负荷明显增加,导致心排血量显著、急剧地降低,组织灌注不足和急性瘀血的综合征。临床上以急性左心衰竭较常见,急性右心衰竭较少见,常见病因有风心病、冠心病、高血压性心脏病、心肌病、肺心病、心肌炎、先心病等。本病可归属于中医学"心悸""喘证""水肿""痰饮"等范畴。

祖国医学无心力衰竭之病名,根据心衰的临床症状分属于中医所述的"心悸""怔忡""水肿""喘症""痰饮""心痹"等范畴。《素问·藏气法时论》记载:"腹大胫肿、喘咳身重。"《素问·逆调论》说:"夫不得卧,卧则喘者,是水气之客也。""诸有水病者,不得卧,夫心属火,水在心是以不得卧而烦躁也。""水在心,心下坚筑,短气,是以身重少气也。"又如《素问·痹论》说:"心病者,肿不消,烦则心下鼓,暴上气而喘。"这些论述均与心力衰竭的临床表现相似。祖国医学对其病位和治疗的认识也有大量的论述,如《素问·水热穴论》说:"水病下为胕肿大腹,上为喘呼不得卧者,标本俱病。"《金匮要略》有"心水者,其身重少气,不得卧,烦而躁,其人阴肿""支饮不得息,葶苈大枣泻肺汤治之""水在心,心下坚筑,短气、恶水不欲饮""水在肺,吐涎沫,欲饮水""水在肝、胁下支满""水在肾,心下悸""心下坚、大如盘,边如旋杯,水饮所作"等记载。

(一)病因病机

1.病因

(1)心主血脉,气为血帅,气行则血行,心气不足则气血运行不畅或气滞血瘀,而见面色、舌唇、爪甲青紫,血不养心则心悸,气不摄血则血妄行而咯血。

(2)心肾同属少阴,肾主真阴真阳,心主血主君火。肾脉上络于心,又为水火既济之脏,阴阳相通,君火衰则命火微,故心衰一病往往心肾同病。而久患肾脏之疾,肾体受损,肾阳受伤,命火不足,相火不发,不能蒸精化液生髓,髓虚不能生血,血少不能上奉于心,则心体失养,心阳亏乏,心气内脱,心动无力,血行不畅,瘀结在心,心体胀大而成心衰之患。

(3)心肺同居上焦,肺者相傅之官,治节而朝百脉,脉络于心,正常血运有赖于心气与宗气推动,心肺之气互相补充,心气衰则肺气弱。若久患肺心同病或肺脏感受六淫之邪或湿热之气损伤肺体,引起肺失肃降之力,水气上犯于肺则咳嗽气喘。肺失治节之功,不能通调水道则水津内蓄于上焦,停留于肺则生肺水,水气内结,血循不畅而为瘀,水瘀互结则呼气不得出,吸气不得入,浊气内积,致使心失清气之养,病邪内陷于心则心气内痹而成心衰。

(4)脾为心之子,母病及子,脾胃常易受累。脾胃之脉络于心。诸血皆属于心,心气之源受之于脾,脾又为统血之脏。久患脾胃之疾或思虑伤脾或饮食不节,伤胃损脾,致使中气虚衰,水谷精微不能上荣于心,则心体失养,脉道不利而成心衰。肺虚不能通调水道,脾虚不能运化水湿,肾虚则气化不利以致水湿停留,形成水肿。

(5)心主血,肝藏血,对全身血行起调节作用,心血运行障碍则肝血最易瘀阻。若久患肝脏之疾或暴怒伤肝,则肝失疏泄之机、条达之性,血结于内,则肝之络脉不能受血于肝,引起肝气滞、心气乏。乏则心气脱,无力推动血循,血病于心而成心衰之候。

(6)若久患心痹病,真心痛或先天心脏之疾,日久不愈,引起心体肿胀,心气内虚,适逢六淫之邪乘虚内犯于心或暴喜、大惊复伤心体,侵蚀心阳,阳伤气欲脱,则血行乏力,瘀滞在心,血脉不通,机体气血不充,血少不润,清气不足,浊气内蓄,迫使血中水津外渗而生心衰之疾。

2.病机

心衰虽是局部之病,却是全身之疾。心气不足,血行不畅而留于心则心烦、心悸,动即气短汗出。心与五脏之气相连,一脉相承,心脉瘀则肺瘀水结而呼吸短促不能平卧,口唇发绀,爪甲青紫;瘀血在肝,则肝肿大;瘀血在肾或肾病及心,则水道不利而成水肿;瘀血在脾胃,则胃脘饱闷不舒,腹胀纳呆,恶心便溏等。心衰的性质总为本虚标实,心气虚、心阳虚为本,血瘀、痰浊、水湿为标,病程长,易反复,常呈虚实错杂之象。

(二)临床表现

1.左心衰竭

心力衰竭开始发生于左侧心脏并以肺循环瘀血为主要表现。

(1)呼吸困难:是左心衰竭最主要的症状。

①劳力性呼吸困难:开始时,在体力劳动或活动剧烈时出现,其后呼吸困难逐渐加重,以致轻度体力劳动亦呼吸困难,最后,在休息时也发生呼吸困难。呼吸困难严重时常采用半坐半卧位或坐位,甚至两腿下垂,即"端坐呼吸",以使回心血量减少,肺部充血减少而使呼吸困难减轻。

②夜间阵发性呼吸困难:又称心源性哮喘,是左心室衰竭早期的典型表现,常在夜间熟睡时突发胸闷、气急、呼吸困难、有窒息感而需立即坐起,可伴阵咳;或咳泡沫样痰,轻者数分钟至1小时左右呼吸困难,重者可持续发作,甚至发展成急性肺水肿。

(2)急性肺水肿:发生时见极度呼吸困难,焦虑不安,端坐呼吸,阵阵咳嗽,口唇青紫;大汗淋漓,咳粉红色泡沫痰,心率脉搏增快,血压正常或下降,如不及时抢救可迅速发生厥脱昏迷而死亡。

(3)咳嗽、咯血:咳嗽是左心衰竭的常见症状,常在活动后或夜间加重,肺部充血较严重的可痰中带血或咯血。

(4)倦怠乏力:由于心气虚,肺气不足,心排血量低下所致。

2.右心衰竭

心力衰竭发生于右侧心脏并以体循环瘀血为主要临床表现。

(1)水肿:是右心衰竭最主要的症状,最初在身体下垂部位,如足背、踝、胫等部位发生。卧床患者在腰背部卧床的一面,严重时可于全身,出现浮肿以及胸水、腹水,同时伴有尿量少,夜尿多,甚至昼夜均尿少。

(2)颈静脉怒张:颈静脉怒张是右心衰竭的早期表现,压迫肝脏时可出现肝—颈静脉回流征阳性,同时伴有舌下脉络,手背及眼底静脉充盈扭曲。

(3)肝脏肿大、压痛:肝脏肿大、压痛也是右心衰竭的早期表现,持续的肝瘀血可发展为心源性肝硬化,发生轻度黄疸,肝功能受损,腹水等。

(4)发绀:长期右心衰竭者多有发绀,口唇爪甲青紫,舌质紫暗。

(5)胃肠道症状:如恶心、呕吐、腹胀、腹痛、大便溏泻、纳呆等。

(三)辨证要点

1.辨邪正虚实

本病为本虚标实,应辨别本虚是以心气(阳)虚为主还是以阴虚为主,标实是以痰浊、水湿泛滥为主还是以瘀血为主。本虚的气(阳)虚,可见气短乏力,倦怠息微,畏寒肢冷,腰膝酸软,小便清长,舌淡苔白,脉沉细微等;阴虚可见头昏疲乏,盗汗颧红,心烦失眠,五心烦热,口干欲饮冷,舌红少津,脉细微。标实的瘀血阻滞可见面色晦暗,唇口爪甲青紫,颈静脉及舌下脉络充盈,肝肿大,舌质紫暗,脉涩;水湿泛滥可见下肢或全身浮肿,胸、腹水或痰浊壅盛等。

2.辨病变脏腑

病在心,见心悸怔忡,脉结代;病及肺,见咳嗽痰多,咯血,喘促不能平卧;病及脾,见恶心纳呆,腹胀便溏;病及肾,见尿少水肿,四肢浮肿,腰膝酸软;病及肝,见头晕目眩,胸胁胀满,胁下痞块,压痛。

3.辨喘促

本病的喘促为右心衰竭的主要表现,属虚喘,往往由轻逐渐转重,甚至倚息不得卧,并伴有心悸怔忡。有时亦可虚中夹实,出现咳泡沫样痰或粉红色痰;而劳力性气促也可由阻塞性肺气肿、肺功能不全、肥胖或身体虚弱引起,此类的喘促必有相关的症状和体征;夜间阵发性呼吸困难可由哮喘引起,但应有长期咳嗽哮喘史,反复发作于秋冬二季,发作时喉中如水鸡声,咳喘胸闷有壅塞感,但无心悸,虚里穴跳而应衣等。而肺部疾病引起的喘促尚有咳嗽气短、盗汗、消瘦、咯血、发热等症候。

4.辨水肿

本病的水肿为右心衰竭的主要表现,多属阴水,起病缓慢,常从下肢浮肿开始,长期卧床者,可以先从腰臀部出现浮肿,最后波及胸腹而产生胸水及腹水,并伴尿少。而由下肢静脉曲张、静脉炎、肝、肾疾病,淋巴水肿,妊娠及营养不良所致的下肢浮肿,以及胸膜结核、肿瘤引起的胸水,肝硬化、腹膜结核或肿瘤引起的腹水,均应有相关的病史,体征及实验室检查可以鉴别,而无心悸、发绀、喘不得卧等症状。

5.辨瘀血

唇口爪甲青紫,舌质紫暗,颈部及舌下脉络怒张,右胁下痞块等系列体征,为右心衰竭的主要表现。而其他瘀血多有外伤史及固定疼痛史,且瘀血的表现多为局限性。

(四)治疗

1.治疗原则

益气养心、活血化瘀、化瘀利水。

2.辨证论治

(1)气阴两虚证

主要证候:心悸喘促,动则加重,甚则倚息不得卧,疲乏无力,头晕,自汗盗汗,五心烦热,失眠多梦,口燥咽干,舌红,脉细数。

治法:益气养阴。

方药:生脉散合炙甘草汤,可予生脉注射液或参麦注射液。若伴有心前区疼痛,舌有瘀斑,为瘀阻心脉,可加丹参、川芎、檀香、红花或予稳心颗粒口服;若夹饮邪,症见咳吐白色或粉红色泡沫痰,可加葶苈子。

(2)水饮凌心证

主要证候:心悸气短,咳嗽而喘,咳白痰或泡沫样痰,尿少浮肿,舌质暗、苔白滑,脉滑数。

治法:利水化饮。

方药:苓桂术甘汤加味。若喘促气憋,倚息不得卧,咳痰咯血,为痰热壅肺,可加葶苈大枣泻肺汤泻肺逐饮;痰多黏腻,胸闷气逆,为浊痰壅塞,气道不利,加皂荚丸以豁痰利气。

（3）血瘀水阻证

主要证候：心悸气短，活动后加重，下肢水肿，口唇青紫，胁下痞块，舌紫暗，苔薄腻，脉沉涩或结代。

治法：化瘀利水。

方药：血府逐瘀汤合五苓散。若瘀血较重，胸部疼痛加丹参、生蒲黄、五灵脂；若兼气虚，症见心悸气短，劳累后更甚，加人参、黄芪。可予通心络胶囊口服。

（4）阳气虚脱证

主要证候：心悸喘促，不能平卧，甚则张口抬肩，烦躁不安，面色青灰，四肢厥冷，昏厥谵妄，舌质紫暗，脉沉细欲绝。

治法：回阳救逆，益气固脱。

方药：参附汤。如手足厥冷，脉微欲绝，大汗不止，为阳脱重证，可加龙骨、牡蛎、炙甘草。可予参附注射液静滴。

3.其他疗法

（1）针刺：取内关、间使、心俞、神门、足三里。气促配膻中、肺俞；腹胀配中脘、支沟；尿少配肾俞、三阴交。虚补实泻手法，一般不留针。

（2）灸法：四肢厥冷、汗出者，灸神阙、膏肓；水肿不消者，灸水分、气海；胸闷、胸痛者，灸心俞、膻中；神疲、乏力者，灸关元、气海、足三里；亡阴者，灸神阙；亡阳者，灸人中、百会、涌泉、足三里等穴。

（3）耳针：选交感、神门、心、脾、肝、胆、肾，毫针用轻刺激。亦可用揿针埋藏或用王不留行籽贴压。

（4）穴位贴敷生：天南星、川乌各30g。两药研为细末，用黄醋融化摊于手心、足心，每日一次，晚敷晨取。

二、慢性心力衰竭

（一）病因病机

1.外感六淫

久居潮湿，冒雨涉水或气候寒冷潮湿，水寒内侵，邪犯心阳；或外感风寒之邪，逆传心肺，心主血脉的功能受其影响，心阳不振，水气凌射心肺，使人烦躁心悸，喘促不宁，腹大胫肿，不能平卧，发为心力衰竭。

2.饮食不节

嗜食肥甘厚腻，损伤脾胃，脾胃失养，不能运化水谷精微，心脉失养，心阳不振，不能鼓动血脉，故见喘促；或饮食无度，损伤脾胃，不能运化水湿，水湿不化，水液不能下输膀胱，泛溢于肌肤，故下肢浮肿，水凌心肺，发为心力衰竭，症见咳嗽、气急。

3.内伤劳倦

劳倦过度，久病损伤，年老气弱等导致气虚，气虚则无力助血运行，血液瘀滞，心神失养则心悸怔忡；脉络瘀阻，血不利则为水，水液停聚，故下肢水肿，发为心力衰竭。

心力衰竭病位在心,涉及肾、脾、肝、肺诸脏。外感六淫、饮食不节、内伤劳倦等耗损气血津液,导致脏腑功能失调,心失营运。而心居胸中,为阳中之阳,心主血脉,血脉的运行全赖心中阳气的推动,阳气亏虚,失于温运,心无所主,而见心中澹澹大动,心肾之阳暴脱,故喘促不得卧,甚则气不得接续,额汗如珠,脉细欲绝;阳虚不能温养四末,故形寒肢冷;心气不足,无力推动血行,则血脉瘀阻,血液不得输布周身从而出现心力衰竭;情志不调,肝气郁滞,久则由气及血,血瘀络阻,络息成积,而致心脉痹阻,而见胸闷不舒,两胁胀满,善太息,生气或劳力后尤甚,脉弦细;心阳虚日久损及心阴,出现气阴两虚证,以致心悸气短、乏力、口干、咽燥、颧红、盗汗、五心烦热、舌红少苔、脉细数无力。心力衰竭多见于年老、体弱、久病之人,以心肾阳虚为主。阳虚水湿不化,则尿少、由下而上水肿甚则全身浮肿;阳虚脾失温煦,脾运失司,则脘痞、食少、便溏、舌淡胖;水邪上犯,凌心犯肺,扰动心神,肺失肃降,则怔忡、气急、倚息不得卧,甚则喘促,咳痰清稀或咳出痰血;气虚日久,心阳不振,肺、脾、肝、肾四脏阳气不足,水液代谢失常或积于上或聚于中或留于下。本病本虚标实,虚实夹杂。

(二)辨病依据

1.诊断依据

心力衰竭症见气短、喘息、乏力、心悸,并常伴有倦怠乏力、语声低微或口渴、咽干、五心烦热;严重者伴有怕冷或喜温,胃脘、腹、腰、肢体冷感,冷汗出或面色及口唇紫黯,咳嗽咳痰、胸满腹胀、面浮肢肿、小便不利;脉沉、细、迟或虚无力或结代或脉弱。

2.类证鉴别

(1)喘证:喘证因肺失宣降,肺气上逆或肾失摄纳而致喘促短气,呼吸困难,甚至张口抬肩,鼻翼翕动,不能平卧,并且兼有咳嗽、咳痰、胸部胀满等临床表现。

(2)水肿:水肿是因肺脾肾三脏亏损,三焦气化不利而致的眼睑或足胫肿胀,重则全身皆肿,腹大胀满,气喘不能平卧,小便短少,甚至伴有身体困重、腰膝酸软等临床表现。

(3)哮病:哮病为发作性痰鸣气喘性疾病,多有伏痰病根,复因外感、食物、花粉或情志因素诱发。发作时喉中有哮鸣音,呼吸困难,间歇期则如常人。

(三)辨证要点

1.辨病势缓急

辨缓急者,意在知其病势,勿失良机。而缓急之辨者,当须首辨临床证候。其病势缓者,虽见心悸气短、疲倦乏力、咳嗽咳痰,但汗出较少,体力活动轻微受限,夜不能卧,面色如常,舌淡红或黯红,脉弦滑或沉细;其病势急者,症见急性病容,喘促气急,焦躁不安,汗出如珠,乏力,面色苍白,口唇紫黯,舌淡黯或紫黯胖大、瘀点瘀斑,脉沉细或促、结、代或脉微欲绝。

2.辨虚实

血行脉中,循环周身,发挥濡养作用,与心气的推动作用密切相关。心力衰竭多是由于久病体虚、年老体弱或先天不足、后天失养致心气亏虚、鼓动无力。临证以心气虚乏、心阳不振、脾肾阳虚等虚证居多。然而,部分心力衰竭患者病程长、病变较重、兼证多,偶触外邪、劳累、情志不调等,极易诱发或加重。病情之繁杂,绝非一个"虚"字所能概之。患者有心悸气短、汗出乏力、形寒肢冷、舌质淡胖有齿痕等阳气虚乏症者为虚证;患者见咳嗽痰多、胸闷憋气、不能平卧、下肢浮肿、大便干结、舌质紫黯、瘀斑瘀点、舌苔厚腻等痰瘀症者为实证。

3.辨轻重

此病病情复杂,在论治的过程中,应注意辨别轻重以达到针对性用药的效果。其症见轻微胸闷憋气、心悸失眠、舌黯红、苔白或白腻、脉弦细、乏力,病位在心、肝,病势较轻;若症见较强体力活动后出现心悸气短、胸闷憋气、舌黯红、苔白、脉弦细,则病位在心、肝、脾,病势稍重,应密切观察病情,及时治疗;若一般体力活动后出现心悸气短、乏力汗出、夜不能卧、舌黯红、苔白、脉沉细或细数,下肢轻度浮肿者,病位在心、脾、肺,病势重,应及时治疗;病势严重者,卧床休息仍心悸气短、疲倦乏力、形寒肢冷、咳逆倚息不得卧、便溏尿少、舌淡黯,舌体胖大有齿痕、苔白、脉细弱或结代,下肢中重度浮肿,病位在心、脾、肾,应密切注意患者的病情变化,及时对症治疗。

4.辨脏腑

心力衰竭患者多表现为心气虚乏或心阳不振,心之泵血、鼓动、推动之力减弱,而致血行迟缓,病位在心,然与五脏六腑相关。

情志不调,肝气郁滞,久则由气及血,血瘀络阻,络阻成积,而致心脉痹阻,病位在肝。证见胸闷不舒,两胁胀满,善太息,情志不调或劳累后尤甚,脉弦细。

饮食不节,脾失健运,制水失用,水停犯心,病位在脾。其症见心悸气短,胸闷喘憋,不能平卧,下肢浮肿,腹胀,纳少,大便溏薄,舌质淡胖有齿痕,脉细弱或结代。

年老体弱或劳倦过度,致肾阳虚衰,主水无权,水气凌心,病位在肾。其症见疲乏,心悸喘憋,咳逆倚息不得卧,形寒肢冷,全身浮肿。肾阴虚者见五心烦热,盗汗,口干,舌红少苔,脉细数;肾阳虚,兼见腰膝酸软,畏寒喜暖,小便清长,舌质淡胖,苔白滑,脉微细欲绝或沉、细、促。

水饮凌肺,肺失肃降,肺气上逆,病位在肺。其症见喘促气急,咳逆倚息不得卧,汗出,舌紫暗,脉沉细。

总之,病由肝肺所致者,病变较轻,以气虚推动无力多见,且兼证少,传变慢,治疗较易,预后较好;病由脾肾所致者,病变较重,阳虚水泛多见,且兼证多,易于传变,治疗较为棘手,预后较差。凡治该病者,须明知此理,巧辨病位,审慎用药,遏其传变。

(四)辨证论治

1.水凌心肺证

(1)抓主症:喘咳倚息不得卧,水肿。

(2)察次症:咳痰清稀或咳出痰血,心悸,怔忡,尿少,烦躁出汗。

(3)审舌脉:舌质紫黯,苔滑,脉数、疾。

(4)择治法:泄肺利水。

(5)选方用药思路:水邪上犯,上凌心肺,症见喘咳、心悸,故选用葶苈大枣泻肺汤合五苓散以泄肺利水。葶苈子、大枣泄肺利水、降气平喘;桂枝温阳;茯苓、车前子、猪苓、泽泻利水消肿;丹参、红花活血化瘀;牛膝、益母草益肾。

(6)据兼症化裁:阳气欲脱、大汗、厥逆者,加人参、附子;兼咳出痰血,加三七;兼痰热者,加黄芩、鱼腥草、瓜蒌。

2.气滞血瘀证

(1)抓主症:胸胁满闷,唇甲青紫。

（2）察次症：心悸怔忡，胁下积块，疼痛不移，颈部青筋暴露，下肢水肿或面白神疲。

（3）审舌脉：舌质紫黯，脉沉涩或结代。

（4）择治法：益气活血，化瘀利水。

（5）选方用药思路：肝郁气滞，气滞血瘀，心阳痹阻，症见胸胁满闷、胁下积块，故用血府逐瘀汤以活血化瘀、行气止痛。桃仁破血行滞而润燥，红花活血祛瘀以止痛；赤芍、川芎助上药活血祛瘀；牛膝活血通经，祛瘀止痛，引血下行。生地黄、当归养血益阴、清热活血；桔梗、枳壳，一升一降，宽胸行气；柴胡疏肝解郁、升达清阳，与桔梗、枳壳同用，尤善理气行滞，使气行则血行；桔梗载药上行；甘草调和诸药。合而用之，使血活瘀化气行，则诸症可愈。

（6）据兼症化裁：气虚甚者，加人参；阳气虚衰者，加桂枝、附子；血瘀日久、积块坚实者，加三棱、莪术、水蛭、土鳖虫、桃仁。

3.阳虚水泛证

（1）抓主症：心悸气喘或不得卧，畏寒肢冷，尿少，下肢水肿。

（2）察次症：水肿多由下而上，朝轻暮重，甚则全身水肿、腹水、胸腔积液。

（3）审舌脉：舌质淡胖或淡黯，脉沉细无力或结代或雀啄脉。

（4）择治法：温阳利水。

（5）选方用药思路：阳虚者心阳不振、水津不布，症见水肿、心悸气喘，故用真武汤合五苓散以温阳利水。附子、桂枝振奋心阳；白术、茯苓、泽泻、车前子利水消肿；生姜温阳。

（6）据兼症化裁：气虚者，加人参、黄芪；血瘀者，加活血化瘀之品，如丹参、桃仁、牛膝等；肾不纳气者，加人参、蛤蚧、胡桃以固肾纳气。

4.阳虚气脱证

（1）抓主症：胸闷痛，喘促不得卧，甚则气不得接续。

（2）察次症：额汗如珠，颜面唇甲青紫，形寒肢厥，尿少或无尿，神志恍惚或昏不知人。

（3）审舌脉：脉微欲绝或结代。

（4）择治法：回阳固脱。

（5）选方用药思路：阳虚日久，损气耗气，而见气脱，症见喘促不得卧，甚则气不得接续，故以参附龙牡救逆汤加减，以回阳固脱。人参益气固脱；附子振奋心阳；龙骨、牡蛎安神定志；丹参、红花、川芎活血；白芍、甘草和营护阴。诸药合用，有回阳救逆，潜阳护阴之功。

（6）据兼症化裁：脾气大虚，泄泻不止者，加炮姜、赤石脂；阴阳俱虚者，可加麦冬、五味子。

5.心脾两虚证

（1）抓主症：心悸怔忡，气短乏力。

（2）察次症：面色㿠白，食少纳呆，心悸怔忡。

（3）审舌脉：舌红少苔，脉细数无力。

（4）择治法：益气补血，健脾养心。

（5）选方用药思路：心力衰竭日久，气阴两虚，而见心悸怔忡，气短乏力，故用归脾汤以益气补血、健脾养心。黄芪、人参、白术、甘草补气健脾；龙眼肉、酸枣仁、当归补血养心；茯神、远志宁心安神；木香行气醒脾，以使本方补不碍胃，补而不滞；少配生姜、大枣以和中调药。

（6）据兼症化裁：下肢水肿者，加茯苓。

6.阴阳两虚证

(1)抓主症:心悸怔忡,口干舌燥,恶风畏寒,下肢水肿。

(2)察次症:头晕目眩,耳鸣耳聋,腰膝酸软,气短乏力,失眠盗汗,肌肤甲错,咳逆气喘。

(3)审舌脉:舌淡或红,苔薄白,脉细弱或细数、结代。

(4)择治法:滋肾阴,补肾阳。

(5)选方用药思路:心力衰竭日久,阴损及阳,阳损及阴,而见阴阳两虚证,症见心悸怔忡,头晕目眩,气短乏力,故用地黄饮子以滋肾阴、补肾阳。熟地黄、山茱萸滋补肾阴;肉苁蓉、巴戟天温壮肾阳;附子、肉桂辛热,以助温养下元、摄纳浮阳、引火归原;石斛、麦冬、五味子滋养肺肾,金水相生;石菖蒲、远志与茯苓合用,以开窍化痰、交通心肾;生姜、大枣以调和诸药。

(6)据兼症化裁:若咳逆倚息不得卧者,加葶苈子、大枣;胁痛积块者,加山楂、丹参。

7.痰热壅肺证

(1)抓主症:咳嗽喘促,不能平卧,痰多色黄而稠。

(2)察次症:小便短赤,下肢浮肿或身热口渴,大便秘结。

(3)审舌脉:苔黄腻,脉滑数。

(4)择治法:清化痰热,利水消肿。

(5)选方用药思路:痰热壅盛,阻塞气道,症见咳嗽喘促,不能平卧,痰多色黄而稠,故用清金化痰汤加减以清化痰热、利水消肿。黄芩、知母、桑白皮、贝母清热化痰,瓜蒌、桔梗清热涤痰、宽胸开结;泽泻、车前子以利水消肿。

(6)据兼症化裁:痰热甚者,加鱼腥草;下肢水肿者,加泽泻、车前子;舌红者,加沙参、玉竹、麦冬;神志不清者,加石菖蒲、郁金。

(五)中成药选用

1.参附强心丸

药物组成:人参、附子(制)、桑白皮、猪苓、葶苈子、大黄。

功能作用:益气助阳,强心利水。用于慢性心力衰竭而引起的心悸、气短、胸闷喘促、面部肢体水肿等症属心肾阳衰者。

用法用量:口服。每次2丸,每日2～3次,每丸3克。

2.芪参益气滴丸

药物组成:黄芪、丹参、三七、降香油。

功能作用:益气通脉,活血止痛。用于气虚血瘀型胸痹,症见胸闷、胸痛、气短乏力、心悸、自汗、面色少华、舌体胖大有齿痕、舌质紫暗或有瘀斑、脉沉或沉弦。冠心病、心绞痛见上述证候者。

用法用量:餐后半小时服用。一次1袋,每日3次,4周为一个疗程或遵医嘱。

3.芪力强心胶囊

药物组成:黄芪、人参、附子、丹参、葶苈子、泽泻、玉竹、桂枝、红花、香加皮、陈皮。

功能作用:益气温阳,活血通络,利水消肿。用于冠心病,原发性高血压所致轻、中度心力衰竭证属阳气虚乏、络瘀水停者。其症见心慌气短,动则加剧,夜间不能平卧,下肢浮肿倦怠乏力,小便短少,口唇青紫,畏寒肢冷,咳吐稀白痰等。

用法用量:口服。一次 4 粒,每日 3 次。

4.补益强心片

药物组成:人参、黄芪、香加皮、丹参、麦冬、葶苈子。

功能作用:益气养阴、活血利水。用于冠心病、高血压性心脏病所致慢性充血性心力衰竭(心功能分级Ⅱ~Ⅲ级),中医辨证属气阴两虚兼血瘀水停证者。其症见心悸、气短、乏力、胸闷、胸痛、面色苍白、汗出、口干、浮肿、口唇青紫等。

用法用量:口服。每次 4 片,一日 3 次,2 周为一个疗程。

5.参脉胶囊

药物组成:人参、麦冬、五味子。

功能作用:益气复脉,养阴生津。用于气阴两亏证,症见心悸气短、脉微自汗等。

用法用量:口服。一次 3 粒,一日 3 次。

(六)中医特色技术

1.冬病夏治穴位贴

方药组成:太子参、桂枝、商陆、白芥子,辅料为姜汁。

功效:益气温阳、活血利水。

组方分析:太子参性平,味甘,微苦,入脾、肺经。其功能为益气健脾、生津润肺,用于脾虚体倦、食欲缺乏、病后虚弱、气阴不足、自汗口渴、肺燥干咳等。现代药理研究证实其主要成分为太子参多糖,可改善心肌供血,增强心肌收缩力。桂枝辛、甘、温,入肺、心、膀胱经。其功能为温经通脉、助阳化气,有助心阳温化水饮。现代药理研究证实其有效成分桂皮油可扩张冠状动脉,调节血液循环,改善心脏功能。商陆苦、寒,入脾、膀胱经。其功善利水消肿、祛痰平喘,主治水肿、胀满。白芥子性温,味辛。其功善温肺豁痰利气、散结通络消肿,主痰饮咳喘、胸满胁痛、肢体麻木、关节肿痛、湿痰流注、阴疽肿痛等。

2.针灸

(1)常用穴位

主穴:心俞、厥阴俞、内关。

配穴:神门、通里、三阴交、期门、膻中、胃俞、脾俞、肺俞、足三里、下侠白。

心动过速:配内关、间使;心动过缓:配内关、通里;肝大、肝痛:配肝俞、期门、太冲;水肿:配肾俞、脾俞、三焦俞、膀胱俞、维道、水分、三阴交、中极、阴陵泉;腹胀:配足三里、天枢、气海;咳喘:配肺俞、孔最、丰隆、少府、合谷、膻中;失眠:配内关、间使、郄门、曲池、三阴交、膈俞;食欲缺乏(调节胃肠功能):配足三里、脾俞。

心俞、厥阴俞为足太阳膀胱经在背部的腧穴,心俞与心相关,厥阴俞与膀胱相关,针刺此二穴可壮心阳;内关为手厥阴经络穴,别走少阳,针此穴能安心神,并善于调理脾胃以治本,故以此三穴为主穴。神门为手少阳心经的原穴,通里为手少阴经之络穴,三阴交为足三阴之交会穴,针此三穴皆有清心安神的作用,并能滋养心血;郄门为手厥阴经郄穴,膻中为宗气之所聚,针此二穴者能理气以治心痛。又因心脏常出现脾肺肾等症状,针肾俞,补肾纳气以壮真阳;针脾俞、足三里以健脾胃而治本;肺俞是肺气所输之处,可针肺俞、下侠白能宽胸理肺,并能清肃肺热。故取此诸穴为配穴。主穴与配穴可适当编组,用 30~32 号毫针,每组 3~4 个穴,交替使用,如此以调整气血,强壮机体,调节机体与内外环境的统一,达到治疗的目的。

(2)背俞穴针刺手法和针感:背俞穴针刺选用 28 号的毫针,选准穴位后外旁开 3～5 分,针柄向外 45°,快速刺到皮下,然后不变角度慢慢地进针 1.5～2 寸,针尖遇有抵触感为止(触及横突根部),再将针提起 1～2 分,患者出现感应时,即可刺激。

针感特点:针刺时患者产生由背向胸前传导的麻胀感、闷压感及揪心感。

(3)常用手法和疗程

手法:根据患者敏感情况,使用不同手法中等刺激,留针 10～20 分钟,配合使用提插、捻转、刮针和抖针等手法。

疗程:通常每日针 1 组穴位,10～20 次为一个疗程,2 个疗程间隔 3～5 日。如病情重者可每日针二次。

(4)耳针辅助治疗

主穴:心、肺、内分泌、肾上腺。

配穴:脑干、皮质下、脾、肾、小肠、神门。

穴位按摩:对于少数针感不好、经常晕针或不能接受针刺的老年人和小儿,采用穴位按摩,用右手拇指顶端压住穴位,逐渐加压,按照经络上下移动,使患者出现类似针刺酸麻胀的感觉。

第三章　消化系统疾病

第一节　功能性胃肠病

一、功能性消化不良

功能性消化不良中医又叫作胃痞。胃痞指胃脘部痞闷胀满不舒的一种自觉症状,触之无形,按之柔软,压之无痛,又称痞、痞满、满、痞塞,是脾胃肠疾病中的常见病症。

该病起病缓,早期症状轻,间歇性加重,易反复发作。历代医家论述由外邪内陷、饮食不化、情志失调、脾胃虚弱所导致中焦气机输转不利,气机滞塞,升降失常,表现胃脘痞满闷胀,而脾胃虚弱是基本病机。近代医家大多认为,痞满与外感邪气、饮食内伤、脏腑功能失调、情志失和密切相关,尤其情志因素是导致胃痞发生发展的重要因素,近年来受到广泛的关注,另外近年对幽门螺杆菌感染的深入研究,拓展了中医学"邪气"的范畴,中医辨病辨证结合,清热解毒、健脾益气、疏肝理气、活血化瘀,扶正祛邪,增强自身免疫力、抗病力,清除或根治幽门螺杆菌感染,治疗效果较好。

(一)病因病机

1.病因

(1)饮食因素

①饥饱失宜:长期过饥则气血化源不足,津液气血阴精亏虚,胃失濡养,渐而枯萎;或长期摄入过量或因饮食滋腻肥甘,皆可致食纳难化,积于胃腑,壅滞气机,久则损胃,胃体失于荣养,渐而枯萎,则发为胃痞。

②饮食不洁:长期食用污染的水或食品,毒邪(幽门螺杆菌,HP)经口而入胃,客居于胃体络脉;久则胃体失荣,渐而枯萎,发为胃痞。

③饮食偏嗜:长期服用辛辣燥热之品(如吸烟过度,食物中含有大量的胡椒、辣椒、芥末等调味品),耗伤胃之阴液,灼伤胃之络脉;或长期服用过热饮料(如浓茶、咖啡等)、摄食粗糙,可反复创伤胃体,络脉受损;或长期过量饮酒,酒性辛温燥热有毒,且湿性重,可直接刺激胃体,损伤络脉。同时,酒积湿化热伤胃气,耗津液,湿热又可灼伤胃络损伤胃体,使胃体失荣,渐而枯萎,发为胃痞。

(2)药毒伐中:长期服用西药(如非甾体类抗炎镇痛药和氯化钾、碘、铁剂等)或中药苦寒药或素有胃疾滥服药物或脏腑之疾失治误治,影响及胃或年老体衰药物攻伐太过,均可使脾胃损伤,升降失常,清浊相干于胃,壅塞中焦,气机运行受阻,胃体失荣,渐而枯萎,而发为胃痞。

(3)情志因素:多因长期郁郁寡欢,所愿不遂,忿怒急躁或中年以后随着肝肾阴虚而阳气易盛,性情多乖僻等原因,而致情志失和,气机郁滞,持续不解,影响脾胃,使脾胃升降异常,胃纳失司,脾失健运,清气不升,浊气不降,清浊相干于胃,中焦壅塞,气机久滞则胃之络脉自痹,胃体失于荣养,渐而枯萎,而发为胃痞。

(4)久病入络:素有胃疾,久病入络,络脉阻塞,积而成瘀,瘀血痹阻脉络,气血运行不畅,久则胃体失滋养,渐而枯萎形成胃痞。

(5)禀赋不足

①脾胃虚弱:先天禀赋不足或久患胃疾不愈或他疾日久不愈累及脾胃或年老体衰致脾胃自衰,均可使脾胃虚弱,脾失运化,胃纳失司,纳运失常致升降失和,中焦失畅,食入难化,水谷不化精微,气血生化乏源,胃体失于荣养,渐而枯萎,则发为胃痞。

②胃阴不足:素体阴津亏虚或禀赋不足或因肝肾阴虚或久服辛温香燥之品等原因,均可使胃阴不足,久则胃体失荣,渐而枯萎,而发为胃痞。

2.病机

(1)发病:起病缓慢,病情迁延反复,缠绵难愈。

(2)病位:在胃,涉及脾、肝等脏腑。

(3)病性:本病属本虚标实,一方面是脾胃虚弱,另一方面常兼气郁、湿蕴、瘀阻等。

(4)病势:多虚实夹杂,寒热错杂。

(5)病机转化:属胃的慢性病变,迁延日久,形成湿痰、郁滞、正虚、血瘀四个方面。肝气郁结,脾胃虚弱,湿热内蕴,胃阴耗伤,气血运行迟缓,瘀血内停,以致胃络失养而萎缩。上述四个方面的病机是相互联系的,"实→虚→虚实夹杂"。病机关键为中焦气机不利,升降失职。

(二)临床表现

本病起病多缓慢,呈持续性或反复发作,许多患者有饮食、精神等诱发因素。主要症状包括餐后饱胀、早饱感、上腹胀痛、上腹灼热感、嗳气、食欲缺乏、恶心等。常以某一个或某一组症状为主,在病程中症状也可发生变化。

1.症状

(1)餐后饱胀和早饱感:常与进食密切相关。餐后饱胀是指正常餐量即出现饱胀感;早饱感是指有饥饿感但进食不久即有饱感,食欲消失。

(2)上腹痛:为常见症状,常与进食有关,表现为餐后痛,亦可无规律性,部分患者伴上腹灼热感。

(3)精神症状:不少患者同时伴有失眠、焦虑、抑郁、头痛、注意力不集中等精神症状。

2.体征

一般无明显阳性体征,部分患者可有剑突下轻压痛或按压后不适感。

(三)诊断与鉴别诊断

1.诊断

(1)诊断标准

①有上腹痛、上腹灼热感、餐后饱胀和早饱感症状之一种或多种,呈持续或反复发作的慢

性过程(罗马Ⅲ标准规定病程超过半年,近3个月来症状持续)。

②上述症状排便后不能缓解(排除症状由肠易激综合征所致)。

③排除可解释症状的器质性疾病。根据临床特点,罗马Ⅲ标准将本病分为两个临床亚型:a.上腹痛综合征:上腹痛和(或)上腹灼热感;b.餐后不适综合征:餐后饱胀和(或)早饱感。两型可以重叠。

(2)诊断程序:FD为一排除性诊断,在临床实际工作中,既要求不漏诊器质性疾病,又不应无选择性地对每例患者进行全面的实验室及特殊检查。为此,在全面病史采集和体格检查的基础上,应先判断患者有无下列提示器质性疾病的"报警症状和体征":45岁以上,近期出现消化不良症状;有消瘦、贫血、呕血、黑粪、吞咽困难、腹部肿块、黄疸等;消化不良症状进行性加重。对有"报警症状和体征"者,必须进行彻底检查直至找到病因。对年龄在45岁以下且无"报警症状和体征"者,可选择基本的实验室检查和胃镜检查。亦可先予经验性治疗2～4周观察疗效,对诊断可疑或治疗无效者有针对性地选择进一步检查。

2.鉴别诊断

(1)慢性胃炎:症状与体征均很难与FD鉴别。胃镜检查发现胃黏膜明显充血、糜烂或出血,甚至萎缩性改变,则常提示慢性胃炎。

(2)消化性溃疡:消化性溃疡的周期性和节律性疼痛也可见于FD患者,X线钡餐发现龛影和胃镜检查观察到溃疡病灶,可明确消化性溃疡的诊断。

(3)胆道疾病:慢性胆囊炎多与胆结石并存,也可出现上腹饱胀、恶心、嗳气等消化不良症状,腹部B超、口服胆囊造影、CT等影像学检查多能发现胆囊结石和胆囊炎征象,可与FD鉴别。

(4)胃食管反流病:胃食管反流病以上腹痛或胸骨后烧灼痛或不适为主要症状,向上放散至咽喉,可由抗酸剂(至少是暂时性)缓解。

(5)胃癌:胃癌的发病年龄多在40岁以上,同时伴有消瘦、乏力、贫血等,提示恶性肿瘤的所谓"报警"症状,通过胃镜检查及活组织病理检查不难确诊。

(6)胰腺疾病:慢性胰腺炎和胰腺癌引起的症状,有时亦可误作功能性消化不良。但这些患者常有持续性剧痛,向背部放射,并可有胰腺炎风险因素如大量饮酒等。

(7)药物性消化不良:可能引起上腹部症状的药物如补钾剂、洋地黄、茶碱、口服抗生素(特别是红霉素和氨苄西林)等。减量或停药后一般可以自行缓解。

(8)其他:FD还需与其他一些继发胃运动障碍疾病如糖尿病胃轻瘫、胃肠神经肌肉病变相鉴别,通过这些疾病特征性的临床表现与体征一般可做出鉴别。

(四)治疗

1.论治原则

根据本病病因及病机,论治原则本着实者泻之,虚则补之,据辨证实证分别予泻热、消食、化痰、理气;虚证给予温补脾胃,辅以通导行气之品调畅中焦气机。

2.分证论治

(1)邪热内陷:胃脘痞满,病势急迫,按之满甚,食后加重,舌淡,苔白腻,脉弦。

治法:泻热消痞,和胃开结。

主方:大黄黄连泻心汤加减。

药物:大黄、黄连、枳实、木香、炒厚朴。

(2)饮食停滞:胃脘满闷,伴见恶心呕吐,嗳腐吞酸,厌食,大便不调,舌淡,苔白腻。

治法:消食和胃,行气消痞。

主方:保和丸加减。

药物:焦山楂、神曲、炒莱菔子、茯苓、半夏、陈皮、连翘。胀满加枳实、厚朴;大便干结加玄明粉、大黄、槟榔;舌苔白腻加用炒苍术;脾虚便溏加黄芪、炒白术。

(3)痰湿内滞:胃脘痞满,食后加重,反酸咳吐,食少纳呆,大便干稀不调,舌淡,苔白腻,脉弦滑。

治法:化痰除湿,理气宽中。

主方:二陈汤或三仁汤。

药物:半夏、炒苍术、茯苓、陈皮、炒厚朴、桔梗、枳实。暑湿加滑石15g(包煎),木通6g,薏苡仁30g,蔻仁6g,杏仁12g,淡竹叶10g。

(4)肝郁气滞:胃脘痞满,咽干口苦,心烦易怒,大便干结,小便短赤,舌红苔白或黄腻,脉滑数。

治法:疏肝解郁,行气消痞。

主方:柴胡疏肝散或越鞠丸。

药物:柴胡、枳壳、白芍、川芎、炙香附、陈皮、甘草。郁而化热加黄连、吴茱萸、栀子。

(5)脾胃虚弱

治法:益气健脾养胃。

主方:补中益气汤。

药物:人参、黄芪、炒白术、当归、陈皮、炙升麻、柴胡。腹冷喜温按,手足不温,加附子、干姜或用理中汤、大建中汤温中补虚。

3.中医特色治疗

(1)中成药

①邪热内陷:雪胆素胶囊、三九胃泰颗粒、肠胃舒胶囊。

②饮食停滞:保和丸、克痢痧胶囊、气滞胃痛颗粒、胆胃康胶囊。

③痰湿内滞:香砂平胃颗粒、延胡胃安胶囊。

④肝郁气滞:舒肝片、气滞胃痛颗粒、逍遥丸、胆胃康胶囊等。

⑤脾胃虚弱:温胃舒、养胃舒、胃康胶囊、健胃消食片、香砂养胃丸。

(2)其他中医综合疗法

①针灸治疗:是古老中医传统外治方法之一,安全、方便、经济,实用,与内服中药相辅相成。体针取穴中脘、内关、胃俞、足三里;寒湿加下脘、天枢、公孙、三阴交;湿热加合谷、至阴、承山;肝胃不和加肝俞、太冲;脾胃虚弱加脾俞、气海;虚证用补法,其余证型用平补平泻,每日或隔日1次,10次一疗程。

②穴位贴敷:用专用穴位贴贴敷于关元、足三里、神阙、上脘、中脘、下脘等,消胀除满,对改善胃肠功能有较好的辅助治疗作用。

③腹部湿热敷：针对虚证、寒证具有温胃助运、理气止痛功效。

④耳穴：取穴脾、胃肠、内分泌、交感。

（3）药膳疗法

①甜橙皮 30g 切丝，山药 200g 切片，加水文火共煮成粥，加入饴糖，空腹食用，治疗胃痞腹胀纳呆。

②莱菔子 15g 洗净加水 300mL，煎煮半小时，取汁与粳米 100g 同煮成粥，分次服食，针对慢性胃炎腹胀、饮食停滞。

③猪肚 1 具，洗净与黄豆 100g，加水 500mL，先武火煮沸，改用文火煮至酥烂，加盐调味，分次食用，治疗胃痞脾胃虚弱，脾胃虚寒加生姜、胡椒同煮。

④佛手、元胡各 6～10g，煎水代茶饮，治疗肝胃气滞胃痞。

二、肠易激综合征

肠易激综合征（IBS）指的是一组包括腹痛、腹胀、排便习惯改变和大便性状异常、黏液便等表现的临床综合征，持续存在或反复发作，经检查排除可引起这些症状的器质性疾病。本病是最常见的一种功能性肠道疾病，患者以中青年居多，50 岁以后首次发病少见。男女比例约 1∶2。

根据本病临床主要表现的不同，可分别归属中医"腹痛""泄泻""便秘""郁证"等病证辨治范畴。

（一）病因病机

中医认为本病病位在脾、胃和大小肠，其发病与肝、心、肾等脏腑有关，在心、肝、脾功能失调的基础上，挟气滞、气逆、痰湿、血瘀等病变。发生多与情志失调、饮食不节及禀赋不足有关。

1.情志失调

情思抑郁，忧思恼怒或性情内向，精神紧张，致肝郁气滞，木失条达。肝之疏泄郁滞。则气之升降出入失常。气逆于上，则呕吐、嗳气；气郁于中，则脘腹胀痛；气窜于下，则肠鸣泄泻。

2.饮食不节

过食辛热或寒凉，饥饱无定或恼怒，皆易伤脾胃。脾伤则运化失司，津液不行。聚湿成痰，阻碍气机；胃伤则受纳失职，食不能化。终致脾虚、气滞、食停而致本病。

3.禀赋不足

素体阴虚，津液不足，胃肠燥热，失于濡润或素体阳虚，脾失健运，痰饮内伏，痰阻气滞，而致膜胀便秘。脾病及肾，肾阳虚衰，脾失温煦，则水谷难化，而致泄泻。

综上所述，本病本虚标实，寒热错杂。本虚乃脾肾不足，标实多以气滞、痰湿、血瘀、食停常见。病邪壅阻胃肠，气机紊乱。痰瘀内停，并生诸疾。

（二）临床表现

IBS 起病通常缓慢、隐匿，间歇性发作，有缓解期；病程可长达数年至数十年，但全身健康状况却不受影响。症状的出现或加重与精神因素或遭遇应激事件有关，部分患者尚有不同程度的心理精神异常表现，如抑郁、焦虑、紧张、多疑或敌意等，精神、饮食等因素常可诱使症状复发或加重。症状虽有个体差异,对于某一具体患者则多为固定不变的发病规律和形式。

1.症状

(1)腹痛或腹部不适:与排便有关,为一项主要症状,且为 IBS 必备症状,大多伴有排便异常并于排便后缓解或改善,部分患者易在进食后出现;可发生于任何部位,局限性或弥漫性,性质、程度各异,但不会进行性加重,极少有睡眠中痛醒者。不少患者有排便习惯的改变,如腹泻、便秘或两者交替。

(2)腹泻:一般每日 3～5 次,少数可达十数次。粪量正常,禁食 72 小时后应消失,夜间不出现。通常仅在晨起时发生,约 1/3 患者可因进食诱发。大便多呈稀糊状,也可为成形软便或稀水样。可带有黏液,但无脓血。排便不干扰睡眠。

(3)便秘:为排便困难,粪便干少,呈羊粪状或细杆状,表面可附黏液;亦可间或与短期腹泻交替,排便不尽感明显;粪便可带较多黏液;早期多为间断性,后期可为持续性,甚至长期依赖泻药。

(4)其他:腹胀在白天加重,夜间睡眠后减轻,腹围一般不增加。近半数患者有胃灼热、早饱、恶心、呕吐等上消化道症状。

2.体征

一般无明显阳性体征,可在相应部位有轻压痛,部分患者可触及腊肠样肠管,直肠指检可见肛门痉挛、张力较高,可有触痛。

(三)诊断与鉴别诊断

1.诊断

(1)诊断要点:肠易激综合征是胃肠功能性疾病,诊断本病应首先排除胃肠器质性疾病,并符合下列罗马Ⅲ诊断标准:

①病程 6 个月以上且近 3 个月来持续存在腹部不适或腹痛,并伴有下列特点中至少 2 项:a.症状在排便后改善;b.症状发生伴随排便次数改变;c.症状发生伴随粪便性状改变。

②以下症状不是诊断所必备,但属常见症状,这些症状越多越支持 IBS 的诊断:a.排便频率异常(每天排便＞3 次或每周＜3 次);b.粪便性状异常(块状/硬便或稀水样便);c.粪便排出过程异常(费力、急迫感、排便不尽感);d.黏液便;e.胃肠胀气或腹部膨胀感。

③缺乏可解释症状的形态学改变和生化异常。

(2)分型:根据粪便的性状可分为腹泻型(IBS-D)、便秘型(IBS-C)、混合型(IBS-M)、不定型(IBS-U)。腹泻型指至少 25％的排便为糊状粪或水样粪,且硬粪或干球粪＜25％的排便;便秘型指至少 25％的排便为硬粪或干球粪,且糊状粪或水样粪＜25％的排便;混合型指至少 25％的排便为硬粪或干球粪,且至少 25％的排便为糊状粪或水样粪;不定型指粪便性状不符合以上各型标准。

2.鉴别诊断

主要与各种引起腹痛和排便异常的器质性疾病鉴别,因功能性消化不良、功能性便秘与 IBS 有部分症状重叠,也应互相鉴别。

(1)炎症性肠病:两者均具有反复发作的腹痛、腹泻、黏液便等症状,肠易激综合征虽反复发作,但一般不会影响全身情况;而炎症性肠病往往伴有不同程度的消瘦、贫血、发热、虚弱等全身症状。结肠镜检查可明确诊断。

（2）感染性腹泻：反复发作的感染性腹泻有时与腹泻型 IBS 难以鉴别，感染性腹泻一般有感染史，起病急，多伴有呕吐、发热等症状，大便病原体培养或检测一般可明确诊断。

（3）结直肠癌：腹痛或腹泻是结肠癌的主要症状，特别是直肠癌除腹痛腹泻外，常伴有里急后重或排便不畅等症，这些症状与肠易激综合征相似。结直肠癌常伴有便血，其恶性消耗症状明显，多见于中年以后，直肠指检常可触及肿块，结肠镜和 X 线钡剂灌肠检查对鉴别诊断有价值，活检可确诊。

（4）功能性消化不良：主要以上腹部不适为主，一般无大便性状改变，腹部不适与排便异常无直接关系。

（5）吸收不良综合征：系小肠疾病，常有腹泻，在大便中可见脂肪及未消化食物。

（6）功能性便秘：便秘型 IBS 与功能性便秘均以便秘为主要表现，主要鉴别点在于是否存在腹部不适或腹痛，且腹痛或腹部不适与排便是否直接相关。

（四）治疗

1.辨证论治

（1）脾虚湿阻证

症状：大便时溏时泻，腹痛隐隐，劳累或受凉后发作或加重；神疲纳呆，四肢倦怠；舌淡，边有齿痕，苔白腻；脉虚弱。

治法：健脾益气，化湿消滞。

方药：参苓白术散加减。

（2）肝郁脾虚证

症状：腹痛即泻，泻后痛减，发作常和情绪有关；急躁易怒，善叹息；两胁胀满；纳少泛恶；脉弦细；舌淡胖，边有齿痕。

治法：抑肝扶脾。

方药：痛泻要方加味。

（3）脾肾阳虚证

症状：晨起腹痛即泻；腹部冷痛，得温痛减；形寒肢冷；腰膝酸软；不思饮食；舌淡胖，苔白滑；脉沉细。

治法：温补脾肾。

方药：附子理中丸合四神丸加减。

（4）脾胃湿热证

症状：腹痛泻泄；泄下急迫或不爽；肛门灼热；胸闷不舒，烦渴引饮；口干口苦；舌红，苔黄腻；脉滑数。

治法：清热利湿。

方药：葛根芩连汤加减。

（5）肝郁气滞证

症状：大便干结；腹痛腹胀；每于情志不畅时便秘加重；胸闷不舒，善太息；嗳气频作，心情不畅；脉弦。

治法:疏肝理气,行气导滞。

方药:六磨汤加减。

(6)肠道燥热证

症状:大便硬结难下;舌红,苔黄燥少津;少腹疼痛,按之胀痛;口干口臭;脉数。

治法:泄热行气,润肠通便。

方药:麻子仁丸加减。

2.常用中药制剂

(1)补脾益肠丸

功效:补中益气,健脾和胃,涩肠止泻。用于脾肾两虚所致的慢性泄泻。

用法:口服,每次 6～9 丸,每日 3 次。

(2)麻仁丸

功效:润肠通便。用于肠道燥热,脾约便秘之实证。

用法:口服,每次 6～9g,每日 2 次。

(3)四神丸

功效:温肾健脾,固肠止泻。用于脾肾虚寒之久泻、泄泻。

用法:口服,每次 9g,每日 1～2 次。

(4)便秘通

功效:健脾益气,润肠通便。用于虚人便秘。

用法:口服,每次 1 支,每日 2 次。

(5)人参健脾丸

功效:健脾益气,消食和胃。用于脾虚湿阻泄泻。

用法:口服,每次 6g,每日 2 次。

(6)四磨汤

功效:顺气降逆,消积止痛。用于肝郁气滞之便秘。

用法:口服,每次 10mL,每日 3 次。

(7)木香顺气丸

功效:行气化湿,健脾和胃。用于气郁便秘。

用法:口服,每次 6～9g,每日 2～3 次。

(8)参苓白术颗粒

功效:健脾渗湿。用于脾胃虚弱之泄泻。

用法:口服,每次 6～9g,每日 2 次。

(9)乌梅丸

功效:平调寒热。用于寒热夹杂,腹泻便秘交替型。

用法:口服,每次 2 丸,每日 2～3 次。

第二节　消化性溃疡

消化性溃疡或消化性溃疡病,指在各种致病因子的作用下,黏膜发生的炎症与坏死性病变,病变深达黏膜肌层,常发生于与胃酸分泌有关的消化道黏膜,其中以胃、十二指肠为最常见,即胃溃疡(GU)和十二指肠溃疡(DU),因溃疡形成与胃酸/胃蛋白酶的消化作用有关而得名。

一般认为人群中约有 10% 在其一生中患过消化性溃疡病。但在不同国家、不同地区,其发病率有较大差异。消化性溃疡病在我国人群中的发病率尚无确切的流行病学调查资料,有资料报道占国内胃镜检查人群的 10.3%～32.6%。本病可见于任何年龄,以 20～50 岁居多,男性多于女性[(2～5)∶1],临床上十二指肠溃疡多于胃溃疡,两者之比约为 3∶1。

幽门螺杆菌(Hp)感染和非甾体类抗炎药(NSAIDs)摄入,特别是前者,是消化性溃疡最主要的病因。另外,糖皮质激素药物、抗肿瘤药物和抗凝药的使用也可诱发消化性溃疡病,同时也是上消化道出血不可忽视的原因之一。吸烟、饮食因素、遗传、胃十二指肠运动异常、应激与心理因素等在消化性溃疡病的发生中也起一定作用。其发病机制主要与胃十二指肠黏膜的侵袭因素和黏膜自身防御/修复因素之间失平衡有关。GU 和 DU 在发病机制上有不同之处,前者主要是防御/修复因素减弱,后者主要是侵袭因素增强。

一、病因病机

中医学认为本病常与脾胃虚弱、饮食不节、情志所伤等相关。

1.饮食所致

《素问·痹论》指出:"饮食自倍,肠胃乃伤。"饥饱失常,脾胃受损,气机不畅;或恣食辛辣肥甘之品,喜酒嗜烟,湿热内生,中焦气机受阻;或贪食生冷,损伤中阳,气血运行涩滞,不通则痛。

2.情志内伤

《沈氏尊生书·胃病》说:"胃痛,邪干胃脘病也……唯肝气相乘为尤甚,以木性暴,且正克也。"忧思恼怒,肝失疏泄,横逆犯胃,胃失和降,可致胃痛;气郁久而化热,肝胃郁热,热灼而痛;气滞则血行不畅,胃络不通,瘀血内停亦可为痛。

3.脾胃虚弱

素体脾胃虚弱,先天禀赋不足或劳倦所伤或久病累及或失治误治,皆可损伤脾胃。中阳不足则虚寒内生,温养失职,胃阴不足则濡养不能,皆不荣而痛。

本病多因病而致病,起病缓慢,反复发作。初起在气,久病入血。病变部位主要在胃,与肝脾关系密切,病性总属本虚标实,脾胃虚弱是其发病基础。郁热内蒸,迫血妄行或中阳虚弱,气不摄血,血溢脉外,可变生呕血、便血;气滞血瘀,邪毒郁结于胃,可演变为胃癌。

二、临床表现

多数消化性溃疡以上腹疼痛为主要表现,有以下特点:慢性反复发作,发作呈周期性,与缓解期相互交替,发作有季节性,多在冬春和秋冬之交发病;病程长,几年到几十年不等;上腹疼痛有节律性,多与进食有关。

(一)症状

本病临床表现不一,少数患者无任何症状,部分以出血、穿孔等并发症为首发症状。上腹疼痛为主要症状,可表现为钝痛、灼痛、胀痛、饥饿痛,一般能忍受,部位多位于中上腹,也可出现在胸骨剑突后,甚或放射至背部,能被制酸药或进食所缓解。节律性疼痛是消化性溃疡的特征之一,大多数 DU 患者疼痛好发于两餐之间,持续不减,直至下次进食后缓解,有午夜痛;GU节律性不如 DU 有规律,常在餐后 1 小时内发生疼痛。疼痛常持续数天或数月后缓解,继而又复发。可伴有烧心、反胃、反酸、嗳气、恶心等非特异性症状。

(二)体征

缺乏特异性体征。在溃疡活动期,多数有上腹部局限性压痛。

(三)并发症

1.上消化道出血

是消化性溃疡最常见的并发症,10%～20%消化性溃疡以出血为首发症状。十二指肠溃疡出血多于胃溃疡,尤以十二指肠球部后壁溃疡更多见。出血量的多少取决于损伤血管的大小,侵蚀稍大动脉时,出血急而量多。临床表现取决于出血量的多少,轻者只表现为黑便,重者出现呕血和循环衰竭表现,甚至休克。出血前常有上腹疼痛加重现象,出血后疼痛反减轻。少数患者,尤其是老年患者,并发出血前可无症状。根据溃疡病史和出血临床诊断上消化道出血并不难,如有疑问,可行急诊胃镜检查。

2.穿孔

溃疡进一步发展穿透浆膜层即为穿孔,临床可分为急性、亚急性和慢性穿孔三类。穿孔方向不同可产生不同后果:急性穿孔的溃疡常位于十二指肠前壁或胃前壁,发生穿孔后由于胃肠内容物漏入腹腔,故主要表现为急性腹膜炎,即:持续性剧烈腹痛,腹肌强直,腹部压痛及反跳痛,肠鸣音减弱,肝浊音界缩小或消失;腹部 X 线检查可见膈下游离气体。溃疡溃破入腹腔可引起弥漫性腹膜炎,最为多见;穿孔入空腔脏器可形成瘘管,较少见;穿孔并受阻于实质性脏器,临床症状发生改变,表现为顽固而持续的腹痛。

3.幽门梗阻

主要为十二指肠溃疡引起,其次为球后溃疡,可分为功能性和器质性梗阻两类。前者见于溃疡活动期,由于溃疡周围组织充血、水肿或反射性痉挛所致,内科治疗有效,溃疡控制后可消失。后者由于溃疡反复发作,疤痕形成所致,需外科治疗。幽门梗阻引起胃内容物潴留,临床表现为上腹饱胀不适,餐后明显,呕吐胃内容物,量多,呕吐后反感舒服,可引起失水、低氯低钾性碱中毒、营养不良和体重下降。上腹部空腹振水音和胃蠕动波是幽门梗阻的典型体征。

4.癌变

少数 GU 发生癌变,DU 一般不发生。对长期慢性 GU 病史,年龄大于 45 岁,严格内科治疗效果不理想,大便隐血试验持续阳性者,要引起高度警惕。

三、诊断与鉴别诊断

(一)诊断

1.诊断要点

①长期反复发生的周期性、节律性慢性上腹部疼痛,应用制酸药物可缓解;②上腹部可有局限深压痛;③X线钡剂造影见溃疡龛影;④内镜检查可见到活动期溃疡。具备上述条件即可确诊。

2.特殊类型的消化性溃疡

(1)无症状性溃疡:15%~30%消化性溃疡患者无任何症状,一般因其他疾病做胃镜或X线钡剂造影或并发穿孔、出血时发现,多见于老年人。

(2)老年性消化溃疡:近年来发病率有上升趋势,多表现为无症状性溃疡或症状不典型,如食欲缺乏、贫血、体重减轻较突出。GU等于或多于DU,溃疡多发生于胃体上部或小弯,以巨大溃疡多见,易并发大出血。

(3)复合性溃疡:指胃和十二指肠同时发生的溃疡,约占消化性溃疡的5%,一般是DU先于GU,易发生幽门梗阻。

(4)幽门管溃疡:较少见。常伴胃酸过多,缺乏典型溃疡的周期性和节律性疼痛,餐后即出现剧烈疼痛,制酸剂疗效差,易出现呕吐或幽门梗阻,易穿孔或出血。

(5)球后溃疡:球后溃疡多发于十二指肠乳头的近端。夜间疼痛和背部放射痛更为多见,内科治疗效果差,易并发出血。

(二)鉴别诊断

1.胃癌

临床表现十分相似。一般而言,胃癌多为持续疼痛,制酸药效果不佳,大便隐血试验持续阳性。X线、内镜和病理组织学检查对鉴别两者意义大。X线钡剂检查示胃癌龛影位于胃腔之内,边缘不整,龛影周围胃壁强直、呈结节状。胃镜下胃癌的溃疡通常形态不规则,基底凹凸不平,苔污秽,边缘呈结节状隆起,周围黏膜呈癌性浸润,皱襞中断。组织学检查可提供有力依据。一次活检阴性并不能排除胃癌的可能,应在不同部位、不同时间多次检查。

2.胃泌素瘤

亦称 Zollinger-Ellison 综合征,是胰岛非β细胞瘤大量分泌胃泌素所致。其特点为多发性溃疡,不典型部位溃疡,具有难治性特点,易穿孔、出血,血清胃泌素常>500pg/mL,胃液分析、超声、CT等检查有助于病位诊断。

3.功能性消化不良

临床表现餐后上腹饱胀、嗳气、反酸和食欲减退等,症状与溃疡有时相似。但本病多发于年轻女性,X线和胃镜检查正常或只有轻度胃炎,胃排空试验可见胃蠕动下降。

4.慢性胆囊炎和胆石症

疼痛位于右上腹,多在进食油腻后加重,并放射至背部,可伴发热、黄疸,莫菲征阳性。胆囊B超和逆行胆道造影有助于鉴别。

四、治疗

(一)辨证论治

1.寒邪客胃证

症状:胃痛暴作,拘急冷痛,恶寒喜暖,得温痛减,口不渴,喜热饮,舌苔薄白,脉弦紧。

治法:温胃散寒,理气止痛。

方药:良附丸加减。

2.饮食伤胃证

症状:胃胀痛,嗳腐吞酸或呕吐不消化食物,其味腐臭,吐后痛减,不思饮食,大便不爽,得矢气及便后稍舒,舌苔厚腻,脉滑。

治法:消食导滞,和胃止痛。

方药:保和丸加减。

3.肝胃不和证

症状:胃胀痛或攻撑窜动,牵引背胁,每因情志刺激发作或加重,嗳气、矢气则痛舒,善太息,大便不畅,舌苔薄白,脉弦。

治法:疏肝理气,和胃止痛。

方药:柴胡疏肝散加减。

4.湿热中阻证

症状:胃脘灼痛,吐酸嘈杂,脘痞腹胀,纳呆恶心,口渴不欲饮水,小便黄,大便不畅,舌红,苔黄腻,脉滑数。

治法:清化湿热,理气和胃。

方药:清中汤加减。

5.瘀血停胃证

症状:胃脘刺痛,痛有定处,按之痛甚,食后加重,入夜尤甚,甚至出现黑便或呕血,舌质紫暗或有瘀斑,脉涩。

治法:化瘀通络,理气和胃。

方药:失笑散合丹参饮加减。

6.脾胃虚寒证

症状:胃脘隐痛,绵绵不休,空腹痛甚,得食则缓,喜温喜按,劳累后发作或加剧,泛吐清水,食少纳呆,大便溏薄,四肢不温,舌淡苔白,脉虚缓无力。

治法:温中健脾,和胃止痛。

方药:黄芪建中汤加减。

7.胃阴不足

症状:胃脘隐痛,有时嘈杂似饥或饥而不欲食,口干咽燥,大便干结,舌红少津,无苔,脉弦细无力。

治法:益阴养胃。

方药:益胃汤加减。

(二)常用中药制剂

1.胃可宁片

功效:收敛,制酸,止痛。用于消化性溃疡。

用法:饭前口服,每次 3~5 片,每日 3~4 次。

2.健胃愈疡片

功效:疏肝健脾,解痉止痛,止血生肌。用于肝郁脾虚,肝胃不和型消化性溃疡活动期。

用法:口服,每次 4~6 片,每日 4 次。

3.阴虚胃痛片

功效:养阴益胃,缓中止痛。用于胃阴不足型消化性溃疡。

用法:每次 6 片,每日 3 次。

4.小建中合剂

功效:温中补虚,缓急止痛。用于脾胃虚寒型消化性溃疡。

用法:口服,每次 20mL,每日 3 次。

5.元胡止痛片

功效:理气,活血,止痛。用于气滞血瘀的胃痛。

用法:口服,每次 1~1.5g,每日 3 次。

6.三九胃泰

功效:清热燥湿,行气活血,柔肝止痛。用于湿热内蕴、气滞血瘀证。

用法:口服,每次 2.5g,每日 2 次。

7.保和丸

功效:消食,导滞,和胃。用于食积停滞,脘腹胀满,嗳腐吞酸,不欲饮食等症。

用法:口服,每次 6~9g,每日 2 次。

第三节 慢性胃炎

慢性胃炎是胃黏膜在各种致病因素作用下所发生的慢性炎症性病变或萎缩性病变。目前对其命名和分类尚缺乏统一认识,一般分为慢性非萎缩性胃炎和慢性萎缩性胃炎,慢性胃炎无典型及特异的临床症状,大多数患者表现为消化不良的症状,如进食后觉上腹部饱胀或疼痛、嗳气、泛酸等,尤其是萎缩性胃炎患者,主要表现为胃部似有物堵塞感,但按之虚软。本病属于中医学"胃脘痛""胃痞证"的范畴。

本病发病率极高,在各种胃病中居于首位,占接受胃镜检查患者的 80%~90%,男性多于女性,且其发病率有随年龄增长而有所升高的趋势。其病因迄今尚未完全明确。一般认为物理性、化学性及生物性有害因素持续反复作用于易感人体即可引起胃黏膜慢性炎症。已明确的病因包括胃黏膜损伤因子、Hp 感染、免疫因素、十二指肠液反流、胃窦内容物潴留、细菌病毒和其毒素、年龄因素和遗传因素。

一、病因病机

中医认为慢性胃炎多由于脾胃虚弱,加之内外之邪乘袭所致,主要与饮食所伤、七情失和等有关。

1.饮食所伤

饮食不节,食滞内生;或寒温失宜,损伤脾胃;或进食不洁之物,邪从口入;或偏食辛辣肥甘厚味,湿热内生,均可引起脾胃运化失职,胃失和降。

2.情志内伤

长期焦虑忧思,肝失疏泄,气机阻滞,脾失健运,胃失和降,导致肝胃不和或肝郁脾虚。肝气郁久化火,可致肝胃郁热。

3.脾胃虚弱

素体禀赋不足或久病累及脾胃或误治滥用药物,损伤脾胃,致脾胃虚弱;脾气不足则运化无力,湿浊内生,阻遏气机;胃阴不足则濡养失职。

本病初起多实,病在气分;久病以虚为主或虚实相兼,寒热错杂,病可入血分。病位在胃,与肝脾关系密切,其病机总为"不通则痛"或"不荣则痛"。

二、辨病

(一)症状

慢性非萎缩性胃炎缺乏特异性症状,症状的轻重与胃黏膜的病变程度并非一致。大多数患者常无症状或有程度不同的消化不良症状,如上腹隐痛、食欲减退、餐后饱胀、反酸等。萎缩性胃炎患者可有贫血、消瘦、舌炎、腹泻等,个别患者伴黏膜糜烂者上腹痛较明显,并可有出血。本病进展缓慢,常反复发作,中年以上好发病,并有随着年龄增长而发病率增加的倾向。部分患者可无任何症状,多数患者可有不同程度的消化不良症状,体征不明显。各型胃炎其表现不尽相同。

1.慢性非萎缩性胃炎

可有慢性不规则的上腹隐痛、腹胀、嗳气等,尤以饮食不当时明显,部分患者可有反酸,上消化道出血,此类患者胃镜证实糜烂性及疣状胃炎居多。

2.萎缩性胃炎

不同类型、不同部位其症状亦不相。胃体胃炎一般消化道症状较少,有时可出现明显厌食、体重减轻,舌炎、舌乳头萎缩。萎缩性胃炎影响胃窦时胃肠道症状较明显,特别有胆汁反流时,常表现为持续性上中腹部疼痛,于进食后即出,可伴有含胆汁的呕吐物和胸骨后疼痛及烧灼感,有时可有反复小量上消化道出血,甚至出现呕血。

(二)体征

慢性胃炎大多无明显体征,有时可有上腹部轻压痛。

三、类病鉴别

1.胃癌

慢性胃炎之症状如食欲缺乏、上腹不适、贫血等少数胃窦胃炎的 X 线征与胃癌颇相似,需特别注意鉴别。绝大多数患者纤维胃镜检查及活检有助于鉴别。

2.消化性溃疡

两者均有慢性上腹痛,但消化性溃疡以上腹部规律性、周期性疼痛为主,而慢性胃炎疼痛很少有规律性并以消化不良为主。鉴别依靠 X 线钡餐透视及胃镜检查。

3.慢性胆道疾病

如慢性胆囊炎、胆石症常有慢性右上腹、腹胀、嗳气等消化不良的症状,易误诊为慢性胃炎。但该病胃肠检查无异常发现,胆囊造影及 B 超异常可最后确诊。

4.其他

如肝炎、肝癌及胰腺疾病亦可因出现食欲缺乏、消化不良等症状而延误诊治全面细微的查体及有关检查可防止误诊。

四、治疗

(一)辨证论治

1.中虚气滞

主症:胃脘痞满堵闷,食后为甚,自觉饭后堆积胃脘,不易下行或隐痛绵绵,伴纳少乏力,少数可见胃部怕凉,便溏。舌质淡或淡黯,脉细、软、弱。

治法:益气健脾,行气散痞。

处方:香砂六君子汤合黄芪建中汤加减。

党参 10～15g,白术 10g,当归 10g,炙黄芪 15g,陈皮 6g,半夏 10g,木香 3～6g,砂仁 3～6g,桂枝 6g,白芍 10g,鸡内金 6～10g,甘草 3～6g。

阐述:本证在萎缩性胃炎中约占半数左右,疗效较其他证型好。所谓中虚,实则指脾胃气虚或兼阳虚,不包括脾胃阴虚。治疗一般要求甘温补中,少佐辛散行气,使既能健运中土,又能缓中行气止痛,使气转痞消,中焦阳气得振。不可见胀而一味行气消胀。行气过度,一可以伤脾,二可以暗耗胃阴。即使可收暂时之功,但旋即复胀,盖行散过度复伤其本也。少数患者越行散,胀越甚,此所谓逼气下行。故掌握健脾与调气的药物和剂量比重往往是取效关键。

胃有寒象,脘腹冷痛,可加高良姜 10g、吴茱萸 2g;胀重或便干,去参、芪,加槟榔 10～15g、全瓜蒌 15～30g,枳实 10g,以导气下行;便溏加炮姜炭 6g、肉桂 3～6g,去当归;苔腻、纳呆,可去党参、当归、白芍,加川连、藿香、炒建曲;苔黄腻或淡黄腻,去参、术、桂枝,加川连、黄芩、苡仁;如痞胀明显,补药暂可不用,以防壅满滞气;胃虚上逆,见呕吐清水或酸水,加吴茱萸 2g、肉桂 3g、生姜二片,苏叶 5g。

2.肝胃不和

主证:胃脘胀痛,有时连及胁背,嗳气或矢气则舒,病发与情志有关或伴吞酸,口苦。苔薄或薄黄,脉弦或小弦。

治法:疏肝和胃,行气消胀。

处方:四逆散合柴胡疏肝饮化裁。

柴胡 6～10g,枳壳 10g,香附 10g,当归 10g,白芍 10g,木香 6g,延胡索 10g,佛手 6g。

阐述:一部分肝胃不和证患者系精神负担重,忧虑过甚所引起,给治疗带来一定困难。本证临床亦较多见。

夹瘀,见舌黯或有瘀斑点,胃痛不易止,疼痛固定或有固定压痛点的,加炙五灵脂 10g、广郁金 10g、丹参 15g、制乳没各 6g,甚者可加三七粉 3g(分冲)、九香虫 6g、炙刺猬皮 6g;若肝热犯胃或肝胃气郁化热,见胃脘灼痛、烧心、泛酸、口苦、嘈杂、心烦易怒的,则以左金丸合金铃子散加蒲公英、青木香、山栀、丹皮为主,少佐川芎、香附、柴胡、薄荷,取"火郁则发之"之义。若郁火伤阴或胃阴不足,肝气横逆,见舌红口干,脘胁灼痛等症,去木香、香附等香燥之品,加丹皮、瓦楞子、北沙参、麦冬、广郁金;若肝热犯胃,胃失和降,症见呕恶,心中燥热,便干结,用旋覆花 10g(包煎)、代赭石 15～30g、川连 3g、吴茱萸 2g、蒲公英 15g、酒军 6～10g、炒决明子 30g 合温胆汤以苦辛通降。邪在胆,逆在胃,见口苦呕苦,胃镜见胆汁反流明显的,多以旋覆代赭汤、黄连温胆汤合小柴胡汤加减化裁。

肝胃不和证在治疗时,要注意有无郁火、阴伤、气虚。有郁火的宜清火散郁,有阴伤的不宜过分疏调气机,有气虚的不宜过用开破,适当加用补气健脾药配芍药甘草汤,使散中有收,柔肝安脾,缓急止痛。

3.中焦湿热

主症:胃脘疼痛或灼痛痞满或嘈杂不适,口臭,干呕,胸闷纳呆,口黏苦,有时腹胀便溏,尿黄。苔黄腻,脉濡数。

治法:清化开泄,和中醒脾。

处方:三仁汤合连朴饮加减。

川连 3g,黄芩 10g,白蔻 3～6g,清半夏 10g,山栀 10g,川朴 8g,生薏仁 15g,通草 6g,茯苓 10～15g。

阐述:此证多见于浅表性胃炎,与胃炎急性活动期、感受外邪或暴饮暴食、酒食伤胃等有一定关系,辨证正确多能获效。

上方以连、芩、山栀清化湿热;以白蔻、川朴、半夏开泄气机,且能化湿;茯苓、薏仁、半夏和中醒脾化湿,茯苓、通草、生薏仁渗湿于下,且能运脾。全方组成严密。

中焦湿热重者,可加淡竹叶、茵陈、藿香;并见下焦湿热者,加滑石、泽泻;脘痞明显者,加香橼皮、枳壳;大便滞下不畅者,加全瓜蒌、杏仁;有胃痛,可加广郁金及少量桂枝。

4.阴虚胃热

主症:胃脘隐痛或灼痛,嘈杂似饥,口干心烦,便干纳少。舌红少津,苔薄黄或苔净或光剥,脉细或细数。

治法:甘凉益胃,清热生津。

处方:叶氏益胃汤合化肝煎、玉女煎,芍药甘草汤加减。

北沙参 10g,麦冬 10g,生地 10～30g,白芍 10g,石斛 10g,天花粉 10g,生石膏 15～30g(先

下），知母 10g，丹皮 10g，黄连 3g。

阐述：阴虚胃热证在萎缩性胃炎中并不少见。在浅表胃炎中见之不多，多与体质和兼夹的慢性疾病，以及情志化热，外邪化热内侵有关。胃热可加重阴虚，阴虚又易生内热，在治疗上，养阴热热兼顾。治疗原则是清热不用苦燥，养阴不过滋腻。清热较易，但阴虚的恢复有时较慢，在治疗过程中也容易出现新的矛盾。如养阴药过重，容易碍脾滞气，行气药过多又会耗阴，阴虚常与气虚并见，养阴则伤脾等等。

兼脘痞气滞的，宜用行气药中之润药，如佛手、绿萼梅、厚朴花、枳壳等，不宜用香燥破气药，以防燥伤阴分，甚至伤络动血；夹湿，见舌红苔腻者，加佩兰、冬瓜子、生薏仁等芳化宣开；舌光红无苔或兼烧心者，去黄连，加玄参、乌梅；纳少恶心者，去石膏、知母、生地、丹皮、天花粉等寒凉药，加竹茹 6g、荷叶 6g、陈仓米 10g、生熟谷芽各 10g；兼有气虚，呈气阴两虚的，症见纳少脘痞、乏力、便溏、舌红或嫩红、舌津少或口、唇、咽干燥，但不欲饮，脉虚细，去石膏、知母、黄连、天花粉，加生白术、白扁豆、生薏仁、怀山药；胃脘有烧灼感，加吴茱萸 2g、瓦楞子 15～30g、浙贝母 10g；大便干结者，加火麻仁 15g、玄参 10g、决明子 30g。阴虚胃热证改善后，舌质多由红转淡或淡红、嫩红，舌上可生一层薄白苔，此时应逐渐减少甘凉滋阴药，适当以甘平药为主，逐渐恢复胃的润降功能。必要时，养阴药可注意配伍乌梅、枸杞子、女贞子、当归、丹参等以酸甘化阴，养阴和络。使脉充络润，以防出现出血等并发症。

5.气滞血瘀

主症：胃胀胃痛，部位固定不移。舌质黯或有瘀斑点，脉细弦或细涩。

治法：行气和络，养血和血。

处方：丹参饮、香苏饮合桃红四物汤加减化裁。

丹参 15g，当归 10g，白芍 10g，白檀香 6g，砂仁 3g，香附 10g，苏梗 10g，陈皮 6g，红花 6g。

阐述：气滞易致瘀，血瘀多夹气，临床要区别气滞与血瘀的孰主孰从，灵活用药。要注意血中之气药，气中之血药的选用，如当归、香附、延胡索、郁金等。

如疼痛明显，加木香 6～10g、延胡索 10g、郁金 10g、三七粉 3g（分冲）；如气胀疼痛明显，暂去养血和血药如当归、丹参、红花等，加青皮 10g、木香 10g、三棱 10g、莪术 10g、枳实 10g；夹痰湿，舌黯苔腻，脘腹痞胀刺痛，呈痰瘀互结者，改用半夏 10g、橘皮络各 6g、全瓜蒌 15g、桂枝 6g、当归 10g、桃仁 10g、红花 10g、五灵脂 10g、郁金 10g；平日嗜饮，酒湿伤胃，胃络不和，舌紫黯苔腻，去当归、白芍、丹参，加枳椇子 10g、葛花 10g、茯苓 15g、白豆蔻 6g、半夏 10g；便血或吐血，改用生大黄 6～15g、黄连 3g、阿胶 10g、生地榆 15～30g、炮姜炭 6g、花蕊石 10～15g、三七粉 3g（分冲）；疼痛久治不止，考虑久痛入络者，加炙刺猬皮 6g、炮山甲 10g、制乳没各 6g。

6.寒热错杂

主症：除见上述中虚症状外，兼见烧心或泛酸、口苦黏，以烧心而恶寒凉饮食为突出表现。苔腻或黄腻或淡黄腻，脉象细弱。

治法：寒热并用，辛开苦降。

处方：半夏泻心汤、连理汤合左金丸化裁。

川连 3g，吴茱萸 2g，半夏 10g，干姜 6g，黄芩 6～10g，党参 15g，甘草 3g。

阐述：寒热错杂证总是在久病脾胃亏虚的基础上或因情志化火或因外邪化热入里或因虚

火内灼而引起,虚实寒热并见。因此在药物选择和剂量掌握上要依据寒与热,虚与实的主次进行细心调治。寒重于热,可重用吴茱萸至 3～6g,黄芩减为 6g,黄连减为 2g,取反左金丸意;热重于寒,如系外邪入里,可加柴胡、连翘;如情志化热,可加柴胡、丹皮;如胃酸、胆汁逆胃,可加瓦楞子 30g、代赭石 10～30g、竹茹 6g、枳实 10g、茯苓 10g,取温胆汤意。

脾虚证明显,加焦白术;苔腻口水多,加茯苓 15g,砂仁 6g,炒苍术 10～15g,益智仁 10g;寒痛者,加桂枝 10g、高良姜 10g、荜茇 10g;纳少,加焦神曲 12g、焦白术 10g、砂仁 3～6g。

(二)其他疗法

1.其他中医疗法

(1)针灸治疗胃脘痛是目前主要的外治法之一,具有经济、方便、安全的优势,一些临床报道证明针灸对胃肠道功能具有双向调节作用,尤其对胃动力具有良好的双向调节功能,可能是改善慢性胃炎症状的病理基础,但同样缺乏严格的随机对照试验(RCT)证据。体针疗法取穴中脘、内关、胃俞等,根据证型可适当加减。如肝胃不和,可加肝俞、太冲、行间;脾胃虚弱,可加脾俞、气海;胃阴不足,可加三阴交、太溪;虚证用补法,其他证型用平补平泻,每日或隔日 1 次,10 次为一疗程,疗程间隔 3～5 天。

(2)穴位贴敷治疗:一是中药穴位给药,用芳香走窜之品渗透皮肤,使诸药通过经络传导,运行周身,以调整脏腑阴阳气血,扶正祛邪,从而改善临床症状。学者分别采用胃寒贴、胃热贴敷膏治疗胃脘痛患者1220 例,临床运用 5 年来,贴敷组临床总有效率达 93%,与内服传统方药、无穴位敷贴的对照组疗效出现明显差异,说明中药内服加外治法治疗胃脘痛疗效有明显提高。二是采用"穴位敷贴治疗贴"贴敷贴于上脘穴、神阙穴、关元穴等,对改善慢性胃炎引起的胃脘痛、上腹饱胀感、不思饮食等症已在临床证实是有益的,而且携带方便、使用便捷。

(3)耳穴:使用王不留行籽贴耳穴,主穴为胃、脾、皮质下、十二指肠、交感。配穴为肝、神门。

2.药膳疗法

药膳是在中医药学理论指导下,采用天然药物与日常食物,尤其是具有药用价值的食物,按一定配伍规则合理配制,烹制成即美味可口,又有一定疗效和养生作用的特殊膳食。其药性、食性兼而取之,两者相辅相成地发挥着药物和食物综合作用,慢性浅表性胃炎临床上多有食欲缺乏、纳少等消化不良症状,且本病反复发作,长期服药又极易败伤胃气,因而施用药膳治疗本病尤为适宜,不仅可以祛病疗疾,而且可收"淡食以养胃"之功,一举两得。

(1)白术猪肚粥:是传统的中药方剂,来源于《圣济总录》,用于慢性浅表性胃炎之脾胃虚弱的食欲缺乏。

原料:白术 30g,槟榔 10g,生姜 10g,猪肚 1 个,粳米 100g,葱白 3 根切细,盐少许。

做法将以上三味药捣碎,猪肚洗净去涎滑,纳药于猪肚中缝口,以水煮猪肚至熟,取汁,将粳米及葱白共入汁中煮粥,并加盐。

(2)玉竹粥:玉竹又称葳蕤,自古以来人们就把它当作滋补强壮、延年益寿药使用,不仅有补益作用,而且有美容之功。玉竹含有铃兰苦苷、铃兰苷、黏液质、蛋白质、淀粉、维生素等成分。现代药理研究证明,玉竹还有强心、降血糖等功效,适用于胃火炽盛或阴虚内热消谷善饥之胃炎患者。因其滋腻,胃部饱胀、口腻多痰、舌苔厚腻者忌服。

原料:玉竹 20g(鲜玉竹 60g),粳米 100g,冰糖适量。

做法:将玉竹洗净,切片,放入砂锅内,加水煎取浓汁,去渣。将米洗净,连同煎汁放入砂锅内,加入适量水,用大火煮沸,改为小火煮约 30 分钟成粥,用糖调味即可。

(3)橘皮粥:适用于肝气犯胃之胃脘胀痛、食后尤甚不适者。

橘皮 15g(切碎),白米 60q,同煮粥食。

第四章　泌尿系统疾病

第一节　急性肾小球肾炎

一、病因病机

该病的形成因过劳伤肾,复感风邪,致肺失宣降,进而影响脾肾所致。隋·巢元方《诸病源候论》云:"客于经络,使血涩不通,壅结成肿也。"明确提出风邪寒热、毒气是水肿的病因;邪客于经络,血涩不通为水肿的病机。该病的病机不仅与肺有关,而且与脾亦有密切关联。本病可因外感六淫或有疮疡外证而发病,风、湿、毒是该病发生的主要外因。

二、辨病

(一)症状

前驱感染常为链球菌所致的急性化脓性扁桃体炎、咽炎、淋巴结炎、猩红热等或是皮肤脓疱病、疖肿等。呼吸道感染引起者由前驱感染至发病无症状间歇期通常为 7~14 天,皮肤感染引起者为 14~28 天。

(二)体征

1.水肿

最常见,一般初起仅累及眼睑及颜面,晨起重;轻者仅体重增加,肢体有胀满感。重者波及全身,少数可伴胸腔积液、腹水。

2.血尿

半数有肉眼血尿,尿色可呈洗肉水样、棕红色甚至鲜红色等。严重时可伴排尿不适甚至排尿困难。通常肉眼血尿持续 1~2 周转为镜下血尿,也可因感染、劳累而暂时反复。镜下血尿几乎见于所有病例,一般持续 1~3 月,少数延续半年或更久,但绝大多数可恢复。

3.少尿

初期常有少尿,经两周后,随尿量增多肾功能可恢复,少数可出现无尿。

4.高血压

见于 30%~80% 的病例,可轻度至中度增高,常与水肿程度平行。少数患者可出现严重高血压甚至高血压脑病。

5.其他

患者常有乏力、恶心、呕吐、头晕、腰部钝痛或腹痛等。高血压脑病时可出现头痛、呕吐,视力障碍,嗜睡,惊厥,昏迷;心力衰竭时则可气急,胸闷,心率快,肝大。

三、类病辨别

(一)以急性肾炎综合征起病的肾小球疾病

1.系膜毛细血管增生性肾小球肾炎(膜增生性肾小球肾炎)

临床上除表现为急性肾炎综合征外,还常伴肾病综合征,病变持续无自愈倾向。50%以上患者有持续性低补体血症,8周内不恢复。

2.系膜增生性肾小球肾炎(主要与IgA肾病鉴别)

血尿反复发作,部分患者血清IgA升高,血清IgG正常,病变无自愈倾向。

3.急进性肾小球肾炎

除急性肾炎综合征的临床表现外,以早期出现少尿、无尿及肾功能急剧恶化为特征。

(二)继发性肾小球疾病

1.过敏性紫癜肾炎

临床表现可为镜下血尿甚至肉眼血尿,伴或不伴蛋白尿。但紫癜肾患者常有过敏源,有典型的皮肤紫癜、腹痛、关节痛等表现。

2.狼疮性肾炎

多发于青年女性,常伴多系统受累,抗核抗体谱、血补体C_3、肾活检呈现满堂亮可鉴别。

四、治疗

(一)辨证论治

1.风寒束肺

主症:起病急骤,眼睑先肿,继则四肢及全身皆肿,微恶风寒,咳喘,骨节酸痛,溲少便稠。舌质淡,苔薄白,脉浮滑或紧。

治法:疏风散寒,宣肺利水。

处方:麻黄汤合五皮饮加减。

麻黄10g,杏仁10g,桂枝10g,甘草6g,生姜皮15g,桑白皮15g,陈皮10g,大腹皮30g,茯苓皮15g。

分析:方用麻黄汤解表散寒,开利肺之郁闭;五皮饮利水消肿,两者相合,可奏祛风寒,利肺气,行水湿之效。兼呕恶欲吐者,加苏叶、藿香;尿中有白细胞者,加白花蛇舌草、半枝莲;红细胞较多甚至肉眼血尿者,加小蓟、三七。若恶风有汗者,加白芍,酌减麻黄之量。本证发于起病之初,临床并不少见,只是由于一般多运用西药利尿等法,而为医者所忽视。临床运用时,可于本方加入石膏,取越婢汤意,用麻黄、石膏相伍,一宣一清,使肺布散有度,水气自消。麻黄、石膏用量比以1:(3~5)最佳。

2.风热犯肺

主症:突然眼睑和面部浮肿,血尿明显,发热恶风,咽喉肿痛,口干而渴,小便短赤。舌边尖微红,苔薄而黄,脉浮数或沉数。

治法:疏风清热,宣肺利水。

处方:桑菊饮加味。

桑叶12g,菊花9g,桔梗6g,连翘12g,杏仁9g,甘草3g,薄荷6g,蒲公英15g,紫花地丁15g,银花12g,益母草15g,桑白皮30g,茯苓皮30g。

分析:方以桑菊饮辛凉疏表,宣散肺热;又以蒲公英、紫花地丁清热解毒;银花合连翘透邪清热,发表肃肺;桑白皮肃肺走表,散表湿;茯苓皮淡渗行水湿。佐以益母草活血利水,取血行气畅而水去之义。诸药合用,共奏宣肺清热利水之效。肺热甚、咳嗽重者,可加黄芩;咽喉痛甚者,加僵蚕、射干;尿痛者,加生地、瞿麦;血尿者,加鲜茅根、地榆。

上述风邪外袭两个证候,均见于急性肾炎初起,风水搏击,起病急骤,病情变化迅速,治疗用药同中有异,宜细审之。

3.湿毒浸淫

主症:眼睑水肿,延及全身,小便不利,身发疮痍,甚则溃烂。舌质红,苔薄黄腻,脉濡数或滑数。

治法:祛湿消肿,清热解毒。

处方:麻黄连翘赤小豆汤合五味消毒饮加减。

麻黄12g,连翘15g,赤小豆15g,桑白皮15g,杏仁10g,生姜皮12g,金银花15g,菊花12g,蒲公英15g,紫花地丁15g,紫背天葵15g。

分析:此证气候炎热地区多见。多由于皮肤湿疹疮毒或外感表证已解,湿郁化热而引起。方中麻黄、杏仁、生姜皮发表逐邪,宣降肺气,调畅水道;连翘、赤小豆、桑白皮苦寒性善下行,清利肺热,又能清热解毒,行血排脓;金银花、蒲公英、菊花味苦性寒,与紫花地丁、紫背天葵共为疗疮肿脓毒之良品;甘草、大枣和胃缓中。此方可发表利水,消肿解毒。若湿热壅盛,皮肤糜烂者,加苦参、土茯苓;风盛夹湿而瘙痒者,加白鲜皮、地肤子疏风利湿止痒;血热红肿甚者,加丹皮、赤芍;肿势重者,加大腹皮、茯苓皮。

4.水湿浸渍

主症:肢体浮肿,延及全身,按之没指,小便短少混浊,身重困倦,胸闷纳呆,泛恶。苔白腻,脉沉缓。

治法:行气利水,渗湿消肿。

处方:中满分消丸加减。

厚朴12g,枳实10g,黄连6g,黄芩9g,知母12g,半夏12g,陈皮9g,茯苓12g,泽泻12g,猪苓12g,砂仁6g,干姜6g,党参12g,白术9g。

分析:本型出现于急性肾炎以肾病综合征表现为主的患者。水势弥漫,内外交困,外肿肌肤,内肿脏腑,极易出现多种并发症。故当以利水为第一要务。方用李东垣的中满分消丸,集行气燥湿利水于一体,使脾气振奋,水湿得除。若上半身肿甚者,加麻黄、杏仁;下半身肿甚者,加防己、薏苡仁;若身寒肢冷、脉沉迟者,加附子、干姜。

5.肾虚湿热

主症:血尿、蛋白尿迁延不愈,水肿时起时消,全身疲乏,口干、口苦、口腻,纳食不佳,夜有盗汗,五心烦热。舌质红,苔腻或厚,脉细弱或滑数。

治法:清利湿热,和阴益肾。

处方:八正散合二至丸加减。

车前子12g,(包煎)黄柏12g,萹蓄15g,瞿麦15g,茯苓12g,蒲公英15g,紫花地丁15g,银花15g,连翘15g,白花蛇舌草15g,旱莲草12g,女贞子12g。

分析:此型为急性肾炎急性期过后,主症已不显著,但尿液检查仍未转阴,临床似乎是无证可辨。此时不可早进温补,免致滋腻生湿留热之弊。方用车前子、茯苓利湿于下窍,配以萹蓄、瞿麦泄热利湿,蒲公英、紫花地丁、白花蛇舌草苦寒,清热解毒,以肃清残余之热。用二至丸益肾阴,扶助被邪耗伤之阴。此型属正虚邪恋,治宜标本兼顾。

6.肾络瘀阻

主症:血尿、蛋白尿持续不愈,水肿大部消退,腰膝酸痛或有肢体麻木。舌质紫黯,脉细涩。

治法:活血化瘀,利水泄浊。

处方:益肾汤加减。

当归12g,川芎9g,白芍12g,生地12g,益母草30g,白茅根15g,丹参12g,泽兰12g,红花6g。

分析:本型常见于本病的后期,有转化成慢性肾炎之趋势,为水湿潴留,三焦气滞,血行不畅与水湿相合而致,病难速愈。方以四物汤养血和血,益母草、丹参、泽兰活血利水,红花活血化瘀,白茅根凉血止血,共成祛瘀活络之效。

(二)特色治疗

1.专方专药

(1)清解散水汤:麻黄6g,杏仁10g,连翘、猪苓各15g,茯苓、泽泻、石韦备12g,赤小豆、生益母草、白茅根各30g,炙甘草3g。用于急性肾炎急性期。

(2)三豆一根汤:黑豆、绿豆、赤小豆各15g,白茅根50g。具有健脾补肾、清热养阴、利尿消肿之功。针对小儿急性肾炎证属外感风热,阴津受损者而设,全方配伍简单,却屡用屡效。

(3)疏风利水汤:紫浮萍、紫苏叶各9g,桑白皮、车前子各12g,益母草、白茅根各30g,金银花、连翘各18g,甘草6g,可酌加蜂房、赤小豆、玉米须。具有疏风宣肺,清热解毒,利水消肿之功。若浮肿消退,正气未复,且尿蛋白仍多者,酌加黄芪、当归、石韦、蝉衣;上呼吸道感染、扁桃体炎、支气管炎等,酌加黄芩、桔梗、杏仁之类。

2.推拿疗法

急性期平肝经,清肺经、胃经、脾经、小肠经,退六腑。恢复期平肝经,清补肾经、脾经、揉二马,清小肠。每日1次,10次为1个疗程。

3.针刺疗法

初起取肺俞、列缺、合谷、阴陵泉、水分、肾俞、三焦俞、气海、复溜穴。每次选3~7穴,针刺,均用泻法。咽痛配少商;面部肿甚配水沟;血压高配曲池、太冲;恢复期加用脾俞、足三里、阴陵泉穴。用补法,可酌情施灸,隔日1次,10次为1个疗程,休息7天,再作第2个疗程。

4.耳针治疗

从肺、脾、肾、膀胱、交感、肾上腺、内分泌等耳穴中每次选2~3穴,轻刺激,刺后可埋针24

小时,每日1个次隔日1次,两耳轮换使用。10次为1个疗程。

5.穴位注射

主穴有京门、膀胱俞。配穴有水道、足三里、复溜。每次选主穴、配穴各1个,每穴注入当归注射液0.5mL,每日1次,7～10次为1个疗程。

6.外敷

(1)二丑方:黑丑、白丑(煅)、牙皂(煅)各75g,木香、沉香、乳香、没药各9g,琥珀3g。上药用砂糖研细末,调和,外贴气海穴,每2天换药1次。用于急性期水肿兼有腹部胀气者。

(2)麻蒜方:紫皮大蒜1枚,蓖麻子60粒。共捣糊状,分两等份,分别敷于双腰部及足心,外用纱布包扎固定,为避免蒸发减低效力,可用塑料膜外覆在药物上,敷1周为1个疗程,每周换1次。用于急性期各型水肿。

7.熏蒸法

羌活、麻黄、苍术、柴胡、紫苏梗、防风、荆芥、牛蒡子、柳枝、忍冬藤、葱白各适量。加水煮上药,熏蒸汗出,每日1次。

8.食疗

(1)冬虫夏草炖鸡:冬虫夏草3g,山药20g,枸杞子10g,蜜枣1枚加水200mL,先浸泡1小时,放入鸡肉50g,炖至熟烂,少许油盐调味。适用于急性肾炎水肿消退后的调理。

(2)冬瓜皮薏仁赤小豆粥:冬瓜皮、薏苡仁各50g,赤小豆100g,玉米须(布包)25g,加水适量,同煮至赤小豆熟透,食豆饮汤。用于急性期水肿明显或伴有高血压者。

第二节　急进性肾小球肾炎

根据其临床表现和病程的不同,早期表现为血尿、浮肿时,为中医"血尿""水肿""肾风"的范畴;后期出现无尿、肾衰竭时,可归属于"癃闭""关格"等范畴。

一、病因病机

本病的发生是由于正气亏虚,感受六淫之邪、湿浊、秽毒之气,饮食劳倦,七情内伤损伤肺脾肾三焦等脏腑功能,脏腑气化不利,升降失常,水液代谢失调所致或发为水肿或发为呕逆或发为癃闭,最终演变为关格。

本病病变主要在肾,与心、肝、脾、肺、膀胱等脏腑相关,初起邪实多为风邪、水湿、瘀血、痰浊之邪壅滞三焦;后期则脏腑虚损,浊毒内盛,甚则上凌心肺,上蒙清窍。肾络受损,水气不利为本病的基本病机。

二、辨病

本病多为急性起病,主要表现为蛋白尿、血尿、水肿、高血压、肾功能急剧进行性恶化。起病前1个月可有链球菌感染或流感样的前驱表现,出现发热、肌肉酸痛、全身不适、食欲减退、消瘦等非特异症状或有链球菌接触史。

（一）症状

1.急性肾炎综合征

严重的蛋白尿、血尿、管型尿、水肿、血压中度或轻度升高。

2.急性肾衰竭

数周及数月内出现进行性少尿、无尿,终至肾衰竭。常伴贫血、恶心、呕吐、上消化道出血等消化道症状,严重者可发生酸中毒、高血钾及电解质紊乱,甚则心律失常。

3.全身症状

起病隐匿,最显著的症状为发热、疲劳、虚弱,亦可见恶心呕吐、腰痛、关节痛等症状。

4.并发症

常见有感染（尿路、呼吸道感染甚则败血症等）、心血管系统症状（心律失常、心衰、高血压等）、神经系统症状（头痛、嗜睡、昏迷等）、消化系统症状（恶心呕吐、腹胀等）、血液系统（贫血、血小板减少等）、电解质紊乱（酸中毒,血钾、血钠异常等）。

（二）体征

1.水肿

半数患者起病即见水肿,以颜面和双下肢水肿为主,水肿常持续难消退。

2.高血压

部分患者可见血压升高。

三、类病辨别

1.急性肾小球肾炎

常见抗链球菌溶血素"O"增高,C_3降低,个别情况下可表现为进行性肾功能损害,在2～4周水肿自行消退后,肾功能可恢复正常。

2.急性间质性肾炎

以急性肾衰竭起病,常有发热、皮疹、嗜酸性粒细胞增高等过敏表现。过敏史、白细胞尿,尿沉渣中大量嗜酸性粒细胞支持其诊断。

3.急性肾小管坏死

起病迅速,多有明确的发病原因（如药物中毒、严重挤压伤、异型输血、休克等）,出现少尿或无尿,尿比重＜1.010,尿钠＞20mmol/L,尿中见大量肾小管上皮细胞,常有少尿期、多尿期、恢复期的病情演变过程。

四、治疗

（一）辨证论治

1.邪壅三焦证

症状:水肿,发热,咽痛,小便短赤或呕恶胸闷,尿少,眩晕,头痛,舌红苔黄腻,脉滑或滑数。

治法:疏风清热,利水解毒。

方药:麻黄连翘赤小豆汤合黄连温胆汤加减。

2.阴虚阳亢证

症状:眩晕头痛,尿少或无尿,恶心呕吐,疲乏无力,腰膝酸痛,甚则抽搐神昏,舌红苔腻,脉弦细。

治法:滋阴潜阳,补肾泄浊。

方药:羚角钩藤汤加减。

3.血瘀水停证

症状:眩晕头昏胀痛,小便不利,肢体水肿,面色黧黑或晦暗,腰痛固定,舌紫暗或有瘀斑、瘀点,苔薄白,脉涩。

治法:活血行水。

方药:调营饮加减。

4.水气凌心证

症状:尿少,肢体水肿,呛咳,气急,心悸,胸闷发绀,烦躁,不能平卧,舌暗苔腻,脉微结代。

治法:泻肺逐水。

方药:己椒苈黄丸加减。

5.浊毒内蕴证

症状:头痛眩晕或头重如蒙,胸闷恶心,口苦纳呆或口有尿臭味,大便秘结,脘腹胀满,面浮肢肿,小便不利,舌淡红,苔厚腻,脉沉缓。

治法:化浊利湿。

方药:温胆汤加减。若引起肝风内动者,用羚角钩藤汤息风止痉。

(二)特色治疗

1.专方专药

(1)叶氏化瘀利水汤:丹参、益母草各30g,川芎、赤芍、红花、泽兰各15g,水煎服,1日3次,广泛应用于急进性肾炎各个阶段的治疗。

(2)解毒利湿汤:鱼腥草、金银花、车前草各30g,射干、马勃、土茯苓各15g,水煎服,1日2次,用于急进性肾炎合并呼吸道感染者。

(3)补肾降浊散:冬虫夏草、西洋参、参三七各3g,酒大黄6g,烘干碎粉,分3包开始冲服,每次1包,1日3次,用于急进性肾炎尿毒症期和缓解期。

2.外治疗法

(1)肾衰宁灌肠液:直肠灌注给药,保留30～60分钟,每次20～40mL,1日2～5次,适用于急进性肾炎氮质血症期和尿毒症期。

(2)灌肠方:大黄15g,生牡蛎50g,六月雪30g,甘草6g,水煎成150mL,保留灌肠30分钟,每日1～2次,适用于急进性肾炎肾功能有损害者。

第三节　慢性肾小球肾炎

慢性肾小球肾炎(简称慢性肾炎)是由不同发病机制、多种病理类型所组成的一组原发性肾小球疾病。临床特点为起病缓慢,病情迁延,临床表现或时轻时重。随着病情发展,大部分患者可有不同程度肾功能减退,高血压、贫血。尿常规检查蛋白＋～＋＋＋,尿沉渣检查可有红细胞、管型。临床上所谓慢性肾炎一般指蛋白尿、血尿、管型尿、水肿及高血压等肾小球肾炎症迁延不愈超过 1 年以上或伴有肾功能减退的原发性肾小球疾病。

本病属中医学"水肿""虚劳"范畴,与"水气""癃闭"等有密切关系。水肿最早见于《灵枢·水胀》:"肤胀者水始起也,目窠上微肿,如新卧起之状,其颈脉动,时咳,阴股间寒,足胫肿,腹乃大,其水已成矣。以手按其腹,随手而起,如裹水之状,此其候也。"虚劳(又称虚损)《内经》以虚立论,即"精气夺则虚"。

一、病因病机

中医认为本病病位在肾,与肝、脾关系密切,发病原因有先天不足,外邪侵犯,饮食失调等。

1.先天不足

父母体虚、胎中失养、误伤胎气、临产受损、喂养不当等致禀赋不足,则后天易于罹患疾病,不易治愈,导致久病不复,而成虚劳。

2.外邪侵犯

外感六淫,内舍肺脾肾,肺脾肾气虚而成虚劳。

3.饮食失调

饮食不节,饮食不洁,饮食偏嗜,过饱过饥,损伤脾胃,日久则脾胃虚弱,气血化源不足,内不能和调于脏腑,外不能潇洒陈于营卫经脉,由虚致损,遂成虚劳。

4.大病久病,失于调理

大病暴疾,邪气太盛,脏气过伤,正气虚损,短期难复,加之失于调治,每易酿成虚劳。

慢性肾炎的病程较长,病机复杂,大多数虚实相兼。虚的一面如气虚、阳虚、阴虚、血虚,结合脏腑辨证又有脾虚、肾虚之分;实的一面有水湿、湿热、瘀血等不同。临床上,湿(包括湿热)、瘀两项几乎每一患者都有程度不同的兼夹。因此强调以正虚为本,邪实为标,以正虚作为证型,以邪实作为兼夹证处理,这样比较符合临床实际。在脏腑辨证定位上,以脾肾肝的虚损为主,慢性肾炎在急性发作阶段与肺关系比较密切。由于五脏六腑密切相关,有时慢性肾炎也可影响多个脏腑。

二、辨病

(一)症状

1.隐匿起病

部分患者可无明显临床症状。偶有轻度浮肿,血压可正常或轻度升高。多通过体检发现。

2.慢性起病

可有乏力,疲倦,腰痛,纳差,眼睑和(或)下肢水肿,伴不同程度的血尿或蛋白尿。也有患者以高血压为突出表现,伴有肾功能正常或不同程度受损。

3.急性起病

部分患者因劳累、感染、血压增高、水与电解质紊乱使病情呈急性发作或用肾毒性药物后病情急骤恶化。

(二)体征

1.水肿

大多有不同程度的水肿。轻者仅眼睑、面部或踝部出现水肿,重者可见全身水肿或伴有(胸)腹水。

2.高血压

大多数患者发生高血压,有些以高血压为首发症状。对预后影响甚大。

3.贫血

水肿明显时轻度贫血可能与血液稀释有关。中度以上贫血多数与肾内促红细胞生成素减少有关。后期则出现较严重的贫血。

4.尿异常改变

①尿量改变:尿量与水肿及肾功能情况有关,夜尿增多。②尿比重改变:大多超过 1.020,尿渗透浓度低于 $550mmosm/(kg \cdot H_2O)$。③尿蛋白含量每日在 $1\sim3g$,可呈现大量蛋白尿。④血尿:多为镜下血尿,偶可出现肉眼血尿。

三、类病辨别

1.原发性高血压致肾损害

高血压致肾损害发病年龄大。肾小管功能减退早于肾小球滤过率。尿蛋白低于每日1.5g。常有其他器官损害。

2.狼疮性肾炎

系统性红斑狼疮好发于育龄女性,有发热,皮疹,尤其面部蝶形红斑,有多关节炎,脱发,口皮溃疡和雷诺现象。除肾脏病变外,常多系统损害。血三系均可减少,活动期有溶血性贫血表现。血沉增快,免疫球蛋白增加,血清蛋白电泳 r-球蛋白升高,免疫球蛋白增多,抗核抗体阳性。

3.紫癜性肾炎

紫癜性肾炎多见于青少年,短时出现血尿、蛋白尿和管型尿。皮肤紫癜,黏膜出血史,是否有同时存在腹痛、便血和关节炎病史。

四、治疗

(一)辨证论治

1.风邪外束,三焦不利

主症:全身浮肿,来势迅速,多有恶寒、发热、肢节酸楚、小便不利等症或伴咽喉红肿疼痛。

舌苔薄白,脉浮数。

治法:疏风清热,宣肺利水。

处方:越婢汤加味。

麻黄 10g,生石膏 30g(先煎)、甘草 6g,车前子 15g(包煎)、冬瓜皮 15g,白术 15g 杏仁 10g,生姜 9g,大枣 3 枚

阐述:本型多见于慢性肾炎急性发作者。在呼吸道感染、皮肤感染等之后 3～4 天出现。方中麻黄辛温,散邪宣肺,以复通调水道之功;石膏辛寒,直清肺之郁热。麻石相伍,一宣一清,使邪去肺之宣降自复。杏仁止咳,车前子、冬瓜皮利水,白术利水祛湿,共成宣肺清热利水之功。本病急性发作期,配合清热解毒法治疗,比单纯地从风水论治,疗效更为显著。尤其对一些持续性水肿、蛋白尿不易消除的治疗,酌情加入清热解毒之品,如金银花、连翘、蒲公英、板蓝根、鱼腥草等可提高疗效,减少疾病反复。

本型有时可出现一过性的肾功能不全加重,此时应采取综合疗法,可配合西药的降压、利尿、强心等法以加强效果。

2.脾虚气滞,水湿内停

主症:下肢浮肿或全身浮肿,面色少华,神疲乏力,四肢倦怠,食欲下降,大便不实或溏泄,脘腹痞满。舌淡,苔白腻,脉沉。

治法:健脾行气,化湿利水。

处方:香砂六君子汤加味。

党参 15g,白术 12g,茯苓 15g,木香 10g,砂仁 6g(后下)、半夏 12g,陈皮 9g,冬瓜皮 30g,大腹皮 15g

阐述:本型多见于慢性肾炎肾病型,水肿较著,持续难消。方用香砂六君子汤健脾行气,加冬瓜皮、大腹皮祛湿行水,共奏实脾利水之功。水肿甚者,加泽泻、猪苓;腹胀甚者,加枳壳、槟榔;呕吐者,加藿香、生姜;面色㿠白,纳呆便溏,水肿相对较轻者,可去冬瓜皮、大腹皮,加扁豆、山药、莲子;如水湿化热,可合用疏凿饮子。

慢性肾炎治疗过程中,经常出现脾胃不和的症状,如纳食不馨,脘痞腹满。调理脾胃,是治疗疾病重要的一环。临证时,一定要详审病情,酌情运用健脾和胃之法。此正体现了中医的崇土制水、脾为后天的思想。

3.肾阴不足,热毒内蕴

主症:腰痛,身热口渴,咽干,小便黄赤,稍有不慎即可引起血尿加重,甚则蛋白尿,眼睑浮肿或有或无。舌红,苔微黄或净,脉细数。

治法:益肾滋阴,清热解毒。

处方:知柏地黄丸合二至丸加减。

生地 15g,玄参 15g,白芍 12g,竹叶 6g,丹皮 10g,黄柏 10g,知母 10g,茯苓 15g,双花 15g,连翘 10g,旱莲草 15g,女贞子 15g,益母草 20g

阐述:此型多发生于慢性肾炎而兼有扁桃体炎、咽炎的患者。足少阴肾经循喉挟舌本,而外感热毒,迁延不愈,循经入肾,耗灼肾阴,标本同病,故用上方标本同治。如尿热不适,加半枝莲、白花蛇舌草;血尿明显者,可加大小蓟、地榆;舌苔腻者,加苍术、薏苡仁;潮热盗汗者,加青

蒿、鳖甲。如扁桃体红肿日久,反复发作,可考虑行扁桃体摘除术。

4.肝肾阴虚,血瘀络阻

主症:头昏目眩,甚则视物不清,耳鸣,腰背酸痛,午后颧红。舌质黯红,脉弦细。

治法:滋养肝肾,活血化瘀。

处方:杞菊地黄汤合桃红四物汤加减。

红花6g,当归12g,生地15g,白芍12g,川芎10g,茯苓15g,益母草15g,女贞子15g,枸杞15g,杭菊花15g,山萸肉10g,丹参15g,钩藤15～30g(后下)、灵磁石30g(先煎)

阐述:慢性肾炎高血压患者多见此型。当阴亏日久,肾络失和,渐积血滞成瘀所致。属本虚标实之证。若神疲乏力,面浮肢肿者,加黄芪;小便短涩不适,加半枝莲、白花蛇舌草;腰酸膝软甚者,加桑葚、山萸肉。方用杞菊地黄汤调益肝肾之阴,并加川芎、红花、当归、丹参、益母草等活血祛瘀,钩藤、灵磁石等潜镇降压,余如臭梧桐、珍珠母、罗布麻等亦可酌情选用。

5.脾肾两虚

主症:形寒怕冷,面浮肢肿,面色淡白,少气乏力,腰膝酸软,足跟痛,口淡纳差,大便溏薄,尿多色清或微混。舌胖嫩,脉沉细。

治法:温补脾肾。

处方:济生肾气汤加减。

党参15g,黄芪30g,熟地30g,山药15g,山萸肉10g,茯苓15g,泽泻10g,丹皮10g,肉桂3～6g,熟附片6～10g,车前子10g,牛膝10g

阐述:本型多见于慢性肾炎后期,血浆蛋白持续不升,病情处于相对的稳定期。故用济生肾气汤加减,脾肾双补,阴阳并调,振奋阳气,并能利湿。方中加入党参、黄芪益气固脾,兼有脾胃湿浊者,症见恶心呕吐,腹胀有水鸣,大便溏薄,可加苍术、厚朴、藿香;兼有湿热者,症见尿频或混浊不清,可加瞿麦、白花蛇舌草;兼有热毒者,症见咽红不适,白细胞总数高或淋巴细胞增高者,可加银花、蒲公英、紫花地丁;兼有瘀血者,症见舌质黯红,肢体麻木,可加丹参、赤芍、川芎。

6.气阴两虚,湿热蕴蓄

主症:晨起眼睑浮肿,面㿠神疲,五心烦热,时有自汗,咽部黯红。舌质淡尖红,苔白略腻,脉沉。

治法:益气养阴,清热利湿。

处方:清心莲子饮加味。

党参15g,生黄芪30g,车前子15g(包煎)、茯苓15g,黄芩15g,地骨皮15g,麦冬15g,莲子20g

阐述此型最常见,亦为决定慢性肾炎转归的重要阶段。因慢性肾炎气化失司,水湿潴留,渐而化热,可形成湿热合邪,且湿伤气,热耗阴,久之气阴暗耗;气阴一耗,则水湿无以化,虚热更甚,致成气阴两虚,湿热蕴蓄之证。如任其发展,气损及阳,阴伤及血,湿热蔓延衍生瘀血、水湿浊邪等,势必形成脾肾衰败,浊邪内闭的危证,故应积极治疗,阻止其进一步发展。方中以党参、生黄芪益气;地骨皮、黄芩、麦冬、莲子滋阴清热,茯苓、车前子利湿。如尿涩热,口腻者,可加瞿麦、白花蛇舌草;咽痛者,可加僵蚕、牛蒡子。

(二)特色治疗

1.专方专药

(1)黄葵胶囊:是一种纯中药制剂,清热利湿效果好。黄葵的主要化学成分为黄酮类,具有抗炎、利尿、消肿、抗血小板聚集的作用,通过对 T 细胞、B 细胞的抑制效应,控制过度炎症反应所致的疾病。

(2)金水宝胶囊:有补益肺肾,生精益气之功。与气阴两虚精气下泄产生蛋白尿相补充,实验结果表明,其对减少尿蛋白有明显效果,具有临床应用价值。

(3)海昆肾喜胶囊:能显著降低肾衰竭大鼠血清肌酐和尿素氮水平,有效提升肾衰竭大鼠血清白蛋白含量,改善肾衰竭大鼠肾组织病理形态学;对正常稻水负荷大鼠有利尿作用,能够增加麻醉犬肾血流量注量。具抗凝和调节免疫作用,能够显著降低血肌酐。

2.针刺疗法

选水分、气海、三阴交穴针刺,每 15 天 1 个疗程,有健脾温肾、利水消肿之功效。若伴有腹胀脘闷、恶心呕吐、乏力便溏者,可选阴陵泉、足三里、内关等穴位针刺。可取足三里、迎香、太阳、百会等穴,经常轻轻揉按。

3.艾灸

用艾条温和灸双侧足三里各 10 分钟,石门 5 分钟,以皮肤发红为度,起床与睡前各 1 次,10 天后改为每天 1 次,常年不断。

4.食疗

(1)复方黄芪粥:生黄芪、生薏苡仁各 30g,赤小豆 15g,鸡内金(研细末)9g,金橘饼 2 枚,糯米 30g。先以水 600mL 煮黄芪 20 分钟,次入薏苡仁、赤小豆煎 20 分钟,再加鸡内金与糯米煮熟成粥,作 1 日量,分 2 次服之。食后嚼金橘饼 1 枚,分两次服,每日 1 剂。

(2)消蛋白尿粥:芡实、糯米各 30g,白果 10 枚。煮粥,每日 1 次,10 日为 1 个疗程。间歇服 2~4 个疗程。适用于慢性肾炎中后期蛋白尿久不消者。

(3)莲子芡实瘦肉汤:莲子、芡实各 30g,瘦猪肉 100g。加水,用瓦煲煲汤,饮用时加少许盐调味,连渣服。可补肾固精、健脾补虚。颇适用于慢性肾炎之食补。本方三味药的药性均极平和,起着缓补的作用。

第五章 内分泌及代谢系统疾病

第一节 尿崩症

一、病因病机

本病病因多与素体阴虚、妊娠孕产、邪热外侵、情志不舒、饮水不节、跌仆损伤等诸因素有关。

1.肺胃热盛

素体阴虚或热邪外袭,以致火热内扰,伤及肺胃,肺主气,为水之上源,敷布津液,燥热伤肺,不能敷布津液而直趋于下。胃为水谷之海,主腐熟水谷,燥热伤胃,一则不能游溢精气,转输水谷精微,二则水液不能敷布上承,降而无升。

2.阴虚燥热

素体阴虚或情志失调或饮食偏嗜,过食肥甘厚味,致燥热内生,火热灼伤阴津,阴液亏耗,水津不能敷布,故烦渴饮水自救。

3.气阴两虚

情志失调或饮食偏嗜或跌仆损伤而致精气耗损;病程迁延,日久伤气耗精,热灼伤阴,阴液亏损,水失敷布。

4.脾肾阳虚

先天禀赋不足,肾精不充,肾失濡养,阳虚则津液不布;或情志不遂,肝气郁结,横逆乘脾,水失健运,敷布失衡,阴液耗损,阴损及阳;若颅脑损伤,致使元神受损,肾气受损,则进一步阻遏气机,而成脾肾阳虚,水失敷布之情形。

5.阴阳两虚

病至晚期,阴损及阳,脾肾阳气衰微,而致阴阳两虚之候。

综上所述,本病的主要病机为阴虚燥热,肾精不足。本病的性质是本虚标实,阴虚为本,燥热为标。病位主要在肾,与肺、脾关系密切。上述诸多病因,不论六淫七情,还是饮食、外伤,均导致脏腑虚弱而成尿崩症。本病初起大都偏于阴虚燥热,火热内扰,使肺胃燥热津亏,阴液亏耗,水津不能敷布,烦渴饮水以自救;肺燥金枯,金水不能相生,有开无阖,饮一溲一;或因中焦受寒,运化失常,不能气化津液,水津不能上承,降而不升,口干多饮,多尿。然病久阴损及阳,可致阴阳两虚之候。若颅脑创伤或手术后,元神受损,肾气受损,则进一步阻遏气机,而成脾肾阳虚,水失敷布之情形,后期则酿至阴阳两虚之候,导致永久恶性尿崩症而成难治之症。

二、临床表现

尿崩症发病较急,一般起病日期明确。最显著的症状就是多尿,尿量可达 5～10L/d,甚至更多,一般不超过 18L/d,尿比重多在 1.001～1.005,尿渗透压常为 50～200mOsm/(kg·H$_2$O),尿色淡如清水。失水严重,口渴、多饮使患者不能安眠,工作和休息受到影响,久之可出现精神症状,如虚弱、头痛、失眠、困倦、情绪低落等。

由于低渗性多尿,血浆渗透压常轻度升高,从而兴奋下丘脑口渴中枢,患者因烦渴而大量饮水。如有足够的水分供应,患者一般健康可不受影响。但当病变累及口渴中枢时,口渴感丧失或患者处于意识不清状态,如不及时补充大量水分,出现严重失水,出现高钠血症,表现极度衰弱、发热、精神症状、谵妄,甚至死亡,多见于继发性尿崩症。继发性尿崩症除上述表现外,尚有原发病的症状体征。

三、诊断与鉴别诊断

(一)诊断

典型的尿崩症诊断不难,凡有持续多尿、烦渴、多饮及尿比重低者均应考虑本病,血浆、尿渗透压测定及禁水加压素试验可明确诊断。

尿崩症的诊断依据:①尿量多,一般 4～10L/d;②低渗尿,尿渗透压<血浆渗透压,一般低于 200mOsm/(kg·H$_2$O),尿比重多在 1.005 以下;③禁水试验不能使尿渗透压和尿比重增加,而注射加压素后尿量减少,尿比重增加,尿渗透压较注射前增加 9% 以上;④加压素(AVP)或去氨加压素治疗有明显效果。

满足上述①、②、③条标准,即可确诊尿崩症。

中枢性尿崩症诊断一旦成立,应进一步明确部分性还是完全性。无论是部分性还是完全性中枢性尿崩症,都应该努力寻找病因学依据,可测定视力、视野,进行脑部包括下丘脑-垂体部位 CT 和 MRI 检查。如果确实没有确切的脑部和下丘脑-垂体部位器质性病变的依据,才可以考虑原发性中枢性尿崩症的诊断。

(二)鉴别诊断

尿崩症应与其他常见内科疾病所致的多尿相鉴别。

1.糖尿病

血糖升高,尿糖阳性,易鉴别。需注意有个别病例既有尿崩症,又有糖尿病。

2.精神性烦渴

主要表现烦渴、多饮、多尿、低比重尿,但 AVP 并不缺乏,上述检查有助鉴别。

3.肾性尿崩症

是家族性 X 连锁遗传病,肾小管对 AVP 不敏感,出生后即出现症状,多为男孩,注射加压素后尿量不减少,尿比重不增加,血浆 AVP 浓度正常或升高,易与中枢性尿崩症鉴别。

四、辨证论治

（一）阴虚燥热

主症：烦渴引饮，尤喜冷饮，口干舌燥，唇赤颧红，无汗或盗汗，五心烦热，夜寐不安，尿频量多，大便干结；妇女经少或经闭，月经愆期。舌质红或红绛，苔黄，脉弦细数。

治法：滋阴清热，润燥生津。

处方：知柏地黄丸合白虎加入参汤加减。

生熟地各 30g，山药 15g，山茱萸 15g，丹皮 10g，知母 12g，黄柏 10g，生石膏 30g，麦冬 10g，天花粉 10g，芦根 30g，甘草 10g。

阐述：尿崩症者此型较为多见，方中生熟地滋阴益肾，山茱萸养肝肾而益精，山药补脾肾而摄精微，三药相配，滋养肝脾肾，达到三阴并补的目的。同时知母、黄柏相须为用，可滋阴、清虚热，共奏滋阴清热之效；方中再加入石膏，用以清肺胃之热，并能止渴除烦，知母与之配伍，可加强其清热生津之功。麦冬、天花粉、芦根均可入肺胃经，起到清热生津的作用。如口渴明显加乌梅、玄参；大便干结加生大黄、火麻仁；午后潮热加地骨皮、胡黄连；心悸失眠加远志、枣仁；排尿频数加益智仁、覆盆子。

在临床应用中，如患者阴虚明显，可主要以知柏地黄丸、地黄饮子、麦门冬汤、三才封髓丹化裁。如燥热明显者，主要以玉女煎、玉泉散加减，其中石膏用量宜大，过小则起不到清热止渴之效。有学者以滋阴清燥立法，应用六味地黄丸、白虎加人参汤或玉女煎加减治疗尿崩症，多数患者经过治疗后，尿量、尿比重接近正常，经随访 1 年以上未见复发。

（二）气阴两虚

主症：口渴多饮，多尿，消瘦乏力，自汗气短，皮肤干燥，手足心热，失眠多梦，头晕耳鸣。舌嫩红，苔薄白少津，脉细数。

治法：益气养阴，敛津固摄。

处方：生脉散合六味地黄丸加减。

党参 15g，麦冬 15g，五味子 15g，生熟地各 30g，山药 30g，山茱萸 15g，茯苓 20g，丹皮 10g，甘草 10g。

阐述：生脉散中党参益气生津；麦冬甘寒柔润，益津滋阴；五味子味酸，收敛耗散之气；合麦冬则酸甘化阴，而能敛液生津；三药一补一清一敛，共奏益气养阴，敛津固摄之效。六味地黄丸则益肾精以固真阴。如有多汗、心悸者，加龙骨、牡蛎，以敛汗镇心；口渴烦热者，加生石膏（先下）、知母，以清热生津除烦；大便秘结者，加玄参以滋阴润肠；气虚甚者，加人参、黄芪，以补元气。某学者在临床上将本病分为阴虚热盛型、气阴两虚型、肝肾阴虚型、阴阳两虚型辨证治疗，其中气阴两虚型用生脉散加减治疗，取得了较好的疗效。

（三）脾肾阳虚

主症：口渴引饮，尿色清长，小便频多，尤以夜尿为甚，腰膝酸软，神疲乏力，纳呆便溏，形寒怯冷，面色苍白。舌淡嫩，苔白，脉沉细弱。

治法：温阳益气，固肾缩尿，健脾助运。

处方:鹿茸丸加减。

鹿茸 3g,熟地黄 12g,麦冬 20g,山萸肉 15g,补骨脂 15g,肉苁蓉 15g,五味子 15g,党参 15g,黄芪 30g,茯苓 15g,白术 10g,桑螵蛸 15g,甘草 10g。

阐述:源于《三因极一病证方论》的鹿茸丸主要用于肾虚消渴、小便无度。方中以鹿茸、肉苁蓉温肾助阳;熟地黄、麦冬养阴生阳;黄芪、党参、茯苓、白术、甘草合用取四君子汤之意,补中健脾;山萸肉、补骨脂、五味子、桑螵蛸固肾摄液。原方中牛膝因可利尿通淋,引药下行,恐影响药效,因此去之。如有口渴引饮加葛根、升麻补脾生津;尿次频数加芡实、益智仁;肾阴不足加生地、龟甲;气短懒言加生晒参、核桃肉;纳呆明显加鸡内金、山楂。若经过治疗之后,多饮、多尿之症已基本缓解,尿比重有所增高,则可用补中益气汤或四君子汤善后,不必过用温阳之剂。某学者经过研究认为脾肾阳虚是尿崩症主要证型,用药主要以金匮肾气丸、鹿茸丸、玄菟丸等化裁,患者经治疗后,多饮、多尿症状逐渐减轻,尿比重逐步提高,从远期疗效来看,多数患者疗效稳定,很少复发。

(四)阴阳两虚

主症:口渴引饮,尿频尿多,呈饮一溲一之态,形体憔悴,面色黧黑,耳轮干枯,咽干舌燥,畏寒汗出,阳痿早泄或月经延期,记忆力减退。舌淡,苔干,脉沉细无力。

治法:温阳滋阴,补肾固涩。

处方:金匮肾气丸加减。

制附子 8g,肉桂 6g,生熟地各 30g,山药 15g,山萸肉 15g,茯苓 12g,丹皮 12g,甘草 10g,乌药 6g,益智仁 9g。

阐述:尿崩症见阴阳两虚证时,已入此病后期。此时虽有阴虚精亏之基本病机,但已呈阳虚为主的征象,故在治疗时以金匮肾气丸为主,方中附子与肉桂相须为用温补阳气,但恐其孤阳无以生,配生熟地、山药、山萸肉滋阴填精,助桂附之效,从而达到阴中求阳,阴阳并补的目的。病至此期,患者渴饮、尿频的症状更为严重,可达到饮一溲一的状态,因此取缩泉丸之义在方中加入乌药和益智仁,以奏健脾补肾,固精气,缩小便之效。若有脾虚失运,加黄芪、升麻;有燥热之象者,加玉竹、知母。本病至此,难以在短期见效,固可将本药制成丸剂,以图缓治。在临床中,朱太平用金匮肾气丸加味治疗肾阴阳两虚之尿崩症,患者在服药后尿比重逐渐升高,调治月余后改汤为丸,连服半年,体力逐渐恢复,随访 7 年未见复发。

第二节　甲状腺功能亢进症

甲状腺功能亢进症,简称"甲亢",归属于甲状腺毒症范畴,甲状腺毒症是指血循环中甲状腺激素过多,引起以神经、循环、消化等系统兴奋性增高和代谢亢进为主要表现的一组临床综合征。其中由于甲状腺腺体本身功能亢进,合成和分泌甲状腺激素增加所导致的甲状腺毒症称为甲状腺功能亢进症。临床表现以高代谢综合征、神经兴奋性增高、甲状腺弥漫性肿大、不同程度的突眼为特征,是内分泌系统常见的一大类疾病。各年龄段均可发病,尤以 20~40 岁女性多发,据统计本病发病率为 0.5%~1%。随着我国经济的迅速增长,社会竞争激烈、家庭及工作压力的不断增大,以及饮食结构的改变,本病发病率呈日益上升趋势。

甲亢属于中医的瘿病范畴,但两者之间并不相等。临床上可根据相关突出症状将其归为"心悸"(伴甲亢性心脏病者)、"自汗"(伴泌汗功能异常者)、"消渴"(伴多饮、多食、形体消瘦者)等,更符合辨证论治的需要。甲亢病机复杂,临床表现多样,目前提倡采用中西医结合的治疗方法,取长补短,可收到较为满意的疗效。

一、病因病机

本病虽归于"瘿病"范畴,但中医的"瘿"是指甲状腺肿大。宋《三因方·瘿瘤证治》将"瘿"分为石、肉、筋、血、气五瘿。文中描述的五种瘿病形态既包括甲亢性甲状腺肿,也有其他颈部肿瘤,故治疗时应注意辨析。

历代医家多把"瘿病"责之于肝,强调气滞、痰浊、瘀血等邪实因素为瘿病的主要病机。近年来随着对甲亢的研究不断深入,越来越多的医家认为,先天禀赋不足,如素体阴亏,阴虚阳亢,加之情志刺激导致人体气血阴阳平衡紊乱为诱因,变生阴虚火旺、气阴两虚、阴损及阳等诸症,病程可夹杂痰瘀为患。其病位涉及肝、肾、心为主;初起多实,病久则由实致虚,尤以阴虚、气虚为主,以致成为虚实夹杂之证。

1.先天肝肾阴虚

先天禀赋不足、肝肾阴虚是甲亢发病的内在基础。由于先天肝肾不足,脏腑失养,故阴虚之人尤易徒生虚火,扰神动怒,日久便灼津成痰,从而痰凝气结血瘀,发为瘿病。甲亢中期随着病情的发展,肝郁化火或痰郁结火,阴伤阳亢;痰气、瘀血及火热之邪,与阴液耗伤互为因果,阴虚则痰火愈结愈炽,进一步耗伤阴液,形成恶性循环。如《证治汇补·惊悸怔忡》记载:"有阴气内虚,虚火妄动,心悸体瘦,五心烦热,面赤唇燥,左脉微弱或虚火无力者是也。"而妇人之所以好发,是以肝血为先天,若先天天癸亏虚,冲任失充,更兼妇人经、带、胎、产、乳等影响肝经气血,每遇情志不遂等诱因,更易发病。《临证指南医案》云:"女子以肝为先天,阴性凝结,易于怫郁。"现代西医研究证实,甲亢与甲状腺的自身免疫反应及遗传因素密切相关,与此甚为契合。

2.情志失调

甲亢的发生,其后天因素多由患者恼怒忧思,久郁不解或突受精神刺激,情志不遂,肝失疏泄,气郁痰凝;或肝气横逆犯脾,脾失健运,聚湿成痰,痰气交阻;而五志过极易化火伤阴,灼津成痰,气血不畅,则痰瘀互结,交阻颈前,渐起瘿肿。而甲亢病情进退又与情志变化密切相关。《诸病源候论·瘿候》言:"瘿者,由忧患气结所生";《圣济总录》言:"瘿病,妇人多有之,缘忧患有甚于男子也。"由于女性容易受到情绪的影响,故其较男性更易罹患甲亢。

3.饮食水土失宜

长期嗜食肥甘厚味或偏嗜辛辣刺激之物,一则脾胃受损,聚湿生痰;二则辛辣之品,助生胃火,肝胃火盛,灼津成痰,终致瘿病发生。瘿病发生与水土因素也有极为密切的关系,对此古人亦有观察。《吕氏春秋·尽数篇》载曰:"轻水所,多秃与瘿人";《诸病源候论·瘿候》曰:"诸山水黑土中,出泉流者,不可久居,常食令人作瘿气,动气增患",以上各论均说明本病的发生与地理环境有一定关系。

4.失治误治,他病转化

甲亢也可由其他医源性因素导致,如过用益火伤阴药物,而致肝肾阴虚阳亢;或甲减治疗用药过度;也可因过用高碘中药或长期服用抗心律失常、慢性咽炎的高碘药物等而诱发。这在用药泛滥的当今社会并不少见,需加强关注。他病转化者,如甲状腺炎早期未得到正确治疗或甲减过度治疗等,均可导致甲亢。

二、临床表现

(一)甲亢典型临床表现

甲亢症状和体征主要由循环中甲状腺激素过多引起,其严重程度与病史长短、激素升高的程度和患者年龄等因素相关。临床表现主要有:

1.甲状腺毒症

(1)高代谢综合征:由于 T_3、T_4 分泌过多,促进物质代谢,患者常有疲乏无力,怕热多汗,皮肤温暖潮湿,体重下降。TH 加速糖的吸收利用和糖原分解等,可致糖耐量异常或使原有糖尿病加重;TH 促使脂肪分解与氧化,胆固醇合成、转化及排出,常致血中总胆固醇降低;蛋白质代谢加速,负氮平衡,尿肌酸排出增多。

(2)精神神经系统:TH 导致大脑皮质兴奋,患者表现多言好动,紧张多虑,焦躁易怒,不安失眠等;患者对儿茶酚胺类敏感性增加,故有手、眼睑和舌肌细震颤,腱反射亢进;精神狂躁或有幻觉。

(3)心血管系统:TH 对心肌细胞有直接兴奋作用,且能增强儿茶酚胺作用,导致患者心悸气短,心动过速,第一心音亢进,收缩压升高、舒张压降低,脉压增大。严重者可继发甲亢性心脏病,其中律失常表现最常见,房颤为主,伴心室率增快(>120 次/分);心脏增大;部分患者可有心力衰竭,右心衰多见。

(4)消化系统:因 TH 促进代谢消耗增加,患者常有食欲亢进,多食消瘦;由于肠蠕动增加,消化吸收不良,患者排便次数增多,便中含较多不消化残渣;严重者长期腹泻。

年老或病久者可合并甲亢性肝损害:临床症状较轻微,多表现为轻度的消化障碍,如厌油、纳差、肝区不适;或无症状,仅肝功能检查提示异常;严重者可出现黄疸。

(5)肌肉骨骼系统:由于机体负氮平衡,磷酸肌酸分解增强,临床 30%～50%患者出现肌无力。甲亢也可影响骨骼钙含量,导致骨质疏松,尿钙增多,但血钙一般正常。严重者并发甲亢性肌病:急性甲亢性肌病,罕见,可迅速发展为延髓麻痹,表现为迅速发展的严重肌无力,无明显肌肉萎缩;慢性甲亢性肌病,多见,表现为肌无力进行性加重,甚至肌萎缩,无肌肉瘫痪和感觉障碍;甲亢伴周期性麻痹,多见于亚洲青壮年男性,表现为发作性肌无力,呈弛缓性瘫痪,伴血钾降低,但尿钾不高;甲亢伴重症肌无力,罕见,临床表现同一般重症肌无力。另有 Graves 肢端病,罕见,表现有增生性骨膜下骨炎,外形似杵状指或肥大性骨关节病变。

(6)生殖内分泌系统:TH 常导致女性月经减少或闭经;男性有阳痿,偶有乳腺发育,催乳素水平增高。影响内分泌系统可见垂体肾上腺轴功能早期反应增强,久病反应下降,储备功能下降。

（7）造血系统：白细胞总数偏低，但淋巴细胞比例增加，单核细胞偏高，血小板寿命缩短，有时出现血小板减少性紫癜。

（8）皮肤及肢端：下肢黏液性水肿，多为对称性、非凹陷性，好发胫前，早期皮肤增厚，呈淡红或淡紫色，病久皮肤粗厚，如树皮样，皮损融合。

2.甲状腺肿

视诊：甲状腺多呈弥漫性、对称性肿大，肿大程度与甲亢轻重无明显关系；触诊：甲状腺随吞咽动作上下移动，扪之震颤，质软，久病者较韧；听诊：左右叶上下级可闻及动脉收缩期杂音，为特征性表现。另有极少数甲状腺位于胸骨后纵隔内，需要同位素或 X 线检查确定。

3.眼征

（1）非浸润性突眼：为轻度突眼，突眼度＜18mm，由于 TH 所致交感神经兴奋性增高有关，使眼外肌与上睑肌群张力增高，球后及眶内软组织改变不大，甲亢控制后可自行恢复，预后良好。其特征性表现有：瞬目减少，双目炯炯（stellwag 征）；向下看时，上眼睑不能随眼球下落（vonGraefe 征）；向上看时，前额皮肤不能皱起（Joffroy 征）；两眼看近物时，眼球辐射不良（Mobius 征）。

（2）浸润性突眼：约占 5％，突眼程度与甲亢无明显关系。眼球可显著突出，突眼度一般在 19mm 以上，两侧常不对等，有时仅一侧突眼。患者自诉异物感明显，眼球胀痛，畏光、流泪、复视，视力减退。查体：眼睑肿胀，结膜充血水肿、眼球活动受限，视野缩小。重者伴发角膜溃疡、全眼球炎，甚至失明。

（二）甲亢特殊临床表现

1.甲状腺危象

多发生于甲亢较重，治疗不充分患者，由感染、手术、创伤、精神刺激等诱发。临床表现有：高热大汗，心动过速（140 次/分以上），烦躁谵妄，恶心呕吐，严重者可并发心力衰竭，休克及昏迷，死亡率为 20％以上。

2.T_3 型甲亢

患者 T_3 和 T_4 的比例失调，T_3 产生量显著多于 T_4，发生机制尚不清楚。临床表现同一般甲亢。实验室检查 TT_3、FT_3 升高，但 TT_4、FT_4 正常。

3.T_4 型甲亢

仅 T_4 升高见于两种情况，一是碘甲亢，大约有 1/3 碘甲亢患者的 T_3 是正常的；另一种是甲亢伴其他严重性疾病（又称"假 T_4 型甲亢"），此时 T_4 在外周转变为 T_3 障碍，T_3 主要来自甲状腺的分泌，故 T_3 正常。临床表现同一般甲亢。实验室检查 TT_4、FT_4 升高，但 TT_3、FT_3 正常。

4.亚临床甲亢

患者不伴或伴有轻微的甲亢症状。实验室检查见血清 TSH 水平低于正常值下限，而 TT_3、TT_4 在正常范围，部分患者可发展为临床型甲亢。

5.妊娠合并甲亢

指原有甲亢妇女怀孕后甲亢复发。除了一般甲亢表现外，孕妇体重不能随妊娠月数增加而增长，重者发生早产、流产、妊娠高血压综合征、畸胎等。注意此型需与"妊娠剧吐型甲亢"鉴别,其由于 HCG 病理性升高,刺激 TSHR 出现甲状腺毒症表现。

6.淡漠型甲亢

患者无典型甲亢症状,实验室检查同一般甲亢表现。主要症状为纳差、消瘦、精神抑郁,甲状腺常不大,也无典型突眼,起病隐匿,老年人多见,易漏诊误诊。

7.桥本甲亢

指桥本甲状腺炎与 Graves 病同时存在,甲状腺穿刺活检结果兼具两者特征。血清 TG-Ab 和抗甲状腺过氧化物酶抗体(TPO-Ab)高滴度。当 TS-Ab 占优势时,临床表现为 Graves 病;当 TPO-Ab 占优势时,临床表现为桥本甲状腺炎或/和甲减。

三、诊断与鉴别诊断

(一)诊断

1.诊断要点

典型病例诊断不困难。患者有诊断意义的临床表现,如怕热、多汗、易激动、易饥多食、消瘦、手颤、腹泻、心动过速及眼征、甲状腺肿大等。在甲状腺部位听到血管杂音和触到震颤,则更具有诊断意义。对一些轻症或临床表现不典型的病例,常需借助实验室检查,才能明确诊断。在确诊甲亢的基础上,排除其他原因所致的甲亢,结合患者眼征、弥漫性甲状腺肿、TRAb 阳性,即可诊断为 GD。

2.特殊类型

(1)淡漠型甲状腺功能亢进症:多见于老年患者。起病隐匿,高代谢综合征、眼征和甲状腺肿均不明显。主要表现为明显消瘦、心悸、乏力、头晕、昏厥、神经质或神志淡漠、腹泻、厌食。可伴有心房颤动、震颤和肌病等体征,70%患者无甲状腺肿大。临床上易被误诊。老年人不明原因的突然消瘦、新发生心房颤动时应考虑本病。

(2)三碘甲状腺原氨酸(T_3)型和甲状腺素(T_4)型甲状腺毒症:仅有血清 T_3 增高的甲状腺毒症称为 T_3 型甲状腺毒症,仅占甲亢病例的 5%。实验室检查发现血清 TT_3、FT_3 水平增高,但是 TT_4 和 FT_4 的水平正常,TSH 水平减低,[131]碘摄取率增加,在碘缺乏地区和老年人群中常见。仅有血清 T_4 增高的甲状腺毒症称为 T_4 型甲状腺毒症,主要发生在碘致甲亢和伴全身性严重疾病的甲亢患者中。

(3)亚临床甲状腺功能亢进症:在排除其他能够抑制 TSH 水平的疾病前提下,依赖实验室检查结果才能诊断,表现为血清 T_3、T_4 正常,TSH 水平减低。

(4)妊娠期甲状腺功能亢进症:妊娠期由于 TBG 增高导致 TT_4、TT_3 增高,故妊娠期甲亢的诊断必须依赖 FT_4、FT_3、TSH 测定。妊娠期甲亢包括:①一过性妊娠呕吐甲状腺功能亢进症:人绒毛膜促性腺激素(HCG)与 TSH 有相似或相同的结构,过量或变异的 HCG 刺激 TSH 受体,可致妊娠期甲状腺功能亢进症;②新生儿甲状腺功能亢进症:母体的 TRAb 可以透过胎盘刺激胎儿的甲状腺引起新生儿甲亢;③产后 GD:产后免疫抑制解除,易产生产后 GD;④产后甲状腺炎:甲状腺滤泡炎性破坏,甲状腺程度释放入血,早期可有甲亢表现。

（二）鉴别诊断

1.单纯性甲状腺肿

除甲状腺肿大外，无甲亢的症状和体征，虽然测甲状腺摄[131]I率有时可增高，但高峰不前移，且 T_3 抑制试验大多显示可抑制性。TRH兴奋试验正常，血清 T_3、T_4 水平正常。

2.神经官能症

由于自主神经调节紊乱，可出现心悸、气短、易激动、手颤、乏力、多汗等症状，与甲亢患者临床表现相似，但无突眼，甲状腺不肿大，血清 T_3、T_4 水平及甲状腺摄[131]I率等检查结果正常。

3.其他

以低热、多汗、心动过速等为主要表现者，需要与结核病和风湿热鉴别。以腹泻为主要表现者常被误诊为慢性结肠炎。老年甲亢的表现多不典型，常有淡漠、厌食、明显消瘦，容易被误诊为癌症。单侧浸润性突眼症需与眶内和颅底肿瘤鉴别。甲亢伴有肌病者，需与家族性周期性瘫痪和重症肌无力鉴别。

四、治疗

（一）一般治疗

1.健康教育

因甲亢是需长期调理的疾病，有必要对患者进行健康教育，使之充分了解相关知识，树立正确的抗病信念，提高患者诊疗的依从性。

2.情志调节

鼓励患者树立乐观向上的人生态度，保持心情愉悦，减轻心理压力，控制焦虑抑郁等不良情绪。

3.饮食治疗

补充足够热量和营养，包括糖、蛋白质和B族维生素；适量增加钙、磷的供给；控制高碘食物的摄入；忌辛辣刺激之品和浓茶、咖啡。

（二）辨证论治

1.气郁痰阻

症状：颈前正中肿大，质软不痛；颈部觉胀，胸闷，喜太息或兼胸胁窜痛，病情的波动常与情志因素有关，苔薄白，脉弦。

治法：理气舒郁，化痰消瘿。

方药：柴胡疏肝散合二陈汤加减。方用柴胡、陈皮各6g，炒枳实、白芍、制香附、法半夏、夏枯草、白芥子、象贝各10g，牡蛎（先煎）30g。柴胡、香附、白芍疏肝柔肝以解郁，贝母、白芥子、陈皮、法半夏化痰散结，夏枯草平肝清热散结。咽颈不适加桔梗、木蝴蝶、射干利咽消肿。气郁甚者，加川楝子、佛手加强疏肝理气之功。

2.肝胃火旺

主症：面赤烘热，心悸失眠，烦躁不安，汗出怕热，多食善饥，口渴，颈脖肿大，喉堵塞感明显，眼球突出。舌红、苔黄，脉弦数。

治法:清泄肝胃之火。

方药:龙胆泻肝汤合白虎汤加减。方用龙胆草、丹皮、栀子、黄芩、丹参、赤芍、知母、生地黄各 10g,瓜蒌 15g,珍珠母、生石膏各 20g。方中龙胆草、黄芩、山栀子苦寒清热泄肝,石膏、知母清泻胃火,配合生地、丹皮、赤芍清热凉血,珍珠母平肝宁神。失眠久者加酸枣仁(炒)、柏子仁以养心安神。头晕手颤者加石决明、天麻以平肝潜阳息风。但需注意本方针对的阳亢化火的高代谢症状,火盛伤阴,且方中清火药较多,易苦寒化燥,更伤津液。当中病即止,并配合养血滋阴之品。

3.痰结血瘀

主症:颈前肿块,按之较硬或有结节,肿块经久未消,胸闷,纳差,声嘶,舌黯苔白腻,脉弦或涩。

治法:理气活血,化痰消瘿。

方药:三棱化瘿汤加减。方用三棱、莪术、青皮、陈皮、法半夏、贝母、当归、川芎各 10g,连翘 15g,生甘草 5g。方中三棱、莪术破瘀消肿,青皮、陈皮、半夏、贝母理气化痰散结,当归、川芎养血活血,稍佐连翘、生甘草清热解毒散结。结块较硬难消者,可酌加露蜂房、山甲片、丹参等,以增强活血软坚作用。郁久化火者,加夏枯草、丹皮、玄参以清热泻火。吞咽不利者,可加代赭石、旋覆花以镇逆下气。

4.心肝阴虚

症状:瘿肿或大或小,质软,心悸不宁,心烦少寐,急躁易怒,眼干,目眩,乏力,汗多,舌质红,少苔,脉弦细数。

治法:滋养阴精,宁心柔肝。

方药:天王补心丹合一贯煎加减。方用生地、玄参、麦冬、天冬、枸杞、太子参、五味子、当归、丹参各 10g,茯苓、酸枣仁各 20g,远志、川楝子各 6g。生地、玄参、麦冬、天冬养阴清热生津,太子参、当归益气养血,丹参、酸枣仁、柏子仁、远志养心安神。大便稀溏,便次增加者,加白术、苡仁、淮山健运脾胃。病久肝肾不足,精血耗伤者,可酌加龟板、桑寄生、牛膝、山茱萸等补益正气、滋养精血之品。

5.阴虚风动

症状:瘿肿可大可小,头晕目眩,耳鸣咽干,五心烦热,腰膝酸软,手指震颤,甚则猝然昏扑,手足拘急;常有男子遗精,女子月经量少,舌体颤动,质红少苔,脉细数。

治法:滋阴养血,柔肝息风。

方药:阿胶鸡子黄汤合大定风珠加减。方用阿胶(烊化)、白芍、天麻各 10g,熟地 12g,钩藤 20g,生龙骨(先煎)、生牡蛎(先煎)各 15g,夜交藤 20g,青蒿 15g,鸡子黄 1 枚。方中熟地滋肾填精,龙骨、牡蛎潜阳镇逆,天麻、钩藤平肝息风,鸡子黄、阿胶、白芍育阴柔肝,青蒿清肝解郁。肾虚耳鸣者,加龟板、牛膝滋肾潜阳。男子遗精早泄者,加知母、黄柏、金樱子滋阴降火固精。女子闭经者,加丹参、泽兰、益母草活血通经。

6.气阴两虚

症状:颈部瘿肿日久,神疲乏力,口干,气促,汗多,头晕失眠,纳谷不香,五心烦热,阴虚重者有急躁易怒,两颧潮红。舌偏红,苔薄白,脉沉细数。

治法:益气养阴,散结消瘿。

方药:生脉散合牡蛎散加减。方用黄芪、生麦芽 15g,麦冬、太子参、白芍、生地各 12g,白术、陈皮、夏枯草各 10g,酸枣仁 15 克,生牡蛎 30g(先煎)。方中黄芪、太子参益气生津,生地、麦冬、白芍酸甘化阴,白术、陈皮运脾开胃,生麦芽、牡蛎、夏枯草消积散结。口渴喜饮者,酌加乌梅、天花粉生津止渴。脾虚便溏者,去生地滋腻,加山药、炒扁豆、建曲以健脾止泻。

(三)特色专方

1.甲亢益气养阴汤配合化结消囊散

有学者总结甲亢的病因病机主要是正气衰竭,脾中元气下陷,肾水不足,阴火上乘。自拟"甲亢益气养阴汤"治疗甲亢伴结节,方用生黄芪、怀山药各 30g,太子参、炒白芍、炒白术、制香附各 12g,淫羊藿、射干各 15g,夏枯草 25g,肉桂、炙甘草各 3g,每日 1 剂,水煎服。待诸证基本消失,转投"化结消囊散"善后,以图缩小甲亢结节,药用:白头翁、射干、荔枝核、制香附、胆南星、制半夏、制首乌共碾为散,日服量 15g,分 3 次,用生黄芪 30g,大枣 6 枚煎水送散药。治疗甲亢久病,结节难消,气阴两虚患者,取效良好。

2.舒肺达肝平突汤配合白虎汤

首投大剂白虎汤,见便秘者合大承气汤加味,釜底抽薪,继用自拟"舒肺达肝平突汤"加减。药用:生黄芪、北沙参、炒川楝子、夏枯草、云母石各 30g,枇杷叶、浙贝、射干、生白芍各 15g,制香附 12g,甘草 6g,知母 18g,日 1 剂,水煎服。待诸证好转,眼球渐见回缩,白睛水肿消退。上方改为散剂,日服 35g,分 3 次,饭前半小时服。尤其是恶性突眼早期,肝火炽盛者,疗效理想。

3.养阴清热方

有学者认为,原发性甲状腺功能亢进症本虚以阴虚为主,标实为郁火、痰浊及瘀血,因此以养阴清热为主之方,随证加减,取得满意疗效。药用黄芩 10g,夏枯草 10g,生地黄 10g,赤芍 10g,白芍 20g,五味子 10g,黄连 3g,麦冬 10g,生牡蛎 20g(先煎),南沙参 10g,炙甘草 6g,在此基础上随症加减,心悸失眠者加酸枣仁 10g,远志 10g,茯神 10g。多食善饥者加生石膏 30g,知母 20g。手颤者加钩藤 10g,珍珠母 20g。眼突者加石决明 10g,决明子 10g。易汗者加浮小麦 20g,糯稻根 20g。2 个月为 1 个疗程,观察 3 个疗程,治疗 52 例患者中,治愈 10 例,显效 32 例,有效 8 例,总有效率 96.15%。

4.李氏甲亢方

有学者认为甲亢是阴虚肝郁为主,肝火只是甲亢的一过性表现,阴虚火旺才是甲亢本质。据此拟用以养阴为主,清热为辅,配以软坚散结之甲亢方。药用炒白芍 10g,木瓜 10g,乌梅 15g,生龙牡 20g(先煎),太子参 15g,麦冬 10g,五味子 10g,黄连 10g,炒栀子 10g,柴胡 6g,桑叶 10g,莲子肉 10g,川贝母 10g,夏枯草 15g,炙甘草 10g。治疗阴虚火旺之甲亢,收效理想。

5.防己黄芪汤加减

有学者善用防己黄芪汤配合活血化瘀之法治疗甲亢引起的胫前黏液水肿伴气虚血瘀者,他认为本病以治疗血瘀为急,当重用活血化瘀之品通经利水。方用生黄芪 30g,汉防己 15g,水蛭 5g,毛冬青 30g,泽兰 15g,益母草 15g,茯苓 15g,白芥子 10g,猫爪草 10g,鬼箭羽 15g,怀牛膝 15g,甘草 5g。一日 1 剂。若有瘀热之象,则易黄芪加丹皮、夏枯草等清热凉血之品。

6.益气消瘿汤

有学者治疗甲亢多从疏肝解郁,益气养阴,滋阴潜阳入手,自拟"益气消瘿汤"为甲亢治疗基本方,药用生黄芪 30g,夏枯草 15g,连翘 12g,白芥子 9g,玄参 9g,生地 9g,牡蛎 30g,鳖甲 10g,柴胡 9g,酸枣仁 30g。每日 1 剂,一日 2 次。

7.丹栀逍遥散加减

有学者运用丹栀逍遥散加减配合西药,治疗糖尿病合并甲亢患者。药用当归 10g,白芍 10g,白术 10g,柴胡 12g,茯苓 15g,生姜 5g,牡丹皮 12g,栀子 12g,苍术 10g,甘草 6g。伴心悸、失眠、汗出者加生地、丹参、炒酸枣仁、远志、龙骨、牡蛎。急躁易怒者加龙胆草、夏枯草,倍用丹皮、栀子。手指颤抖者加白蒺藜、钩藤。多食易饥者加石膏。便溏次多者加薏苡仁、麦芽,倍用白术、茯苓。消瘦乏力者,加黄芪、党参、当归、熟地黄、枸杞子。皮肤瘙痒者加地肤子、苦参。每日 1 剂,一日 2 次。同时给予原定降糖药及抗甲状腺药。结果 18 例患者中显效 6 例,有效 10 例,无效 2 例,总有效率 88.89%。

8.芪精平亢汤

有学者用本方配合他巴唑治疗 Graves 甲亢 30 例。药用生黄芪 40g,黄精 40g,女贞子 20g,旱莲草 20g,五味子 12g,丹参 15g,生牡蛎 30g,夏枯草 20g,浙贝母 15g。烦渴、盗汗甚者加玄参、麦冬;突眼甚者加茺蔚子、决明子;心悸甚者加酸枣仁、龙齿。每日 1 剂,一日 2 次。与对照组 15 例患者单纯用他巴唑治疗 3 个月后相比,有效率分别为 96.67%、66.67%,治疗组疗效优于对照组(P<0.01)。

9.益肾膏

有学者治疗骨代谢紊乱的中老年女性甲亢患者,在用他巴唑、心得安同时,加用中药益肾膏治疗。药用女贞子、枸杞、杜仲、菟丝子、补骨脂、鹿角胶等制膏,每次 30mL,每日 3 次,6 周为 1 个疗程,疗程间歇 1~2 周,共治疗 3 个疗程,对照组单纯用西药治疗。结果两组甲亢症状控制基本一致,但试验组比对照组尿钙丢失明显减少。

(四)中药成药

1.夏枯草膏

组成:夏枯草。辅料为蜂蜜。用法用量:口服,一次 9 克,一日 2 次。适应证:肝火亢盛甲亢。

2.甲亢灵胶囊

组成:夏枯草、墨旱莲、丹参、山药、煅龙骨、煅牡蛎等。用法用量:口服,一次 4 粒,一日 3 次。适应证:阴虚阳亢型甲亢。

3.抑亢丸

组成:羚羊角,白芍,桑葚,天竺黄,香附,延胡索(醋灸),玄参,黄精,黄药子,女贞子,天冬,地黄,青皮等十四味。用法用量:口服一次 1 丸,一日 2 次。适应证:心肝火旺型甲亢。

4.昆明山海棠片

组成:卫矛科植物昆明山海棠的干燥根的浸膏制成的片剂,外包糖衣。用法用量:每次 2 片,日 3 次。适应证:因本品有免疫抑制、解热、抗炎作用,主要针对 Graves 甲亢初发。但本药有较强肾毒性和抗生育作用,肾功能不全、年轻女性慎用,且普通患者服药不宜过久。

5.瘿气灵片

组成:太子参、麦冬、五味子、黄芪、玄参、牡蛎、酸枣仁、浙贝母、夏枯草、赤芍、猫爪草等。

用法用量:每次 5 粒,每日 3 次。适应证:气阴两虚型甲亢。

(五)针灸疗法

1.针刺疗法

主穴:a.气瘿、三阴交、复溜;b.上天柱、风池。

配穴:a.痰热甚者,加丰隆、合谷、脾俞;阴虚火旺者,加间使、神门、太冲、太溪;气阴两虚者,加内关、足三里、关元、照海;阴阳两虚者,加命门、肾俞、关元、太溪。b.攒竹、丝竹空、阳白、鱼腰。

操作方法:①主穴和配穴之 a 组用于甲亢之高代谢症状。每次选用 3～4 穴,气瘿穴进针后,针体作倾斜 45°角,刺入腺体 1/2 以上,再在两侧各刺 1 针;四肢穴根据病情虚实需要决定提插补泻手法。②主穴和配穴之 b 组用于甲亢性突眼。刺入上天柱穴和风池穴,针尖向鼻尖作 70°内斜,进针 1.3～1.5 寸,用徐出徐入手法,使针感到达眼区;攒竹、丝竹空、阳白三针齐刺,透向鱼腰。以上各穴留针 15～30 分钟,每日或隔日 1 次,50 次为一疗程。

(注:气瘿穴位置,相当于天突穴,视甲状腺肿大程度而稍有出入;上天柱穴位置,天柱穴直上 5 分。)

2.电针疗法

主穴取阿是穴(肿大甲状腺外侧),配穴随症加减。如心悸失眠者,配以太阳、内关、神门。针刺后针尾接上电脉冲理疗仪的电极板,以直流电 25V 对阿是穴行强刺激。各配穴予中等强度刺激。每次刺激时间为 30～40 分钟。每日 1 次,18 次为一疗程,疗程间隔 7 天。

3.穴位注射

针对甲亢性突眼治疗。可取双侧上天柱穴,用透明质酸酶 1500U 加醋酸可的松 25mg 为单次注射量,进针后逐步向前送针至 1～1.5 寸深,略加提插,待针感向同侧眼部或头部放射,缓慢推入药液。隔日 1 次,10 次为一疗程。停治 10 天后,再作下一疗程,一般用 1～3 个疗程。

4.艾灸疗法

主要是针对甲亢日久,阴损及阳,阴阳两虚者。艾灸可补阳益阴。取背部相应俞穴,如肝俞、肾俞等,以及命门、关元、气海等,施以艾条温和灸或隔附子饼灸,每次 5～7 壮。

5.埋线疗法

(1)简易埋线法:适于心肝火旺,偏实证的患者。

操作方法:取双侧肝俞、心俞穴。常规消毒后局麻,用 12 号腰椎穿刺针穿入羊肠线 1.5～2cm,刺入穴位得气后埋入羊肠线,以无菌干棉球按压片刻,外敷创可贴,两周 1 次,4 次后,间隔两个月再埋线 4 次。

(2)挑筋割脂埋线法:适于甲亢症状顽固,西药治疗疗效不佳或副反应明显者。

操作方法:主穴:阿是穴、喉 2、喉 3、喉 4、喉 6、喉 7、肝俞、鸠尾;配穴:心悸者加膻中、巨阙,消谷善饥者加中脘。(注:喉 2 点的位置:颈部正中线上,从甲状软骨结节上的凹陷正中至胸骨柄上切迹正中上 1 寸处的连线上 1/3 折点处;喉 3 点的位置:颈部正中线上,从甲状软骨结节上的凹陷正中至胸骨柄上切迹正中上 1 寸处的连线下 1/3 折点处;喉 4 点的位置:即胸骨柄上切迹正中上 1 寸处;喉 6 点的位置:人迎穴直下,与喉 2 点相平;喉 7 点的位置:人迎穴直下,与喉 3 点相平。)

6.挑筋法

患者仰卧,上述穴位常规消毒局麻后,用专用针具(如:Ⅰ型针挑针)横刺表皮,翘高针尖,抬高针体,左右摇摆,拉断挑起表皮,再挑出一些有黏性的皮下纤维,反复多次,直至把针口半径为 0.25cm 范围内的纤维挑完为止。操作完毕,创口涂上碘酊,外贴无菌小纱垫。

7.割脂埋线法

取鸠尾穴时患者仰卧,取肝俞穴时患者俯卧。穴位常规消毒后局麻,铺洞巾,先用手术刀于矢状方向切开皮肤长约 1cm,再用止血钳分离刀口周围皮下组织,范围 2～3cm,割去少许皮下脂肪;然后将准备好的 2 号羊肠线 4～5cm,打成小结放入穴位皮下,缝合刀口,消毒后外贴无菌纱块,5 天后拆线。

挑筋每次取 1～2 个主穴或配穴,开始每日挑 1 次,待常规点挑完后,可隔 3～5 日挑 1 次,10 次为一疗程,第一及第二疗程结束时,分别于鸠尾穴和肝俞穴做割脂埋线疗法 1 次。一疗程未改善者,休息 10 天再行下一疗程。

(六)推拿治疗

1.甲亢瘿肿治疗

(1)气郁痰阻型:点按肝俞、心俞,揉拿手三阳经,点按内关、合谷,分推胸胁,点按天突、天鼎、天容。

(2)痰瘀互结型:揉拿手三阴经,点按内关、神门,推脾运胃,点按天突、水突、天容,提拿足三阴经,点按三阴交、丰隆。

注:可采用逆经重按手法,达到泄热益阴,调节阴阳的目的。点按天突穴时,配合频咽唾液 3 分钟。

2.甲亢伴周期性麻痹治疗

上肢拿肩井筋,揉捏臂臑、手三里、合谷部位肌筋,点臂臑、曲池等穴,搓揉臂肌来回数遍。下肢拿阴廉、承山、昆仑筋,揉捏伏兔、承扶,殷门部肌筋,点腰阳关、环跳、足三里、委中、解溪、内庭等穴,搓揉股肌来回数遍。(注:手法刚柔并济,以深透为主。每日一次,7 日为一疗程。)

3.甲亢足部推拿

(1)足底部反射区:头部(大脑)、脑垂体、小脑及脑干、三叉神经、颈项、眼、甲状腺、甲状旁腺、肝、心、脾、肾上腺、肾、输尿管、膀胱、胃、胰、十二指肠、盲肠(阑尾)、回盲瓣、升结肠、横结肠、降结肠、乙状结肠及直肠、小肠、肛门、生殖腺。可用拇指指端点法、示指指间关节点法、钳法、拇指关节刮法、示指关节刮法、双指关节刮法、拳刮法、拇指推法、擦法、拍法、拳面叩击法等手法刺激。

(2)足内侧反射区:颈椎、尿道及阴道。可用拇指推法、示指外侧缘刮法等手法刺激。

(3)足外侧反射区:生殖腺。可用示指外侧缘刮法、拇指推法、叩击法等手法刺激。

足背部反射区:上身淋巴结、下身淋巴结、胸部淋巴结(胸腺)、扁桃体。可用拇指指端点法、示指指间关节点法、示指推法等手法刺激。

（七）中药外治法

1.湿敷法

针对瘿病痰瘀互结者，热毒较盛者，本方有活血化瘀，清热散结之功。药用：黄药子30g，生大黄30g，全蝎10g，僵蚕10g，土鳖虫10g，蚤休15g，明矾5g，蜈蚣5条。上药共研细末，备用。用时以醋、酒拌敷于患处，保持湿润，每3日换药1次，7次为一疗程。

2.膏贴法

针对瘿肿硬结，顽固不消者，本方有温经通络，活血散结之功。药用川乌60g，草乌50g，乳香60g，没药60g，急性子160g，三七30g，麻黄30g，肉桂30g(后下)，全蝎30g，白芷60g，川芎30g，生马钱子30g，丁香30g，紫草30g。将上药置于3600mL芝麻油中煎至药枯，滤净，加热至240℃撤火，兑入加热之章丹1200g，搅匀，凝结后放入冷水中浸15～20日，每日换水一次。用时加温摊纸或布上，大者5～6g，小者2～3g，做成膏药，外贴，5～7日换药一次。

（八）气功治疗

1.气郁痰结型

外气治疗：取天突、天鼎、足三里、翳风各穴。用点法发凉气，以调肝理脾、解郁散结；用抓法抓甲状腺10次；用导引法作全身性导引，以疏通经络、散结消瘿。

辨证施功：肝郁化热则心烦急躁，用剑指站桩功调和气血；"嘘"字功，吸短呼长，以泻肝火；逍遥步，配以"嘘"字口型长呼气，做慢步行功，以解郁散结；伴血压高者做降压功，每晚盘坐腹式调息一次，60分钟。

2.肝胃火旺型

外气治疗：取天突、天容、天鼎、合谷、足三里。用点法发凉气，以清泻肝胃之火；用抓法抓甲状腺10次，再用剑指向甲状腺发凉气；然后以剑指导引，沿肩、臂到手，反复6次以上。

辨证施功：肝胃火旺则伤阴，用月华功以养阴清热，每晚练功40～60分钟；练"嘘"字功，以呼为主，泻肝火；"呵"字功，以呼为主，清心火，意在泻其子；逍遥步，以疏肝泄热。伴血压高者做降压功，早晚盘坐腹式调息各40分钟。

3.心肝阴虚型

外气治疗：取曲泽、天突、天容、翳风、合谷、足三里，用点法发凉气，以滋养心肝之阴；用抓法抓甲状腺10次以上，再用剑指向甲状腺发凉气；然后以剑指导引，沿肩、臂到手，反复6次以上。

辨证施功：以剑指站桩功40分钟，合用月华功60分钟，以养心肝之阴。合"嘘"字功，以平肝火；"呵"字功、"吹"字功以补肾宁心；逍遥步，以"嘘"字功口型长呼气，作慢步行功。

4.阳亢风动型

外气治疗：用点法对百会发凉气，配合呼气，意守下丹田或涌泉；用全身导引，泻亢阳从四肢而出；再以双手导引，配"嘘"字功口型大口吐气，连续导引10～15分钟，再用剑指站桩功、"嘘"字功、"吹"字功，以潜阳息风。

辨证施功：阳亢津伤则风动，以剑指站桩功、八段锦、"嘘"字功为主，可达滋水涵木、平肝息风之效；见手足抖动或肢体搐搦等症，应以逍遥步"吹"字功为主；血压升高时，可意守丹田或涌泉，以收濡养筋脉、除烦息风之功。

5.肝郁脾虚型

外气治疗：取内关、肝俞、章门、魂门、足三里、建里，发放热气，以理脾运，用导引法进行全身性导引。

辨证施功：以逍遥步、"嘘"字功，可调肝解郁。肝木侮土见腹泻、纳差者，则应以"呼"字功，吸长呼短，补益脾气；再以"嘘"字功口型长呼气，顿足跟，搓胁肋，可收疏肝健脾、条达气机之功。

6.阴虚火旺型

外气治疗：以揉按法向肾俞、三阴交、期门、内关、涌泉发热气；向心俞、申脉用点法发放凉气；用导引法进行全身性导引。

辨证施功：阳盛灼阴，以月华功补心肾之阴；逍遥步，配以"呵"字口型长呼气，作慢步行功，泻心火；松静功，每日两次，一次 30～40 分钟；"吹"字功，八段锦，以期滋阴降火，水火既济。

7.气阴两虚型

外气治疗：以揉按法向肝俞、脾俞、足三里、神门、中脘发热气，益气养阴；用双掌同时发热气，一掌对百会，一掌对气海、关元，培补真元之气。

辨证施功：早做日精功，晚作月华功，达到气阴双补；八段锦、静坐深调息功、逍遥步（以呼字口型长呼气、慢步行功）可益气健脾，化生气血。

8.痰结血瘀型

外气治疗：用揉按法向膻中、心俞、足三里、间使、劳宫、脾俞发放热气，以补气活血；肝俞、太冲穴用点法发凉气以泻肝火；再配作全身性导引。

辨证施功：瘿肿结节致胸闷发憋者，做日精功以益气健脾；练剑指站桩功、八段锦、"嘘"字功、"呼"字功等，均以呼为主，以祛痰散结，活血化瘀；静坐深调息，每天早晚各一次，每次 30～40 分钟。

第三节　甲状腺功能减退症

一、病因病机

本病多由于先天不足，久病伤肾，情志内伤，饮食不节等，致正气内伤，阴阳失衡，脏腑功能失调而发病。

1.先天不足，禀赋薄弱

肾为先天之本，主骨生髓。先天禀赋不足，则肾精亏虚，致五脏形体失养，脑髓失充，故见形体发育迟缓，智力发育迟滞，严重者可出现"五迟""五软"的表现。

2.饮食不节，脾失健运

忧愁思虑，饮食不节，损伤脾土或外感邪气，耗伤中气，以致脾失健运，水湿内停，而出现纳呆腹胀、面浮肢肿；气血生化乏源，则见倦怠乏力、少气懒言、语声低微等。

3.久病伤肾,肾气衰微

久病伤肾或素体虚弱,致肾精亏损,肾气虚衰,肾阳不足,致形体失温,脑髓失充,见神疲短气、畏寒肢冷、智能下降等。肾阳不足,可致心阳亏虚,心失所养,可见心慌心悸、胸闷气短。病久渐至阳气衰竭,而见嗜睡、神昏等危重情况。

综上所述,本病乃由先天不足,后天久病失调,脏气亏虚,正虚邪留而致。本虚是本病的基本病机,气血阴阳皆虚,尤以气虚、阳虚为甚,病变日久,正虚留邪,可出现虚实夹杂之证。病位在颈前,与肾、脾、心、肝相关。

二、临床表现

甲状腺功能减退症的临床表现取决于起病年龄。成年型甲减主要影响代谢及脏器功能,发生于胎儿或婴幼儿时,大脑和骨髓的生长发育受阻,患儿身材矮小、智力低下。

(一)成年型甲状腺功能减退症

中年女性多见,男女之比为 1∶5～1∶10。多数起病隐匿,进展缓慢,有时可十余年后始有典型表现。

1.一般表现

易疲劳、怕冷、少汗、动作缓慢、食欲减退而体重增加。记忆力减退,智力低下,反应迟钝,嗜睡,精神抑郁。典型黏液性水肿的临床表现为:表情淡漠,面色苍白,眼睑浮肿,唇厚舌大,全身皮肤干燥、增厚、粗糙、多脱屑,毛发脱落,指甲增厚变脆、多裂纹,踝部可出现非凹陷性浮肿。

2.肌肉与骨关节

肌肉无力,收缩与松弛均迟缓,暂时性肌痛,肌强直、痉挛,咀嚼肌、胸锁乳突肌、股四头肌、手部肌肉进行性萎缩。腱反射的弛缓期特征性延长。关节也常疼痛,偶有关节腔积液。

3.心血管系统

心肌黏液性水肿导致心肌收缩力损伤、心动过缓、心排血量下降。由于心肌间质水肿、非特异性心肌纤维肿胀、左心室扩张和心包积液导致心脏增大,有学者称之为甲减性心脏病。冠心病在本病中高发,但因心肌耗氧量减少,心绞痛在甲减时减轻。

4.消化系统

厌食、腹胀、便秘常见,甚至发生麻痹性肠梗阻或黏液水肿性巨结肠。

5.内分泌系统

性欲减退,男性阳痿,女性多有月经过多或闭经、不孕、溢乳等。如本病伴发自身免疫性肾上腺皮质功能减退和 1 型糖尿病,则称为多发性内分泌功能减退综合征(Schmidt 综合征)。

6.血液系统

由于下述四种原因发生贫血:①甲状腺激素缺乏引起血红蛋白合成障碍;②肠道吸收铁障碍引起铁缺乏;③肠道吸收叶酸障碍引起叶酸缺乏;④恶性贫血是与自身免疫性甲状腺炎伴发的器官特异性自身免疫病。

7.黏液性水肿昏迷

临床表现为嗜睡,低体温(<35℃),呼吸徐缓,心动过缓,血压下降,四肢肌肉松弛,反射减

弱或消失,甚至昏迷、休克、肾功能不全而危及生命。常见于病情严重者,诱因为严重躯体疾病、中断 TH 替代治疗、寒冷、感染、手术和使用麻醉、镇静药等。

(二)呆小病

主要表现为患儿体格、智力发育均较同龄人迟缓,起病越早病情越严重。初生时体重较重,不活泼,不主动吸奶,哭声低弱,逐渐发展为典型呆小病,表情呆钝,声音低哑,面色苍白,眼周浮肿,眼距增宽,鼻梁扁塌,唇厚流涎,舌大外伸,前后囟增大、关闭延迟,出牙、换牙延迟,身材矮小,四肢粗短,行走摇摆且呈鸭步,腹饱满膨大伴脐疝,性器官发育延迟。

(三)幼年型甲减

介于呆小病与成人型之间。幼儿多表现为呆小病,但体格、智能发育迟缓和面容改变不如呆小病显著,较大儿童则和成年型相似,但伴有不同程度生长迟滞,青春期延迟。

三、诊断与鉴别诊断

(一)诊断

1.病史

详细地询问病史有助于本病的诊断。如甲状腺手术史、甲亢^{131}I 治疗史;Graves 病、桥本甲状腺炎病史和家族史等。

2.临床表现

本病发病隐匿,病程较长,不少患者缺乏特异症状和体征。症状主要表现以代谢率减低和交感神经兴奋性下降为主,病情轻的早期患者可以没有特异症状。典型患者畏寒、乏力、手足肿胀感、嗜睡、记忆力减退、少汗、关节疼痛、体重增加、便秘、女性月经紊乱或者月经过多、不孕。

3.体格检查

典型患者可有表情呆滞、反应迟钝、声音嘶哑、听力障碍,面色苍白、颜面或眼睑水肿、唇厚舌大、常有齿痕,皮肤干燥、粗糙、脱皮屑、皮肤温度低、水肿、手脚掌皮肤可呈姜黄色,毛发稀疏干燥,跟腱反射时间延长,脉率缓慢。少数病例出现胫前黏液性水肿。本病累及心脏可以出现心包积液和心力衰竭。重症患者可以发生黏液性水肿昏迷。

4.实验室诊断

血清 TSH 和甲状腺激素水平是诊断甲减的一线指标。原发性甲减血清 TSH 增高,甲状腺激素水平降低。亚临床甲减仅有 TSH 增高,甲状腺激素水平正常。自身抗体的升高有助于确定甲减的病因。

(二)鉴别诊断

1.贫血

需与恶性贫血、缺铁性贫血或再生障碍性贫血等其他原因贫血相鉴别。贫血患者心率较快、脉压差大和基础代谢率偏高,而甲减患者则对寒冷更为敏感,且伴唇厚舌大,音调低沉、心率缓慢、基础代谢率降低、FT_4 及 FT_3 降低、TSH 升高等,可以帮助鉴别。

2.垂体瘤

原发性甲减时 TRH 分泌增加可以导致高 PRL 血症、溢乳及蝶鞍增大,酷似垂体催乳素瘤。可行 MRI 鉴别。

3.慢性肾炎

慢性肾炎肾功能不全的患者除表现出皮肤苍白、水肿、贫血等症状外,常常还会出现甲状腺激素测定异常,主要是血清 T_3 下降,但血清 TSH 是正常的,而甲减患者的血清 TSH 是明显升高的。

4.低 T_3 综合征

低 T_3 综合征也称作甲状腺功能正常的病态综合征,指非甲状腺疾病原因引起的伴有低 T_3 的综合征。严重的全身性疾病、创伤和心理疾病等都可导致甲状腺激素水平的改变,它反映了机体内分泌系统对疾病的适应性反应。主要表现在血清 TT_3、FT_3 水平减低,血清 rT_3 增高,血清 T_4、TSH 水平正常。疾病的严重程度一般与 T_3 降低的程度相关,疾病危重时也可出现 T_4 水平降低。

四、治疗

历来认为,甲减的病机主要为阳虚,病位主要在肾,因此患者常常可出现肾阳虚所致的神疲、记忆力减退、嗜睡、毛发脱落、性功能减低等临床表现。临证之时,除明显阳虚见症外,甲减患者多见情绪低落、心烦失眠、颈前肿大等表现,说明甲减亦有肝郁气滞、兼夹痰瘀之病理存在。因此,在处理甲减本虚与标实的关系时,要把握肾虚为本、邪实为标的原则,视病因、病位、病性之不同而灵活论治。

(一)辨证论治

1.肾阳虚证

主症:腰膝酸软,神疲乏力,畏寒肢冷,动作迟缓,反应迟钝,毛发稀疏脱落,性欲减退,男子可见阳痿、滑精、早泄,女子可见宫寒不孕、白带清稀量多、月经不调,小便清长或遗尿,大便溏,舌淡苔白,脉沉细无力等。

治法:温肾助阳,益气驱寒。

方药:桂附八味丸化裁。黄芪 15g,党参 20g,熟附子 9g,肉桂 9g,肉苁蓉 9g,熟地黄 15g,山茱萸 15g,山药 15g,茯苓 15g,泽泻 15g。

化裁:若有血瘀征象,可加丹参、桃仁活血通脉;若有少许湿象,可加少许泽泻、车前子等。

2.脾肾阳虚证

主症:见形寒肢冷,腰腹冷痛,神疲乏力,少气懒言,嗜睡健忘,肢体浮肿,表情淡漠,反应迟钝,耳鸣耳聋,五更泄泻或完谷不化,舌淡胖有齿痕,苔白滑,脉沉细无力等。

治法:温中健脾,扶阳补肾。

方药:补中益气汤或香砂六君丸合四神丸加减。黄芪 15g,党参 10g,白术 12g,茯苓 15g,熟附子 9g,补骨脂 15g,吴茱萸 6g,升麻 6g,当归 10g,砂仁 3g(后下),陈皮 6g,干姜 4 片,红枣 4 枚。

化裁:临床应用如腹胀食滞者,可加大腹皮、焦三仙等;纳食减少,可加木香、砂仁;黏液性水肿患者脾肾阳虚证多见,此时可用茯苓、泽泻、车前子等,但需在补肾健脾的基础上应用,不可猛然攻逐水饮,可加白芷、柴胡;妇女月经过多,可加阿胶、三七。

3.心肾阳虚证

主症:神疲乏力,畏寒肢冷,胸闷气促,心悸心慌,朦胧昏睡或是失眠,肢体浮肿,腰膝酸软,小便不利,舌质淡,舌体胖大,苔白滑,脉沉细或脉迟缓等。

治法:温补心肾,强心复脉。

方药:真武汤合炙甘草汤加减。黄芪15g,党参12g.熟附子9g,桂枝9g,茯苓15g,白芍药15g,猪苓15g,杜仲12g,生地10g,丹参15g,生姜30g,甘草15g。

化裁:对心动过缓者,可酌加麻黄6g、细辛3g;若脉迟不复或用参附汤、生脉散,并酌加细辛用量。

4.阳虚湿盛

主症:除具有脾肾阳虚的证候外,又见周身负重,双下肢为甚,小便量少,胸腹满闷、周身沉重、酸软乏力,舌体胖大而淡嫩,苔白腻,脉沉迟无力。

治法:温阳益气,化气行水。

方药:真武汤合五苓散化裁。党参15g,黄芪60g,白术15g,茯苓30g,茯苓皮30g,猪苓30g,陈皮9g,厚朴9g,车前子30g(包煎),干姜10g,桂枝10g,熟附子12g,淫羊藿15g,白芍12g,炙甘草6g。

化裁:小便不利,全身肿甚,气喘烦闷,可加葶苈子、川椒目、泽兰;如腰膝酸软,神疲乏力,可合用济生肾气丸。

5.阴阳两虚

主症:畏寒肢冷,眩晕耳鸣,视物模糊,皮肤粗糙,小便清长或遗尿,大便秘结,口干咽燥,但喜热饮,男子阳痿,女子不孕。舌淡苔少,脉沉细。

治法:温润滋阴,调补阴阳。

方药:以六味地黄丸、左归丸等化裁。熟地黄15g,山药15g,山萸肉12g,黄精20g,菟丝子9g,仙灵脾9g,肉苁蓉9g,何首乌15g,枸杞子12g,女贞子12g,茯苓15g,泽泻15g。

化裁:若大量滋阴药物使用后,大便仍干结难下者,可酌加火麻仁、枳实;若阳虚明显者,可加附子、肉桂;阴虚明显者,加生地黄、生脉散等;本方阴柔滋腻之品较多,久服恐易滞碍脾胃,故宜加入陈皮、砂仁。

(二)特色专方

1.加味肾气汤

肉桂3g,制附片10g,熟地10g,山萸肉10g,淮山药10g,云苓15g,丹皮10g,泽泻10g,当归10g,川芎10g,每日1剂,水煎,早晚两次温服。此方可通过调整原发性甲状腺功能减退症肾阳亏虚证患者的免疫功能,纠正异常的甲状腺激素水平,改善内分泌代谢紊乱的病理状态,从而改善临床症状,取得较满意疗效。

2.温肾补阳方

肉苁蓉20g,仙灵脾15g,补骨脂20g,黄芪20g,炒白术15g,女贞子15g,墨旱莲12g,熟地

30g,甘草 10 等。辨证加减:倦怠乏力重者加党参 15g;面部浮肿较盛者加茯苓 20g,薏苡仁 30g,车前子 15g;下肢肿甚者加泽兰 30g,泽泻 30g。上药加水泡 0.5 小时,然后煎两次取汁 200mL,1 剂/天,早晚分温服。临床研究表明温肾补阳方联合小剂量优甲乐,在减少甲状腺激素服用量的同时,能够显著改善患者症状及体征,降低血清中 TSH 含量,值得临床推广。

3.右归丸加减

(制)附子 9g(先煎),肉桂 3g(后下),熟地黄 12g,山茱萸 12g,枸杞子 12g,山药 15g,黄芪 30g,党参 15g,肉苁蓉 15g,丹参 15g,炙甘草 6g。苔腻去熟地黄;下肢浮肿加牛膝、车前子、葶苈子;脘痞纳呆加茯苓、白术、生姜;胸闷心悸加瓜蒌皮、薤白、半夏;长期便秘加当归、枳壳、升麻;记忆减退加菟丝子、鹿角胶、(制)何首乌。每天 1 剂,水煎分 2 次温服。两组均治疗 3 个月。临床研究提示运用中医温补肾阳法联合小剂量甲状腺素治疗老年甲减,在临床症状及实验室指标方面的改善效果均优于单纯小剂量甲状腺素,可供临床借鉴。

4.温阳益气活血方

黄芪 30g,熟附子 12g(先煎),白术 15g,茯苓 15g,山药 15g,淫羊藿 15g,肉苁蓉 12g,熟地 24g,枸杞 12g,丹参 18g,川芎 15g,炙甘草 6g,水煎 300mL,分早晚饭后 30 分钟温服。治疗 2 个月为 1 个疗程。临床观察表明温阳益气活血方在改善患者临床症状、体征及甲状腺功能等方面均有良好的疗效,优于单用西药的效果,且无明显毒副作用。

5.补肾填精方

制何首乌 50g,黄芪 30g,熟地黄 25g,仙灵脾 10g,菟丝子 10g,仙茅 10g,肉桂 10g,党参 20g。此方系江苏省著名专家梁军所用,若阳虚畏寒明显者,加附子 10g;若性功能衰退者,可加巴戟天 10g,阳起石 10g;若脾虚泄泻者,加补骨脂 15g,白术 15g;兼有浮肿者,可酌加泽泻 15g,茯苓 15g;兼大便秘结者,则配肉苁蓉 10g,并以生地黄易熟地滋阴润下;若颈部有瘿瘤者,可加牡蛎、浙贝母、玄参各 20g。临床上应用总有效率可达 97.6%,值得参考。

6.九味暖肾汤

熟地 30g,淮山药 30g,山萸肉 10g,补骨脂 10～15g,肉桂 6～9g,泽泻 10g,肉豆蔻 10g,鹿角片 10g,吴茱萸 10g。用此方治疗 56 例甲减患者,并设对照组以甲状腺素片治疗 42 例;结果显示,西药激素替代治疗疗效与中药九味暖肾汤疗效比较无显著性差异,但中药疗程短,疗效稳定,症状完全消失者停药后随访 2 年未复发。

7.益气温阳消瘿煎剂

黄芪 30g,人参 10g,五味子 15g,麦冬 15g,巴戟天 10g,补骨脂 10g,桂枝 8g,干姜 5g,三棱 5g,莪术 5g,大枣 4 枚,炙甘草 5g,每天 1 剂,分早晚服用。3 个月为 1 个疗程,连续 2 个疗程。此方对内分泌腺体功能可起促进调节作用,可改善残存甲状腺分泌功能,使甲状腺激素分泌量增加而减少外源性甲状腺素的用量。临床观察表明,益气温阳消瘿煎剂联合左甲状腺素钠片治疗原发性甲减的临床疗效确切,可为临床医师用药提供参考。

8.参芪附桂汤

黄芪 40～60g,党参 20～40g,肉桂粉 3～6g,附片 6～9g,熟地 20～30g,炙甘草 5～10g,腹胀便秘者加肉苁蓉、当归各 20g;嗜睡懒言者加升麻 10g;毛发稀疏脱落者加首乌 15g,枸杞子 20g;面浮肢肿者加茯苓 20g,生姜、白术各 10g。每日 1 剂,分 2 次温服,1 月为 1 疗程,一般

2～3疗程。此方乃湖南专家黄建强自拟,可补肾暖脾,益气消阴。能改善甲减患者的临床症状,调整激素水平。

9.补中益气汤加味

由补中益气原方(黄芪,人参,白术,甘草,当归,陈皮,升麻,柴胡)加入夏枯草、连翘、王不留行、莪术、浙贝母几味药,并重用黄芪之量而组成,此方系辽宁省著名专家高天舒教授的经验方,临床应用多年,治疗甲减,收到良好的疗效,可供参考。

10.温阳化浊膏

人参90g,黄芪300g,制附子60g(先煎),肉桂30g,杜仲150g,补骨脂120g,淫羊藿150g,菟丝子150g,肉苁蓉150g,巴戟天150g,紫河车90g,熟地黄300g,枸杞子150g,黄精150g,当归120g,白芥子300g,石菖蒲180g,青皮90g,陈皮120g,薏苡仁150g,白术150g,苍术90g,茯苓150g,川芎150g,赤芍150g,神曲150g,红景天60g,灵芝90g,阿胶180g,鹿角胶150g。此方系山东知名内分泌专家何刚教授开创,方中药物除阿胶、鹿角胶外,其余药物加水煎煮3次,滤汁去渣,合并滤液,加热浓缩为清膏,再将阿胶、鹿角胶加适量黄酒浸泡后隔水炖烊,冲入清膏和匀,最后加蜂蜜300g收膏即成,每次15～20g,每日2次,开水调服。若心阳虚证明显者,加桂枝、薤白等;脾阳虚证明显者加干姜、砂仁等;阴虚证明显者去附子、肉桂,加生地黄、山萸肉、麦冬、龟甲等;水湿证明显者加猪苓、泽泻、冬瓜皮等;痰浊证明显者去附子,加半夏、莱菔子等;血瘀证明显者加丹参、桃仁、红花等。临床上应用此方,初期可联合甲状腺激素使用,待甲状腺的分泌功能逐渐恢复稳定,可撤掉甲状腺激素,最后再以中药收功。

(三)中药成药

1.心脑血脉宁

此药系全国第三、四批老中医药专家学术经验继承工作指导老师张曾譻自行研制,以健脑宁心、益气养血通络为法则,从而改善脑疲劳,调节脑垂体功能。心脑血脉宁为纯中药制剂,主要由黄芪、丹参、茺蔚子、当归、川芎、赤芍、水蛭等组成,具有益气、养血、通络之功效,临床见效快且佳。

2.扶正消瘿合剂

主要由仙茅、仙灵脾、黄芪、柴胡、浙贝、当归、云苓、泽泻、杭芍、牛膝等药物组成。每次服用20mL,每日3次。可温补肾阳,益气调肝,温通泄浊。

3.抑减胶囊

由仙茅、仙灵脾、泽泻、巴戟天、炙黄芪各15g,夏枯草、茯苓各30g等药物组成,每次3粒,日3次。可补肾壮阳、活血化瘀,主要用于治疗肾阳虚型甲减。

4.金匮肾气丸

由干地黄、山药、山茱萸、泽泻、茯苓、丹皮、桂枝、炮附子所组成。功效温补肾阳。适用于甲状腺功能减退症之各种证型。用法:每次10g,日2次,开水或淡盐汤送下。

5.右归丸

由熟地黄、附子(炮附片)、肉桂、山药、山茱萸(酒炙)、菟丝子、鹿角胶、枸杞子、当归、杜仲(盐炒)组成,可温补肾阳,填精止遗,适用于肾阳虚或脾肾阳虚型甲减患者。

6.金水宝

由冬虫夏草的人工发酵菌丝体制成。能补虚损、益精气,服用方法为每天 3 次,每次 3 片。适用于脾肾阳虚证甲减,可增加临床疗效。

7.参鹿片

由鹿角片 4.5g,仙灵脾 30g,党参 12g,锁阳 12g,枸杞子 9g 等组成,1 日 3 次,每次 5 片,连续服用 3 个月为 1 个疗程。

8.温阳片

由制附子、干姜、肉桂、党参制成,适用于阳虚型甲减患者,经临床观察可提高甲状腺激素水平。

9.甲荣康片

由人参、仙灵脾、鹿角霜、肉桂、熟大黄、香附、当归、车前子、海藻、荷叶等组成,每次服用 5 片,每日 3 次,8 周为一个疗程。甲荣康片不仅可以有效地改善甲减患者的症状和体征,而且具有较好的提高甲减患者的基础代谢率(BMR)、升高血清 T_3、T_4、FT_3、FT_4,降低 TSH,降低血脂、改善血液流变学的作用,同时还具有改善皮质醇等其他内分泌激素紊乱的作用。临床研究结果显示甲荣康对甲减患者的临床总有效率为 83.3%。

(四)针灸疗法

1.传统针刺疗法

(1)体针针刺法:本病以肾脏虚损为其根本,主要累及脾、心、肝三脏,血瘀、痰湿是其病标。取穴:主穴取气海、脾俞、肾俞、心俞、足三里。畏寒、肢冷、乏力加灸大椎、命门、身柱;水肿、尿少加针刺关元、阴陵泉、丰隆、灸关元、神阙;腹胀、便秘加天枢、上巨虚、大肠俞;反应迟钝、智力低下加百会、四神聪、太溪;心律不齐、心动过缓加内关、神门;肌肉关节疼痛加合谷、阳陵泉、太冲、曲池;月经不调加三阴交、血海;性功能障碍加大敦、秩边、环跳;食欲减退加公孙、内关、中脘;郁闷、心烦加曲泽、膻中、肝俞;病久阴阳两虚者,加行间、太溪。取穴均为双侧,毫针补法为主。

(2)针刺人迎穴:针刺人迎穴,每周 3 次。手法选用迎随补泻和《神应经》中论述的"三飞一进"的补法,按下列方法操作:进针至人迎穴部位后,静候 5 秒钟;用指甲轻弹针柄 3 次;以喉头为中心,往喉头方向向上向内搓针三下(名为飞);再把针推进 0.5~1cm,将针向喉头方向拨一下(此为一进)。治疗本病需要得气,即患者甲状腺要有明显胀感。同时,注意针此部位,不能用呼吸补泻法,否则会因喉头上下起伏,导致刺破血管而形成血肿。此法可有效缓解临床症状。

2.艾灸疗法

(1)艾条灸大椎穴:准备艾灸条,将其一端用火点燃,待烟去尽,将燃烧端由远至近靠向大椎穴,直到患者感到热度适宜(一般距皮肤 1.5~3cm),固定在这一部位,来回轻轻摆动艾灸条(需充分暴露皮肤,并注意防止明火烫伤),每天 1 次,每次灸 15~20 分钟(局部皮肤发红),15~30天为一疗程,共治疗 2 个疗程,中间可休息数天。艾叶组成之艾条温灸大椎穴,能起温煦气血,透达经络,改善脏器功能,对提高机体免疫力,增加氧耗,促进代谢有明显作用。在药物治疗各种甲减症时,加用艾灸大椎穴能起到满意的协同作用。

(2)隔药粉艾炷灸:选用肾俞、脾俞、命门3穴,用二味温补肾阳的中药研粉,将药粉铺在穴位上,厚度为1cm左右,然后将直径约5cm的空心胶木圈放在药粉上,以大艾炷(艾炷底直径约为4cm)在药粉上施灸,温度以患者舒适为宜或自感有热气向肚腹内传导为度。每周灸治三次,每次灸三穴,每穴灸3~5壮,4个月为一疗程。此法不仅对原发性甲状腺功能低下者有效,而且对垂体功能低下所致甲状腺功能减退亦有良好效果。

3.中药内服配合穴位埋线疗法

取双侧肾俞、膀胱俞常规消毒局麻后,用12号腰椎穿刺针穿入羊肠线1~1.5cm,刺入穴位得气后埋入羊肠线,以无菌干棉球按压片刻,外敷创可贴。2周1次,6次为1疗程。同时口服抑减胶囊,每次3粒,每日3次;加衡片(左旋甲状腺素钠)每日晨服2片。45天后减为每日1片,以后根据甲状腺功能测定结果逐渐减量,直到停药。内服中药可温阳利水益气,并配合肾俞、膀胱俞埋入羊肠线,通过对穴位的长久刺激起到巩固疗效的目的。

4.耳针疗法

耳针疗法取穴取神门、交感、肾上腺、皮质醇下、内分泌、肾,均取双侧。以上穴位可分为两组,交替使用,留针30分钟,每隔10分钟运针1次。

5.五十营针刺合用穴位注射疗法

五十营针刺疗法:所有患者均采用五十营循环疗法针刺任脉中脘和关元穴,肺经太渊,大肠经合谷,胃经足三里,脾经三阴交,心经神门,心包经大陵,肾经太溪以及肝经太冲等穴位。针刺方法采用迎随补泻法,穴位顺序根据经气在十二经脉的循环流注按顺序依次进针,留针时间为3分钟。核酪注射液局部注射:治疗30分钟后取出毫针,以核酪注射液穴位注射双侧手三里和足三里。常规消毒皮肤后,选用一次性无菌注射器和长五号针头,采用提插法进针直刺手三里和足三里穴,每个穴位分别注射1mL。10次为1个疗程,隔日1次,连续治疗6~7个疗程。五十营针刺循环疗法配合核酪注射液穴位注射治疗,在调节机体免疫功能的同时,亦使甲状腺功能趋于正常,充分体现了中医辨证论治、标本兼顾、整体调理的特点。

6.针药并用疗法

中药基本方:黄芪30g,党参20g,附子(先煎)、肉桂各12g,仙茅9g,淫羊藿、薏苡仁各30g,枸杞子12g。随症加减,脾虚消化欠佳,加鸡内金9g。焦山楂、神曲各12g。陈皮6g。贫血加当归9g,红枣15g;便秘加瓜蒌、火麻仁各30g;浮肿加泽泻、茯苓、车前子(包)各15g;甲状腺肿大加鳖甲15g(先煎),龙骨20g,牡蛎25g;心率减慢加麻黄10g。同时配用小剂量甲状腺片,并辅以黄芪注射液穴位注射。取穴:人迎、大椎、肾俞、脾俞、太溪、足三里、关元、曲池等穴。随症加减:肾阳虚甚加命门、气海穴;浮肿少尿加阴陵泉、三阴交穴;甲状腺肿大加气舍、水突、阿是穴;痴呆加大钟、百会、心俞穴。每次选4个穴,常规消毒,每穴注入0.5mL药物,隔2日1次。此法可增强机体免疫力,活跃甲状腺功能。

第六章　骨科疾病

第一节　上肢骨折

一、锁骨骨折

锁骨,古称锁子骨。锁骨是有两个弯曲的长骨,位置表浅,桥架于胸骨与肩峰之间,两端分别参与构成胸锁关节和肩锁关节,是肩胛带同上肢与躯干的唯一骨性联系。锁骨呈"∽"形,内侧段前凸,有胸锁乳突肌和胸大肌附着,外侧段后突,有三角肌和斜方肌附着。其后下方有臂丛神经和锁骨下动、静脉经过。锁骨骨折较常见,尤以幼儿最多见。锁骨两个弯曲交接处是应力上的弱点,故骨折多发生在中 1/3 处。

(一)病因病机

锁骨骨折多为间接暴力所致,肩部外侧或手掌先着地跌倒,外力经肩锁关节传至锁骨而发生骨折,以短斜或横断骨折为多。骨折端除有重叠移位外,内侧端可因胸锁乳突肌的牵拉向后上方移位,外侧段则由于上肢的重力和胸大肌牵拉而向前下方移位。在幼儿多为青枝骨折或横断骨折。由于幼儿骨质柔软,骨折后骨膜仍保持联系,在胸锁乳突肌的牵拉下,骨折端往往向上成角,状如弩弓。直接暴力打击锁骨可造成骨折,多为横断或粉碎骨折,常发生于外 1/3,临床较少见,除非喙锁韧带断裂,骨折端多无明显移位。严重移位骨折,当骨折片向下向后移位时,可压迫或刺伤锁骨下动、静脉或臂丛神经,甚至刺破胸膜或肺尖,造成血管、神经损伤或血胸、气胸,但极为罕见。骨折片向上向前移位时,可穿破皮肤造成开放性骨折,但极少见。

(二)诊断要点

伤后局部疼痛,肿胀或有瘀斑,骨折处异常隆起。患者常有特殊姿势,患肩下垂并向前、内倾斜,用健手托住患肘部,以减轻因上肢重量牵拉而引起的疼痛,头部向患侧倾斜,下颌偏向健侧,使胸锁乳突肌松弛而减少疼痛。检查骨折局部压痛明显,完全骨折可摸到骨折端,有异常活动和骨擦音。幼儿患者由于缺乏自诉能力,且锁骨部皮下脂肪丰厚,不易触摸,尤其是青枝骨折,临床表现不明显,易贻误诊断。但活动患肢,如穿衣、上提其手或从腋下托起时,患儿会因疼痛加重而啼哭,常可提示诊断。合并锁骨下血管损伤者,患肢血循环障碍,桡动脉搏动减弱或消失。合并臂丛神经损伤者,患肢麻木,感觉和反射均减弱。X线正位照片可明确骨折的部位、类型和移位方向。根据受伤史,临床表现和 X 线检查可做出诊断。

(三)治疗方法

幼儿无移位骨折或青枝骨折可用三角巾悬吊患侧上肢,轻度移位者用"8"字绷带或双圈固定1～3周,有移位骨折应整复固定治疗。

1.整复方法

患者坐位,挺胸抬头,双手叉腰,术者将膝部顶住患者背部正中,双手握其两肩外侧向背部徐徐牵引,使之挺胸伸肩,此时骨折移位可改善,如仍有侧方移位,可用捺正手法矫正。但此类骨折不必强求解剖复位,稍有移位对上肢功能妨碍不大。

2.固定方法

(1)横"8"字绷带固定法:《伤科汇纂》载陈氏秘传法:"布带一条从患处绑至那边腋下缚住,又用一条从患处腋下绑至那边肩上,亦用棉絮一团实其腋下,方得稳固。"今之横"8"字绷带固定类似此法。固定时先在两腋下各置一块厚棉垫,用绷带从患者伤侧背部经肩上、前方绕过腋下至肩后,横过背部,经对侧肩上、前方绕过腋下,横回背部至患侧肩上、前方,如此反复包绕8～12层。

(2)斜"8"字绷带固定法:亦称单肩斜"8"字绷带固定法。固定时先在两腋下各置一块厚棉垫,用绷带从患者伤侧肩上经肩前方绕过腋下至肩后,回至肩上方,横过胸前,绕过对侧腋下,横过背部,绕回到患侧肩上、前方,如此反复包绕8～12层。

(3)双圈固定法:将事先准备好的大小合适的2个固定棉圈分别套在两侧肩部,从背后拉紧固定圈,用短布带将两固定圈的后下部紧紧扎住。用另一短布带松松扎住两圈后上部,再用一长布带在胸前扎住两圈前方,此布带不宜过紧,否则将造成肩部前屈,失去固定作用。

固定时,患者应保持双手叉腰,挺胸抬头复位后的姿势,以防复位后的骨折重新移位。骨折移位明显者,复位后可根据移位情况在骨折部放置高低垫,并用胶布固定。采用"8"字绷带固定法应注意绷带绕法方向切勿相反,特别是斜"8"字绷带固定法,若由患侧肩前方向背后缠绕,则易造成骨折近端移位,而影响固定效果。固定后应将前臂悬吊于胸前,并注意观察固定是否过紧,以防腋窝部神经、血管受压迫而发生损伤。患者夜间睡眠应在肩胛间区垫一窄枕以使两肩后伸。儿童移位骨折一般固定2～3周,成人固定4周,粉碎骨折固定6周。

3.练功活动

初期可作腕、肘关节屈伸活动和用力握拳活动,中后期逐渐做肩部练功活动,重点是肩外展和旋转运动,防止肩关节因固定时间太长而并发肩关节周围炎,使肩关节功能活动受限。对于老年患者,尤应注意加强练功活动。

4.药物治疗

初期宜活血祛瘀、消肿止痛,可内服活血止痛汤或肢伤一方加减,外敷消瘀止痛药膏或双柏散;中期宜接骨续筋,可内服新伤续断汤、续骨活血汤、肢伤二方,外敷接骨续筋药膏;中年以上患者,因气血虚弱,血不荣筋,易并发肩关节周围炎,故后期宜着重养气血、补肝肾、壮筋骨,可内服六味地黄丸或肢伤三方,外贴坚骨壮筋膏。儿童患者骨折愈合迅速,若无兼症,后期不必用药。

二、肱骨外科颈骨折

肱骨外科颈位于肱骨解剖颈下2～3cm,相当于肱骨大、小结节下缘与肱骨干的交界处,为松质骨与密质骨交界处,是应力上的薄弱点,容易发生骨折。紧靠肱骨外科颈内侧有腋神经向后进入三角肌内,臂丛神经、腋动静脉通过腋窝,严重移位骨折时可合并神经、血管损伤。肱骨外科颈骨折较常见,以老年人为多,亦可发生于儿童和成人。

(一)病因病机

肱骨外科颈骨折多为间接暴力所致,跌倒时手掌或肘部先着地,传达暴力向上作用于肱骨外科颈而引起骨折。偶因直接暴力打击肩部而引起骨折。由于所受暴力不同,以及患肢在受伤时所处的位置不同,可发生不同类型的骨折。临床上常分以下五种类型。

1.裂缝骨折

肩部外侧受到直接暴力打击,造成肱骨大结节粉碎性骨折与外科颈骨折,均系骨膜下骨折,故骨折多无移位。

2.嵌插骨折

受较小的传达暴力所致。断端互相嵌插。

3.外展型骨折

受外展传达暴力所致。断端外侧嵌插而内侧分离,多向前、内侧突起成角。有时远端向内侧移位,常伴有肱骨大结节撕脱骨折。

4.内收型骨折

受内收传达暴力所致。断端外侧分离而内侧嵌插,向外侧突起成角。

5.肱骨外科颈骨折合并肩关节脱位

受外展外旋传达暴力所致。若骨折后暴力继续作用于肱骨头,可引起肱骨头向前下方脱位,有时肱骨头受喙突、肩盂或关节囊的阻滞得不到复位,关节面向内下,骨折面向外上,位于远端的内侧。临床较少见,若处理不当,常容易造成患肢严重的功能障碍。

肱骨外科颈骨折是接近关节的骨折,周围肌肉比较发达,肩关节的关节囊和韧带比较松弛,骨折后容易发生软组织粘连或结节间沟不平滑,中年以上患者,易并发肱二头肌长头肌腱炎、冈上肌腱炎或肩关节周围炎,影响肩关节的活动功能。另外,外展、内收二型常同时伴有向前成角畸形,愈后影响上臂上举。

(二)诊断要点

肩部剧烈疼痛,肿胀明显,上臂内侧可见瘀斑,肩关节活动功能障碍。检查肱骨外科颈局部有压痛和纵轴叩击痛,除无移位骨折外,可有畸形、骨擦音和异常活动。X线正位、穿胸侧位(或外展侧位)照片可确定骨折类型及移位情况。根据受伤史、临床表现和X线检查可做出诊断。

(三)治疗方法

无移位的裂缝骨折或嵌插骨折,仅用三角巾悬吊患肢1~2周即可。有移位骨折应整复固定治疗。

1.整复方法

患者坐位或卧位,屈肘90°,前臂中立位,一助手用布带绕过腋窝向上提拉,另一助手握其肘部,沿肱骨纵轴方向牵拉,纠正缩短移位,然后根据不同类型再采用不同的复位方法。

(1)外展型骨折:术者双手握骨折部,两拇指按于骨折近端的外侧,其他各指抱骨折远端的内侧向外捺正,助手同时在牵拉下内收其上臂即可复位。

(2)内收型骨折:术者两拇指压住骨折部的外侧向内推,其他四指拉远端向外,助手在牵引下将上臂外展即可复位。如前成角畸形过大,还可继续将上臂上举过头顶,此时术者立于患者前外侧,用两拇指推挤远端,其他四指挤按成角突出处,如有骨擦感,断端相互抵触,则表示成角畸形矫正。对合并肩关节脱位者,有些可先整复骨折,然后用手法推送肱骨头;亦可先持续牵引,使肩盂间隙加大,纳入肱骨头,然后整复骨折。

2.夹板固定

用上臂超肩关节固定法。选择长夹板 3 块,下达肘部,上端超过肩部,夹板上端可钻小孔系以布带结,以便作超关节固定。短夹板 1 块,由腋窝下达肱骨内上髁上部,夹板的一端用棉花包裹,呈蘑菇头样,即成蘑菇头样大头垫夹板。

在助手维持牵引下,将棉垫 3～4 个放于骨折部的周围,短夹板放在内侧,若内收型骨折,大头垫应放在肱骨内上髁的上部,并在成角突起处放一平垫;若外展型骨折,大头垫应顶住腋窝部,并在骨折近端外侧放一平垫,三块长夹板分别放在上臂前、后、外侧,用三条扎带将夹板捆紧,然后用短布带穿过三块超肩关节夹板顶端的布带环,作环状结扎,再用一长布带系于结扎环内侧,并绕过对侧腋下用棉花垫好打结。固定时间 4～6 周。

对移位明显的内收型骨折,除夹板固定外,尚可配合皮肤牵引 3 周,肩关节置于外展前屈位,其角度视移位程度而定。

3.练功活动

初期先让患者行握拳,屈伸肘、腕关节,舒缩上肢肌肉等活动,3 周后练习肩关节各方向活动,活动范围应循序渐进,每日练习十多次。后期应配合中药熏洗,以促进肩关节功能恢复。练功活动对老年患者尤为重要。

4.药物治疗

初期宜活血祛瘀、消肿止痛,内服可选用和营止痛汤、活血止痛汤,外敷消瘀止痛药膏、双柏散;老年患者则因其气血虚弱,血不荣筋,易致肌肉萎缩、关节活动不利,故在中后期宜养气血、壮筋骨、补肝肾,同时还应加用舒筋活络、通利关节的药物,内服可选用接骨丹、生血补髓汤,外敷接骨续筋药膏和接骨膏等。解除固定后可选用海桐皮汤、骨科外洗方、骨科熏洗。

三、肱骨干骨折

肱骨干骨折指由肱骨外科颈下 1cm 至内外髁上 2cm 处发生的骨折。临床较常见,多见于青壮年。

肱骨干为长管状密质骨,其上部较粗,自中上 1/3 以下逐渐变细,至下 1/3 渐成扁平状,并稍向前倾。肱骨干后方(相当于三角肌粗隆后方)有自内上向外下的桡神经沟,桡神经自腋窝发出后,绕肱骨干中下1/3 后侧沿桡神经沟自后内向前外紧贴肱骨干斜行向下,故肱骨干中下1/3 交界处骨折,常易并发桡神经损伤。肱骨干的滋养动脉多来自肱动脉,自中 1/3 偏下内方处,从滋养孔进入骨内下行,肱骨干中下 1/3 交界处骨折可损伤此动脉而影响骨折愈合。

(一)病因病机

直接暴力和间接暴力均可造成肱骨干骨折。肱骨干中上部骨折多因直接暴力引起,如棍棒打击、机械挤压等,多为横断或粉碎骨折。骨折移位常因不同平面不同肌肉的牵拉而差异较大。上 1/3 骨折(三角肌止点以上)时,近端因胸大肌、背阔肌和大圆肌的牵拉而向前、向内移位;远端因三角肌、喙肱肌、肱二头肌和肱三头肌的牵拉而向上、向外移位。中 1/3 骨折(三角肌止点以下)时,近端因三角肌和喙肱肌牵拉向外、向前移位;远端因肱二头肌和肱三头肌的牵拉而向上移位。肱骨干下 1/3 骨折多由间接暴力(如投弹、掰手腕)所致,常呈斜形、螺旋形骨折。移位可因暴力方向、前臂和肘关节的位置而异,多为成角、内旋移位。因投掷所致的肱骨干骨折又称为投掷骨折。

(二)诊查要点

伤后局部明显肿胀、疼痛、活动障碍,严重者局部可出现张力性水疱。局部有明显环形压痛和纵向叩击痛。有移位骨折时多伴有上臂短缩或成角畸形,并有局部异常活动和骨擦音。检查时必须注意腕及手指的功能,以便确定是否合并有桡神经损伤,肱骨干中下 1/3 骨折常易合并桡神经损伤。桡神经损伤后,可出现腕下垂,掌指关节不能伸直,拇指不能伸展,手背第1、2 掌骨间皮肤(虎口区)感觉障碍。此外,还应注意有无肱动脉损伤。

X 线正侧位片可明确骨折的部位、类型和移位情况,X 线片的范围应包括肱骨的两端肩肘关节。

结合外伤史、临床表现和 X 线检查可明确诊断。

(三)治疗

无移位的肱骨干骨折用夹板固定 3～4 周,早期进行功能锻炼。有移位的肱骨干骨折需及时行手法复位,予夹板或石膏外固定。整复肱骨干骨折时,若整复时过度牵引或反复多次整复或患者体质虚、肌肉弱,再加上上肢重量悬垂作用,在固定期间可逐渐发生分离移位,横断骨折和粉碎性骨折患者尤其容易发生。如处理不及时或不恰当,常可致骨折延迟愈合,甚至不愈合。因此,在治疗过程中,必须防止骨折断端分离移位。闭合性骨折合并桡神经损伤者,可行手法复位,夹板固定,密切观察 2～3 个月,大多数患者能逐渐恢复。若骨折愈合后桡神经仍未有恢复迹象,宜作肌电图测定,并考虑行手术探查。开放性骨折则应行手术治疗。

1.整复方法

患者坐位或平卧位。一助手用布带通过腋窝向上。另一助手握持手臂在中立位向下,沿上臂纵轴对抗牵引,一般牵引力不宜过大,否则易引起断端分离移位。待重叠移位完全矫正后,根据骨折不同部位的移位情况进行整复。

(1)上 1/3 骨折:在维持牵引下,术者两拇指抵住骨折远端外侧,其余四指环抱近端内侧,将近端托起向外,使断端微向外成角,继而拇指由外推远端向内,即可复位(图 6-1①)。

(2)中 1/3 骨折:在维持牵引下,术者以两拇指抵住骨折近端外侧挤按向内,其余四指环抱远端内侧向外牵提,纠正移位后,术者捏住骨折部,助手徐徐放松牵引,使断端相互接触,微微摇摆骨折远端或从前后内外以两手掌相对挤压骨折处,可感到断端骨擦音逐渐减小,直至消失,骨折处平直,表示基本复位(图 6-1②)。

(3)下 1/3 骨折:多为螺旋或斜型骨折,仅需轻微力量牵引,矫正成角畸形,将两斜面挤按复正。

新鲜的斜形和螺旋形骨折复位时,若骨折断端间无骨擦音发出,且骨折断端易滑动,可能为软组织嵌入骨折断端,可用轻柔地摇晃或回旋手法,使嵌入的软组织脱出,再轻轻摇动两骨折断端,若此时感到有较广泛的粗糙的骨擦音,说明嵌入骨折断端之间的软组织已经脱出。

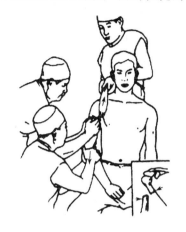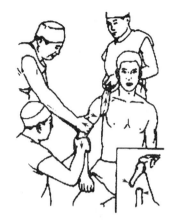

图 6-1　肱骨干骨折复位法

①上 1/3 骨折复位法;②中 1/3 骨折复位法

2.夹板固定

前后内外 4 块夹板,其长度视骨折部位而定,上 1/3 骨折要超肩关节,下 1/3 骨折要超肘关节,中 1/3 骨折则不超过上、下关节,并应注意前夹板下端不能压迫肘窝。如果移位已完全纠正,可在骨折部的前后方各放一长方形的大固定垫,将上、下骨折端紧密包围。若仍有轻度侧方移位时,利用固定垫两点加压;若仍有轻度成角,利用固定垫三点加压,使其逐渐复位。若碎骨片不能满意复位时,也可用固定垫将其逐渐压回,但应注意固定垫厚度宜适中,防止皮肤压迫性坏死。在桡神经沟部位不要放固定垫,以防桡神经受压而麻痹。

固定时间成人为 6~8 周,儿童为 3~5 周。中 1/3 处骨折是延迟愈合和不愈合的好发部位,固定时间应适当延长,经 X 线复查见有足够骨痂生长时才能解除固定。固定后肘关节屈曲 90°,以木托板将前臂置于中立位,患肢悬吊在胸前。应定期作 X 线透视或拍摄照片,以及时发现在固定期间骨折断端是否有分离移位。若发现断端分离,应加用弹性绷带上下缠绕肩、肘部,使断端受到纵向挤压而逐渐接近。

3.练功活动

固定后即可作伸屈指、掌、腕关节活动,有利于气血畅通。肿胀开始消退后,患肢上臂肌肉应用力做收缩活动,以加强两骨端在纵轴上的挤压力,保持骨折部位相对稳定。中期除继续初期的功能锻炼外,逐渐进行肩、肘关节活动。活动时不应使骨折处感到疼痛,以免发生骨折再移位而影响骨折愈合。骨折愈合后,应加强肩、肘关节活动,并配合药物熏洗,使肩、肘关节活动功能早日恢复。

4.药物治疗

骨折初期宜活血祛瘀、消肿止痛,内服可选用活血止痛汤,肿胀严重者重用三七、泽兰等;合并桡神经损伤者,加用通经活络药物,如威灵仙、地龙等;外敷双柏散、消肿止痛膏等。中期宜和营生新、接骨续筋,内服可选用新伤续断方、外敷接骨膏或接骨续筋膏等;后期宜养气血、补肝肾、壮筋骨,内服可选用补肾壮筋汤、健步虎潜丸等。骨折迟缓愈合者,应重用接骨续筋药,如土鳖虫、骨碎补、自然铜等。解除夹板后,外用海桐皮汤等熏洗。

(四)预防与调护

加强两骨折端在纵轴上的挤压力,防止断端分离,保持骨折部位相对稳定。手、前臂肿胀时,可嘱患者每日自行轻柔按摩手和前臂。复位2~3周内应定期复诊拍片,以便及时发现问题,及时处理。若发现断端分离时,术者可一手按肩,一手按肘部,沿纵轴轻轻挤压或使用触碰手法使骨断端接触,并适当延长木托板悬吊日期,直到分离消失、骨折愈合为止。

四、肱骨髁上骨折

肱骨髁上骨折是指肱骨内外髁上方2~3cm处的骨折,多见于儿童,男性多于女性,左侧多于右侧。

肱骨下端较扁薄,髁上部处于疏松骨质和致密骨质交界处,后有鹰嘴窝,前有冠状窝,两窝之间仅为一层极薄的骨片,同时该处又是肱骨自圆柱形往下转变为三棱状形状的改变部位,且两髁稍前屈,并与肱骨纵轴形成向前30°~50°的前倾角,因此该部位易产生应力集中。由于存在上述解剖及生物力学的特点,故此处易发生骨折。

前臂完全旋后,肘关节伸直时,上臂与前臂纵轴呈10°~15°外翻生理携带角,该角常因骨折移位改变而致肘内翻或肘外翻畸形。肱动脉和正中神经从肱二头肌腱膜下通过,桡神经通过肘窝前外方分成深浅两支进入前臂,肱骨髁上骨折时易被刺伤或受挤压而合并血管神经损伤。尺神经紧贴肱骨内上髁后方的尺神经沟进入前臂,骨折断端移位或迟发性肘内、外翻均可损伤或压迫该神经。肘关节有三个显而易见的骨性标志构成肘后三角,即鹰嘴、肱骨内上髁和外上髁。肘关节伸直时此三点处于同一水平线,屈曲时此三点为一等腰三角形。

(一)病因病机

肱骨髁上骨折多因间接暴力导致,如爬高墙、攀树、追逐嬉戏跌倒或不慎滑倒等。根据受伤姿势、体位及暴力传递方向、程度的不同,肱骨髁上骨折可分为伸直型、屈曲型和粉碎型三种(图6-2)。

1.伸直型

该型最多见。患儿肘关节伸直或微屈曲位跌倒,手掌先触地,地面反作用力经手掌、前臂传达至肱骨髁部,将肱骨髁推向后上方,由上而下的身体重力将肱骨干推向前方,使肱骨髁上骨质薄弱处发生骨折,形成前下方斜向后上方的骨折线,致骨折近端向掌侧移位,远端向背侧移位,骨折处向前成角。骨折严重移位时,骨折近端可刺破肱前肌群致肱动脉及正中神经损伤。肱动脉损伤可致筋膜间隔区综合征,若处理不当或处理不及时,则前臂屈肌群可发生缺血性坏死,纤维化后可形成缺血性肌挛缩。

骨折时,若肱骨下端合并受到侧方暴力时,按骨折远端侧方移位情况又可分为尺偏型和桡偏型。

(1)尺偏型:骨折暴力来自肱骨髁前外方,骨折时肱骨髁被推向后内方,尺侧骨皮质受挤压,产生一定塌陷。桡侧骨膜破裂,尺侧骨膜多被剥离,骨折远端向尺侧移位,因此复位后远端容易向尺侧再移位。即使达到解剖复位,因内侧皮质挤压缺损而会向内偏斜,尺偏型骨折后的肘内翻发生率最高。

（2）桡偏型：与尺偏型相反。骨折断端桡侧骨皮质因挤压而塌陷，桡侧骨膜多被剥离，尺侧骨膜断裂，骨折远端向桡侧移位，骨折整复后远端容易向桡侧移位或倾斜，较严重者则会遗留肘外翻畸形，但临床发生率较低。

有时因跌倒时手掌撑地而固定，躯干及上臂发生相对旋转，同时由于附着于髁部的前臂肌肉牵拉，骨折远端可发生旋转移位，尺偏型骨折远端多为旋前移位，桡偏型骨折远端多为旋后移位。

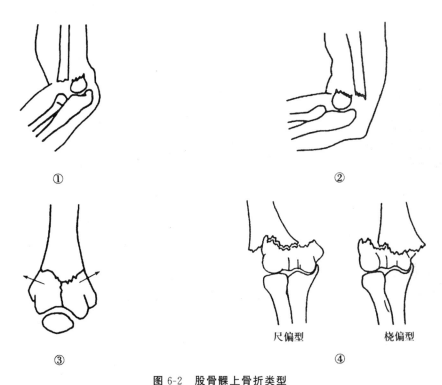

图 6-2　肱骨髁上骨折类型

①伸直型；②屈曲型；③髁间骨折；④尺偏型和桡偏型

2.屈曲型

该型较少见。患儿在屈肘位时跌倒，肘后侧先触地，暴力由肘后侧经过尺骨鹰嘴将肱骨髁由后下方推向前上方，造成肱骨髁上屈曲型骨折，骨折线由后下方斜向前上方，骨折处向后成角。该型很少并发血管神经损伤。根据骨折远端侧方移位情况，亦可分为尺偏型和桡偏型。

3.粉碎型

因肱骨下端受到压缩性的暴力所致，尺骨半月切迹向肱骨下端劈裂而分为内、外髁两骨片，多见于成年人，该型骨折属肱骨髁间骨折。按骨折线形状可分为"T"形或"Y"形骨折。

（二）诊查要点

无移位骨折者，肘部可有肿胀、疼痛，肱骨髁上处有环形压痛，肘关节活动功能障碍。骨折有移位者，肘部疼痛、肿胀较明显，甚至出现张力性水疱，骨折部位可触及骨擦音和异常活动。伸直型骨折，肘部呈半伸位，肘部后突，呈靴形畸形，但肘后肱骨内、外髁和鹰嘴三点关系仍保持正常,这一点可与肘关节后脱位相鉴别。屈曲型骨折,肘后部呈半圆形,在肘后部可触及突出的骨折近端。有侧方移位者,肘尖偏向一侧。尺偏移位者,肘尖偏向内侧;桡偏移位者,肘尖偏向外侧。

诊查时还应注意桡动脉搏动,腕和手指的感觉、活动、温度、颜色,以便确定是否合并神经或血管损伤。神经损伤表现为该神经支配范围的运动和感觉障碍,以桡神经、正中神经损伤多见。若肘部严重肿胀,桡动脉搏动消失,患肢剧痛,手部皮肤苍白、发凉、麻木,被动伸指有剧烈疼痛者,为肱动脉损伤或受压,处理不当则前臂屈肌发生肌肉坏死,纤维化后形成缺血性肌挛缩。骨折畸形愈合的后遗症以肘内翻为多见,肘外翻少见。粉碎型骨折多后遗肘关节不同程度的屈伸活动功能障碍。

肘关节正侧位 X 线片可显示骨折类型和移位方向。伸直型骨折远端向后上方移位,骨折线多从前下方斜向后上方。屈曲型骨折远端向前上方移位,骨折线从后下方斜向前上方。粉碎型骨折两髁分离,骨折线呈"T"形或"Y"形。根据受伤史、临床表现和 X 线片可做出诊断。

(三)治疗

无移位骨折者可置患肢于屈肘 90°位,用颈腕带悬吊 2～3 周。有移位骨折者应按以下方法处理。伤后局部肿胀明显,手法复位困难者,可行尺骨鹰嘴牵引逐步复位。

1.整复方法

肱骨髁上骨折整复的原则为先纠正侧方移位,再纠正前后移位,具体方法如下。

患者仰卧位,两助手分别握住其上臂和前臂,做顺势拔伸牵引,待骨折重叠移位矫正后,术者用两手拇指抵住侧方移位侧,其余手指环抱骨折近端,相对挤压,先用端挤手法矫正侧方移位。若远端旋前(或旋后),应首先纠正旋转移位,使前臂旋后(或旋前)。纠正上述移位后,若整复伸直型骨折,则以两拇指从肘后推按远端向前,两手其余四指重叠环抱骨折近端向后提拉,并令助手在牵引下徐徐屈曲肘关节,常可感到骨折复位时的骨擦感;整复屈曲型骨折时,手法与上述相反,应在牵引后将远端向背侧压下,并徐徐伸直肘关节。

尺偏型骨折由于整复不良或尺侧骨皮质遭受挤压,容易后遗肘内翻畸形,因此,在整复肱骨髁上骨折时,应特别注意矫正尺偏移位,必要时可矫枉过正,宁可有轻度桡偏,不可有尺偏,尤其是倾斜,以防止发生肘内翻畸形。

单纯开放性骨折则应在彻底清创后进行手法复位,再缝合伤口。若骨折合并严重软组织肿胀,皮肤张力性水疱较多而不能行手法整复者,可在屈肘 45°～90°位置时进行尺骨鹰嘴牵引或皮肤牵引,重量 1～2kg,3～7 天后待肿胀消退后再进行复位。骨折并发血液循环障碍者,必须紧急处理,若考虑血运障碍为骨端压迫造成时,首先应在麻醉下整复移位的骨折断端,并行尺骨鹰嘴牵引,以解除骨折端对血管的压迫,若冰冷的手指温度逐渐转暖,手指可主动伸直,则可继续观察。如经上述处理无效,就必须及时探查肱动脉情况。肱骨髁上骨折所造成的神经损伤一般多为挫伤,在 3 个月左右多能自行恢复,除确诊为神经断裂者外,不须过早地进行手术探查。

2.固定方法

常应用小夹板固定。伸直型骨折复位后,肘关节固定于屈曲 90°～110°。位置 3 周。夹板长度应上达三角肌中部水平,内外侧夹板下达(或超过)肘关节,前侧板下至肘横纹,后侧板远端呈向前弧形弯曲,并嵌有铝钉,使最下一条布带斜跨肘关节缚扎而不致滑脱;采用杉树皮夹板固定时,最下一条布带不能斜跨肘关节,而在肘下仅扎内外侧夹板。

为防止骨折远端后移,可在鹰嘴后方加一梯形垫;为防止内翻,尺偏型骨折可在骨折近端外侧及远端内侧分别加塔形垫。桡偏型骨折的内外侧一般不放置固定垫,如移位较重者,可在骨折近端内侧及骨折远端外侧分别加一薄平垫,但此平垫不可过厚,防止矫枉过正而引起肘内翻畸形。夹缚后用颈腕带悬吊。屈曲型骨折近端后侧置一平垫,远端前侧不放垫,固定肘关节于屈曲 40°～60°位置 3 周,以后逐渐屈曲至 90°位置 1～2 周。如外固定后患肢出现血液循环障碍,应立即松解全部外固定,置肘关节于屈曲 45°位置进行观察。若肘关节血运不佳者,可应用石膏固定。

3.练功活动

固定期间多做握拳、腕关节屈伸等活动,粉碎骨折应于损伤后 1 周,在牵引固定下开始练习肘关节屈伸活动。其他类型骨折应在解除固定后,积极主动锻炼肘关节伸屈活动,严禁暴力被动活动,以免发生损伤性骨化,而影响肘关节的功能。

4.药物治疗

肱骨髁上骨折部位局部血运丰富,且患者多为儿童,骨折愈合良好。儿童骨折内服药治则,早期重在活血化瘀,消肿止痛。肿胀严重、血运障碍者加用三七、丹参,并重用祛瘀、利水、消肿药物,如白茅根、木通之类;中、后期内服药可停用。成人骨折仍按三期辨证用药。合并神经损伤者,应加用行气活血、通经活络之品。早期局部水疱较大者可用针头刺破或将疱内液体抽吸出,并用酒精棉球挤压干净。解除夹板固定以后,可用中药熏洗,有舒经活络、通利关节的作用,是预防关节强直的重要措施。

(四)预防与调护

伸直型骨折因移位特点常伴有严重的血管神经损伤或筋膜间隔区综合征,密切观察血运及神经功能变化很重要。因骨折局部肿胀,反复复位易造成肘关节骨化性肌炎,故复位时切忌使用暴力。

五、肱骨髁间骨折

肱骨髁间骨折是肘部外伤中最为复杂的关节内骨折,又称肱骨髁上粉碎性骨折。肱骨髁间骨折较少见,多发生于成人。

肱骨髁间部前有冠状窝,后有鹰嘴窝,下端内侧的肱骨滑车内、外两端较粗,中段较细。肱骨小头与肱骨滑车之间有一纵沟,该处为肱骨下端的薄弱环节,遭受暴力时可发生纵行劈裂。肱动脉和正中神经从肱二头肌腱膜下通过,桡神经和尺神经分别接近肱骨外髁和内髁,骨折移位时可被损伤。肱骨髁间部为松质骨,局部血运丰富,骨折容易愈合,但伤后出血肿胀较甚,软组织损伤严重,同时骨折块粉碎,骨折侵犯关节面,不但整复困难,且要求较高,固定亦不稳。若治疗不当,常造成创伤性关节炎或遗留肘关节活动功能障碍。

(一)病因病机

肱骨髁间骨折多由较严重的间接暴力所致。直接暴力(如打击、挤压等)作用于肘部亦可造成,但较少见。根据受伤机制和骨折端移位方向,可分为伸直和屈曲两型。

1.伸直型骨折

跌倒时,肘关节在微屈或伸直位,掌心先着地,暴力自地面向上经前臂传达至肱骨下端,将肱骨髁推向后方,由上向下的身体重力将肱骨干推向前方,在造成肱骨髁上骨折的同时,尺骨鹰嘴半月切迹撞击滑车沟,将肱骨髁劈裂成两半向两侧分离并向后移位,而骨折近端则向前移位。

2.屈曲型骨折

跌倒时,肘关节在屈曲位,肘尖先着地或肘部遭受暴力的打击,暴力作用于尺骨鹰嘴,尺骨鹰嘴向上、向前推顶肱骨滑车沟,在造成肱骨髁上骨折的同时,嵌插在肱骨内外髁之间,楔形如凿的尺骨鹰嘴半月切迹关节面,从中间将两髁劈裂分开。骨折近端向后移位,劈裂成两块的骨折远端向前移位。

伸直型和屈曲型骨折,由于骨折线方向的不同,呈"T"形、"Y"形或粉碎型,两髁除向两侧分离外,还可旋转,向前后移位。根据骨折移位程度,肱骨髁间骨折又分为四度:

Ⅰ度:骨折无移位或轻微移位,关节面平整。

Ⅱ度:骨折有移位,但两髁无明显旋转及分离,关节面基本平整。

Ⅲ度:骨折远端两髁旋转分离,关节面不平。

Ⅳ度:骨折粉碎,肱骨髁碎成三块以上,且游离的骨折块较大,关节面严重破坏。

肱骨髁间骨折多为闭合性骨折,骨折严重移位时骨折端可刺破皮肤而造成开放性骨折。与肱骨髁上骨折相似,肱骨髁间骨折严重移位的骨折端亦可损伤肱动脉及桡、尺、正中神经。

(二)诊查要点

伤后肘部疼痛、肿胀严重,有皮下瘀斑,肘关节呈半屈曲位,前臂旋前,鹰嘴部后突,有移位时肘后三点关系发生改变,肘关节屈伸活动功能障碍,局部压痛明显,可扪及骨擦音和异常活动。诊查时应注意检查桡动脉搏动情况,腕和手指的感觉、皮温、颜色和活动能力,以便确定有无血管和神经损伤的并发症。

由于骨折移位和粉碎,通常肘关节 X 线片很难判断骨折情况,可拍摄牵引位 X 线片,以更好地判断骨折粉碎的严重程度。但由于患者受伤时疼痛严重,肌肉紧张,通常在麻醉后才能拍摄。因此,应常规进行 CT 三维重建,以明确骨折类型及制定合适的治疗方案。

(三)治疗

肱骨髁间骨折为关节内骨折,因此整复要求达到解剖或近似解剖复位,保持关节面平整;应较好的贯彻动静结合的原则,固定要牢靠,早期进行练功活动,使肘关节功能得到良好的恢复。

1.复位手法

患者平卧,肩外展 70°～80°,肘关节在 40°～60°半屈位,前臂中立位。一助手握住上臂,另一助手把持前臂,徐徐拔伸牵引;术者立于患肢前外侧,用两手掌在肘部两侧抱髁,并向中心挤压,以免在牵引时加重两髁分离。牵引时注意不要暴力猛牵,以防加重损伤和造成两髁旋转,应持续稳妥地牵引 3～5 分钟,以矫正重叠移位。在抱髁的情况下,矫正远近端侧方移位。

如为远端尺侧移位,则术者抱外髁之手掌根部徐徐向上臂移动到髁上,移动时腕部掌面移动到外上髁紧贴皮肤,代替手掌大鱼际的抱髁作用,用大鱼际将骨折近端向尺侧推按,抱内髁的另一手掌将两髁向桡侧推按,以矫正尺偏移位。

如为桡偏移位,轻者可不做整复,较重者可将其骨折近端向桡侧推按,骨折远端向尺侧推按,但切勿矫枉过正。然后两手掌回复原来的位置持续抱髁,并再做对向挤压,矫正两髁近端的侧方分离。

继而矫正前后移位,伸直型骨折则术后两手仍抱髁状,两手四指上移、环抱肘前,两手拇指移到尺骨鹰嘴处,推骨折远端向前,两手四指拉近端向后,两手虎口同时对向挤压两髁。持握并牵引前臂的助手同时徐徐屈肘到 90°,使四方面的力量联合一致,以矫正前后移位。

屈曲型骨折则做与上述方向相反的复位手法,即为使骨折远端向后,骨折近端向前的复位手法。一般的骨折经上述手法即可基本复位,但两髁近端因受两侧的关节囊和韧带的牵拉,各向内、外张口,使滑车关节面不平。为使关节面恢复平整,术者一手握住两髁,另一手自髁上向中心反复推挤。骨折整复后,放妥固定垫及夹板,先做超关节固定,再进行 X 线片检查。如关节面平整,骨折远近端仅有少许重叠者,则利用尺骨鹰嘴牵引来缓慢复位。如单一侧髁骨折块仍有向外移位时,用拇指推挤矫正。如两髁仍有明显移位时,须再行复位,达到对位满意为止(图 6-3)。

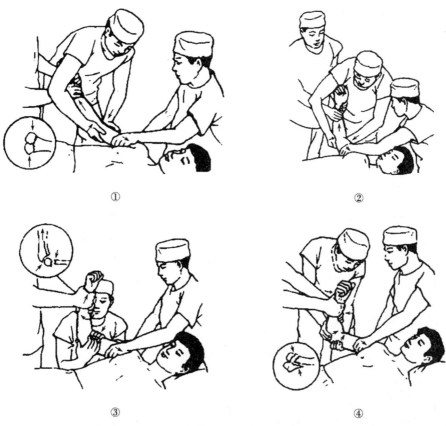

图 6-3　肱骨髁间骨折复位手法
①抱髁;②矫正侧方移位;③矫正前后移位;④向中心推挤

2.固定方法

骨折复位后,在维持牵引下,术者用两手捏住骨折部,用上臂超肘关节夹板固定,夹板规格和固定垫的放置及包扎方法与肱骨髁上骨折相同。如两髁旋转分离移位较重者,在内、外上髁部可加一空心垫。伸直型骨折,肘关节屈曲位固定,三角巾悬吊,固定4~6周。屈曲型骨折,肘关节先伸直位固定3周,再换成短夹板屈肘位,继续固定2~3周。

如骨折原来的移位严重或复位固定仍不稳定者,夹板固定后需配合尺骨鹰嘴牵引。做牵引时,一助手两手用力固定骨折部,另一助手握住前臂,皮肤常规消毒后,用骨钻将细钢针钻入尺骨上端距鹰嘴尖二横指处,距鹰嘴背侧皮质一横指,力线应与上臂纵轴一致,穿针时禁忌摇晃,避免骨折再移位,牵引重量用1.5~2.0kg。患者卧床,患侧肩关节外展70°~80°,前臂中立位,肘关节屈曲90°~120°范围内,前臂用皮肤牵引,一般卧床牵引4周,重量0.5kg即可。

3.练功活动

应贯穿于骨折治疗的整个过程,强调早期进行练功活动。在练功活动中,利用肌肉收缩活动时所产生的动力、夹板及固定垫的压力、尺骨半月切迹对破裂滑车关节面进行模造,来保持骨折对位,矫正残余移位,恢复关节面平整,防止关节囊粘连及韧带、肌肉的挛缩,以利于骨折的愈合和关节功能的恢复。在骨折复位固定后,即可开始做伸屈手指、腕关节及握拳活动。3~5天后,即可开始练习肘关节的主动伸屈活动。一般从10°~20°活动范围起,以后逐渐加大活动范围。锻炼早期,可允许患者用另一手轻轻辅助,但切忌暴力。2~3周后,活动范围可逐步增加至40°~50°。解除夹板固定后,除仍做主动活动外,可配合药物熏洗和轻手法按摩,忌用强力被动活动。

4.药物治疗

初期以活血化瘀、消肿止痛为主,内服和营止痛汤,外敷消肿止痛膏。中期以和营生新、接骨续筋为主,内服续骨活血汤,外敷接骨膏。后期以补益肝肾、荣血养筋为主,内服六味地黄丸,外用散瘀和伤汤熏洗患肘。

(四)预防与调护

密切观察患肢血运情况,如出现患肢有剧痛,指端发绀、麻木、桡动脉搏动消失等,应解除固定做进一步的检查和处理。采取骨牵引治疗的患者,应经常检查牵引力线、重量是否合适,牵引装置通常在3~4周后拆除。小夹板固定期间要及时调整其松紧度,注意防范肱骨内、外髁处出现皮肤压疮。

六、尺骨鹰嘴骨折

尺骨鹰嘴为肱三头肌的附着处,尺骨半月切迹关节面与肱骨滑车关节面构成肱尺关节,是肘关节屈伸的枢纽。

(一)病因病机

尺骨鹰嘴骨折多数由间接暴力造成。跌倒时,肘关节突然屈曲,同时肱三头肌强烈收缩,则发生尺骨鹰嘴撕脱骨折,近端被肱三头肌牵拉而向上移位。直接暴力亦可造成尺骨鹰嘴骨折,如肘后部受直接打击或屈肘位摔倒时,肘后着地而使鹰嘴受直接撞击,常发生粉碎骨折,但多数无明显移位。鹰嘴骨折线多数侵入半月切迹,为关节内骨折;少数撕脱的骨折片较小,骨折线可不侵入关节。成年人多见,少年儿童亦可发生。

(二)诊断要点

伤后尺骨鹰嘴部疼痛,压痛明显,局限性肿胀,肘关节屈曲活动障碍。分离移位时,在局部可扪到鹰嘴骨片向上移和明显的骨折间隙,移位较轻的粉碎骨折可触及骨擦感,主动伸肘功能丧失。关节内积血时,鹰嘴两侧凹陷处隆起。肘关节 X 线侧位片可明确骨折类型和移位程度。根据受伤史、临床表现和 X 线检查,可做出诊断。

(三)治疗

无移位骨折或老人粉碎骨折移位不显著者,不必手法整复。有分离移位者,则必须整复。

1.整复方法

先把血肿抽吸干净,术者站在患肢近端外侧,两手环握患肢,以两拇指推迫其近端向远端靠拢,两示指与两中指使肘关节徐徐伸直,即可复位。

2.固定方法

(1)夹板固定:无移位骨折、已施行内固定者或肱三头肌成形术者,可固定肘关节于屈曲20°～60°位 3 周;有移位骨折手法整复后,在尺骨鹰嘴上端用抱骨垫固定,并用前、后侧超肘夹板固定肘关节于屈曲 0°～20°位 3 周,以后再逐渐固定在 90°位 1～2 周。

(2)石膏固定:无移位骨折,曲肘 45°～90°长臂石膏后托固定 2～3 周,以减缓疼痛和肿胀。一般在固定 3 周即可获得充分的稳定,此时可去除石膏,在保护下进行功能锻炼,直至骨折在 X 线片上表现为完全愈合之前,避免屈肘超过 90°。

3.药物治疗

按骨折三期辨证用药,解除固定后加强中药熏洗。

4.练功活动

3 周以内只作手指、腕关节屈伸活动,禁止肘关节屈伸活动,第 4 周以后才逐步作肘关节主动屈伸锻炼,严禁暴力被动屈肘。此外,可配合进行肩关节练功活动。

七、桡骨小头骨折

桡骨近端包括桡骨小头、颈和结节。桡骨小头关节面浅凹呈盘状,与肱骨小头构成肱桡关节。桡骨小头边缘关节面成环状与尺骨的桡切迹相接触,构成桡尺近侧关节。桡骨小头和颈的一部分位于关节囊内,环状韧带围绕桡骨小头。桡骨小头骨折破坏了肱桡关节和尺桡关节结构,属于关节内骨折,临床上易被忽略,若未能及时治疗,将造成前臂旋转功能障碍或引起创伤性关节炎。

(一)病因病机

桡骨小头骨折多由间接暴力造成。跌倒时手掌先着地,肘关节处于伸直和前臂旋前位,暴力沿前臂桡侧向上传达,引起肘部过度外翻,使桡骨小头撞击肱骨小头受挤压而发生骨折。少年儿童多见,青壮年亦可发生。在儿童易发生桡骨小头骨骺分离。桡骨小头骨折可分为幼年青枝骨折,无移位或轻度移位骨折,有移位的劈裂、粉碎和嵌插骨折等。

（二）诊断要点

伤后肘部疼痛,肘外侧明显肿胀(若血肿被关节囊包裹,可无明显肿胀),桡骨小头局部压痛,肘关节屈伸旋转活动受限制,尤以前臂旋后时,疼痛加重。肘关节 X 线正侧位片可明确骨折类型和移位程度。但 5 岁以下儿童,该骨骺尚未出现,只要临床表现符合,即可诊断,不必完全依赖 X 线片。

（三）治疗

对无移位或轻度移位的嵌插骨折而关节面倾斜度在30°以下者,估计日后影响肘关节功能不大,则不必强求解剖复位。对明显移位骨折则应施行整复。

1.整复方法

整复前先用手指在桡骨小头外侧进行触摸,准确地摸出移位的桡骨小头。复位时一助手固定上臂,术者一手牵引前臂在肘关节伸直内收位来回旋转,另一手的拇指把桡骨小头向上、向内侧按挤,使其复位。

若手法整复不成功,可使用钢针拨正法:局部皮肤消毒,铺巾,在 X 线透视下,术者用不锈钢针自骨骺的外后方刺入,针尖顶住骨骺,向内、上方拨正。应注意避开桡神经,并采用无菌操作。

移位严重,经上述方法仍不能整复者,应切开复位,如成年人的粉碎、塌陷、嵌插骨折,关节面倾斜度在 30°以上者,可行桡骨小头切除术,但 14 岁以下的儿童不宜行桡骨小头切除术。

2.固定方法

(1)夹板固定:各类型骨折复位后均应固定肘关节于屈曲 90°位置 2～3 周。

(2)石膏固定:对于无须复位的无移位骨折,可固定关节于屈曲 90°位置制动 3～4 天,根据患者对疼痛的耐受情况开始主动活动。2～3 个月后绝大多数患者可望获得比较满意的结果。

3.药物治疗

早期治则是活血祛瘀,消肿止痛,儿童骨折愈合较快,在中后期主要采用中药熏洗,可不用内服药物。

4.练功活动

整复后即可作手指、腕关节屈伸活动,2～3 周后作肘关节屈伸活动。桡骨小头切除术后,肘关节的练功活动应更提早一些。

八、桡、尺骨干双骨折

前臂由桡、尺骨构成,其功能为旋转,尺骨是前臂的轴心,通过桡尺近侧、远侧关节及骨间膜与桡骨相连。桡骨围绕尺骨旋转,自旋后位至旋前位,回旋幅度可达 150°。前臂肌肉较多,有屈肌群、伸肌群、旋前肌和旋后肌等。骨折后可出现重叠、成角、旋转及侧方移位,故整复较难。前臂骨间膜是致密的纤维膜,几乎连接桡、尺骨的全长,其松紧度随着前臂的旋转而发生改变。前臂中立位时,两骨干接近平行,骨干间隙最大,骨干中部距离最宽,骨间膜上下松紧一致,对桡、尺骨起稳定作用;当旋前或旋后位时,骨干间隙缩小,骨间膜上下松紧不一致,而两骨间的稳定性消失。因此,在处理桡、尺骨干双骨折时,为了保持前臂的旋转功能,应使骨间膜上下松紧一致,并预防骨间膜挛缩,故尽可能在骨折复位后将前臂固定在中立位。在治疗双骨折中要注意克服骨干的成角、交叉愈合趋势以及上或下尺桡关节脱位,才能够保证前臂的良好功能。

(一)病因病机

桡、尺骨干双骨折可由直接暴力、传达暴力或扭转暴方所造成。有时导致骨折的暴力因素复杂,难以分析其确切的暴力因素,而且前臂桡、尺骨干双骨折易发生开放,其发生率仅次于胫、腓骨干骨折。

1.直接暴力

多由于重物打击、机器或车轮的直接压轧或刀砍伤,导致同一平面的横断或粉碎骨折。由于暴力的直接作用,多伴有不同程度的软组织损伤,包括肌肉、肌腱断裂,神经血管损伤等。

2.间接暴力

跌倒时手掌着地,暴力通过腕关节向上传导,由于桡骨负重多于尺骨,暴力作用首先使桡骨骨折,若残余暴力比较强大,则通过骨间膜向内下方传导,引起低位尺骨斜行骨折。

3.扭转暴力

跌倒时手掌着地,同时前臂发生旋转,导致不同平面的桡、尺骨螺旋骨折或斜行骨折。多为高位尺骨骨折和低位桡骨骨折。

(二)诊断要点

伤后局部肿胀、疼痛、压痛明显,前臂功能丧失。完全骨折时多有成角畸形、骨擦音和异常活动,但儿童青枝骨折仅有成角畸形,X线片时应包括肘关节和腕关节,除确定骨折类型和移位方向外,还可确定有无桡尺近侧、远侧关节脱位。

(三)治疗

桡、尺骨干双骨折可发生多种移位,如重叠、成角、旋转及侧方移位等。若治疗不当可发生尺、桡骨交叉愈合,影响旋转功能。因此,治疗的目标除了良好的对位、对线以外,特别应注意防止畸形和旋转。

1.整复方法

患者平卧,肩外展90°,肘屈曲90°,中、下1/3骨折取前臂中立位,上1/3骨折取前臂旋后位,由两助手作拔伸牵引,矫正重叠、旋转及成角畸形。桡、尺骨干双骨折均为不稳定时,如骨折在上1/3,则先整复尺骨;如骨折在下1/3,则先整复桡骨;骨折在中段时,应根据两骨干骨折的相对稳定性来决定。若前臂肌肉比较发达,加之骨折后出血肿胀,虽经牵引后重叠未完全纠正者,可用折顶手法加以复位。若斜行骨折或锯齿骨折有背向侧方移位者,应用回旋手法进行复位。若桡、尺骨骨折断端互相靠拢时,可用挤捏分骨手法,术者用两手拇指和食、中、无名三指分置骨折部的掌、背侧,用力将尺、桡骨间隙分到最大限度,使骨间膜恢复其紧张度,向中间靠拢的桡、尺骨断端向桡、尺侧各自分离。

2.固定方法

(1)夹板固定:若复位前桡、尺骨相互靠拢者,可采用分骨垫放置在两骨之间;若骨折原有成角畸形,则采用三点加压法。各垫放置妥当后,依次放掌、背、桡、尺侧夹板;掌侧板由肘横纹至腕横纹,背侧板由鹰嘴至腕关节或掌指关节,桡侧板由桡骨小头至桡骨茎突,尺侧板自肱骨内上髁下达第 5 掌骨基底部,掌、背两侧夹板要比桡、尺两侧夹板宽,夹板间距离约 1cm。缚扎后,再用铁丝托或有柄托板固定,屈肘 90°,三角巾悬吊,前臂原则上放置在中立位,固定至临床愈合,成人 6～8 周,儿童 3～4 周。

(2)石膏固定:手法复位成功后,也可用上肢前、后石膏夹板固定,待肿胀消退后改为石膏管型固定,一般 8～12 周可达到骨性愈合。

3.药物治疗

按骨折三期辨证用药,若尺骨下 1/3 骨折愈合迟缓时,要着重补肝肾、壮筋骨以促进其愈合,若后期前臂旋转活动仍有阻碍者,应加强中药熏洗。

4.练功活动

初期鼓励患者作手指、腕关节屈伸活动及上肢肌肉舒缩活动;中期开始作肩、肘关节活动,如弓步云手,活动范围逐渐增大,但不宜作前臂旋转活动。解除固定后作前臂旋转活动。

第二节　下肢骨折

一、股骨颈骨折

股骨颈骨折是指股骨头至股骨粗隆间之间的骨折。股骨颈骨折常发生于老年人,女略多于男。股骨颈部细小,处于骨松质和骨密质交界处,外伤后易受损伤。由于骨折破坏头颈部的血供,而且骨折端承受的剪力较大,临床治疗中存在骨折不愈合和股骨头无菌性坏死并发症。

(一)病因病机

造成股骨颈骨折的内因为股骨颈细,负重量大,老年人因肝肾不足,筋骨衰弱,骨质疏松,有时仅受较轻微旋转外力便可引起骨折。外因多为间接外力所致,对于老年人典型的受伤姿势是平地滑倒、髋关节旋转内收,臀部先着地,引起骨折。青壮年、儿童股骨颈骨折多由车祸、高处坠下等强大暴力而导致。股骨颈骨折可分为若干类型,与治疗方法的选择和预后的判断有较密切的关系。

1.按骨折部位之不同可分为头下、颈中和基底骨折

髋关节囊起于髋臼边缘,前面止于转子间线,后面止于股骨颈中下 1/3 交界处。因此,股骨颈前面全部在关节囊内,后面仅有 2/3 在关节囊内。头下部和颈中部骨折的骨折线在关节囊内,故又称囊内骨折;基底部骨折因骨折线的后部在关节囊外,故又称囊外骨折。股骨头、颈部的血运主要来自三个途径:

(1)关节囊的小动脉来源于旋股内侧动脉、旋股外侧动脉、臀下动脉和闭孔动脉的吻合部到关节囊附着部,分为外骺动脉、上干骺端和下干骺端动脉,进入股骨颈,供应股骨颈和大部分股骨头的血运。

(2)股骨干滋养动脉仅达股骨颈基底部,小部分与关节囊的小动脉有吻合支。

(3)圆韧带的小动脉较细,仅能供应股骨头内下部分的血运,与关节囊小动脉之间有吻合支。移位严重的囊内骨折,股骨头断绝了来自关节囊的血液供应,以致骨折近段缺血,不但骨折难以愈合,而且容易发生股骨头无菌性坏死。股骨颈的骨折线越高,越易破坏颈部的血液供应,因而,骨折不愈合、股骨头无菌性坏死的发生率就越高。基底部骨折因骨折线部分在关节囊外,除由股骨干髓腔来的滋养血管的血供断绝外,由关节囊来的血运大多完整无损,骨折近端血液供应良好,因此,骨折不愈合和股骨头无菌性坏死的发生率较低。

2.按股骨颈X线表现可分为外展型和内收型骨折

两种外展型骨折多在头下部,移位少,呈嵌插骨折,骨折线与股骨干纵轴的垂直线所成的倾斜角往往小于30°,骨折局部剪力小,较稳定,故愈合率较高。内收型骨折的骨折线与股骨干纵轴的垂线所成的倾角往往大于50°。此类骨折很少嵌插,移位较多,骨折远端多内收上移,骨折端承受剪力较大,骨折愈合率低,股骨头无菌性坏死率较高。

(二)诊断要点

髋部外伤史,伤后有髋部疼痛,髋关节任何方向的被动或主动活动都能引起局部剧烈疼痛,有时疼痛沿大腿内侧向膝部放射。腹股沟中点附近有压痛和纵轴叩击痛。囊内骨折有关节囊包裹,其外为厚层肌肉,故肿胀瘀斑不明显。囊外骨折则肿胀较明显或伴有瘀斑。伤后即不能站立行走,髋关节功能丧失。但部分嵌插骨折仍可能站立或跛行,检查时应加以注意。有移位骨折,患肢呈外旋、缩短畸形,髋、膝关节轻度屈曲。囊内骨折受关节囊的束缚,外旋角度较小(为45°～60°),囊外骨折则外旋角度较大(常达90°),并可扪及股骨大转子上移。临床上要注意与髋关节脱位相鉴别。摄髋关节X线正侧位片可明确骨折部位、类型和移位情况,对决定治疗及估计预后均有帮助。若受伤后,临床症状可疑,X线片如果未发现明显骨折线,应摄健侧X线片对比或行股骨颈CT检查。根据受伤史、临床表现和X线检查可做出诊断。

(三)治疗

应按骨折的时间、类型和患者的全身情况等决定治疗方案。无移位或嵌插骨折不需复位,但患肢应制动;移位骨折应尽早给予复位和固定;不愈合的股骨颈骨折、老年筋骨衰弱者可采用全髋或半髋关节置换术;此类骨折主要见于老年人,由于卧床时间较长,应注意并发症的预防和处理。

1.整复方法

(1)牵引复位法:为了减少对软组织的损伤,目前多采用骨牵引逐步复位法。即患者入院后,在外展中立位行股骨髁上骨牵引,牵引2～3日后,将患肢由中立位改为轻度内旋位,以便纠正骨折的前向成角,使复位的骨折端紧紧扣住,并在床边摄X线片,如尚未复位,则调整内收或外展角度或适当调整牵引重量。若仍有残余移位,则采用手法整复纠正。一般情况下,复位在1周内完成。

(2)屈髋屈膝法:患者仰卧位,助手固定骨盆,术者握其腘窝,并使膝、髋均屈曲90°,向上牵引,纠正缩短畸形,然后伸髋内旋外展以纠正成角畸形,并使骨折面紧密接触。复位后可行手掌试验,如患肢外旋畸形消失,表示已复位。

2.固定方法

无移位或嵌插骨折,让患者卧床,将患肢置于外展位、膝关节轻度屈曲、足中立位。为防止患肢外旋,可在患足穿丁字鞋加以保护,也可采取皮牵引。移位骨折骨牵引6～8周,如无特殊禁忌证,可用多根钢针或半螺纹空心拉力钉微创内固定治疗,这样能早期离床活动,从而减少因卧床时间长而发生的并发症。

3.药物治疗

早期治宜活血化瘀,消肿止痛,用桃红四物汤加三七等。若大便秘结、脘腹胀满等症,可酌加枳实、大黄等通腑泄热。中期治宜养气血,舒筋活络,用舒筋活血汤。后期治宜补肝肾,壮筋骨,用壮筋养血汤。

4.练功活动

卧床期间应加强全身锻炼,鼓励患者深呼吸,主动拍胸咳嗽排痰,预防坠积性肺炎的发生。多饮水,减少泌尿系感染及结石的形成。给臀部垫气圈或泡沫海绵垫,防止压疮的发生;同时应积极进行患肢股四头肌舒缩活动、踝关节和足趾屈伸功能锻炼,以防止肌肉萎缩、关节僵直的发生。无移位骨折3个月后可扶拐步行锻炼,一般不宜负重太早,应根据X线片显示骨折愈合情况,考虑患肢逐步负重锻炼。

二、股骨转子间骨折

股骨转子间骨折又称股骨粗隆间骨折,是指股骨颈基底至小转子水平以上部位所发生的骨折。患者多为高龄老人,男多于女,青壮年发病者较少。股骨转子部的结构主要是松质骨,周围有丰富的肌肉层,血运丰富,骨折后很少发生骨折不愈合或股骨头无菌性坏死,其预后远较股骨颈骨折为佳。

(一)病因病机

发病原因及受伤机制与股骨颈骨折相同。因转子部骨质松脆,故多为粉碎骨折。股骨颈和股骨干之间形成一个内倾角,亦称颈干角,正常值在110°~140°之间。颈干角大于正常值为髋外翻,小于正常值为髋内翻。股骨颈的中轴线与股骨两髁中点间的连线形成一个角度,称前倾角或扭转角,初生儿为20°~40°,随年龄增长逐渐减少,成人为12°~15°。

根据转子间骨折线的方向和位置,临床上可分为三型:顺转子间骨折、反转子间骨折、转子下骨折。

1.顺转子间骨折

骨折线自大转子顶点开始,斜向内下方行走,达小转子部。根据暴力的情况不同,小转子或保持完整或成为游离骨片,但股骨上端内侧的骨支柱保持完整,骨的支撑作用还比较好,髋内翻不严重,移位较少。远端因下肢重量而轻度外旋。粉碎型则小转子变为游离骨块,大转子及其内侧骨支柱亦破碎,髋内翻严重,远端明显上移,患肢呈外旋短缩畸形。

2.反转子间骨折

骨折线自大转子下方斜向内上方行走,达小转子的上方。骨折线的走向与转子间线或转子间骨嵴大致垂直。骨折近端因外展肌与外旋肌群的收缩而外展、外旋,远端因内收肌群与髂腰肌的牵引而向内、向上移位。

3.转子下骨折

骨折线经过大小转子的下方。骨折近端受外展、外旋肌群牵拉处于外展外旋位;远端受内收肌群牵拉而内收上移。

骨折的稳定关键在于内侧骨皮质的状态。其中,顺转子间粉碎骨折、反转子间骨折及转子下骨折均破坏内侧皮质的完整,造成皮质的碎裂或小粗隆的游离,导致内侧皮质支柱作用消失,易形成髋内翻,均属不稳定骨折。

(二)诊断要点

伤后局部剧烈疼痛、肿胀明显,患者不能站立或行走,患肢明显短缩、内收、外旋畸形。股骨转子间骨折和股骨颈骨折均多见于老年人,临床表现和全身并发症也大致相仿。但股骨转子部血运丰富,肿胀明显,有广泛的瘀斑,压痛点多在大转子处,预后良好;而股骨颈骨折瘀肿较轻,压痛点在腹股沟中点,囊内骨折愈合较难。双髋 X 线正位及患髋侧位片可明确诊断和骨折类型。

(三)治疗

治疗关键在于避免髋内翻,减少并发症。

1.整复方法

无移位骨折无须整复,有移位骨折应采用手法整复或骨牵引整复,整复时必须注意纠正股骨颈干角和股骨颈前倾角,避免遗留髋关节内翻及旋转畸形,影响髋关节的功能。

2.固定方法

无移位的骨折采用丁字鞋固定。有移位的骨折应采用持续牵引与外展石膏固定结合,牵引重量为 6～8kg,固定患肢于外展中立位 6～8 周。

3.药物治疗

根据骨折三期辨证用药,早期应注意活血化瘀,消肿止痛,对年老体衰、气血虚弱者,不宜重用桃仁、红花之类,宜用三七、丹参等活血止痛之品,使瘀祛而又不伤新血。

4.练功活动

固定期间,应鼓励患者早期在床上进行全身锻炼,嘱患者每天做踝关节屈伸运动与股四头肌舒缩锻炼,预防气血瘀滞。解除固定后,先在床上作髋膝关节的功能活动,以后可扶双拐作不负重步行锻炼,待 X 线片证实骨折愈合后方可逐步负重。

三、股骨干骨折

股骨干骨折是包括粗隆下 2～5cm 至股骨髁上 2～5cm 的股骨骨折。10 岁以下儿童最常见。骨折时大出血可达 1000mL 以上,临床上需防治失血休克。股骨是人体中最长的管状骨,股骨干是指股骨转子下至股骨髁上的部分。股骨干有一个轻度向前外的弧度,有利于股四头肌发挥其伸膝作用,骨干表面光滑,后面有一条隆起的粗线,称为股骨嵴,是肌肉附着处。股骨干的皮质厚而致密,骨髓腔略呈圆形,上、中 1/3 的内径大体均匀一致,下 1/3 的内径较膨大。股骨干周围由三群肌肉包围,其中以股神经支配的前侧伸肌群(股四头肌)为最大,由坐骨神经支配的后侧屈肌群(腘绳肌)次之,由闭孔神经支配的内收肌群最小。坐骨神经和股动脉、股静脉,在股骨下 1/3 处紧贴着股骨下行至腘窝部,若此处发生骨折,最易损伤血管和神经。

(一)病因病机

股骨干骨折多见于儿童及青壮年,男多于女,以股骨干中部骨折最多,可为横行、斜形、螺旋、粉碎及青枝型。多由直接暴力所造成，间接暴力所产生的杠杆作用、扭转作用亦能引起骨折。直接暴力引起者多为横断或粉碎骨折；间接暴力引起者多为斜形或螺旋骨折，此骨折均属不稳定性骨折。青枝型骨折仅见于小儿。股骨干骨折多由强大暴力所造成，骨折后断端移位明显，软组织损伤常较重。骨折移位的方向，除受外力和肢体重力的影响外，主要是受肌肉牵拉所致。

1.上 1/3 骨折

骨折近端因受髂腰肌、臀中肌、臀小肌，以及其他外旋肌群的牵拉而产生屈曲、外展、外旋移位；骨折远段由于内收肌群作用则向后、向上、向内移位。

2.中 1/3 骨折

两骨折段除有重叠畸形外，移位方向依暴力而定，但多数骨折近段呈外展屈曲倾向，远端因内收肌的作用，其下端向内上方移位。无重叠畸形的骨折，因受内收肌收缩的影响而有向外成角的倾向。

3.下 1/3 骨折

因膝后方关节囊及腓肠肌的牵拉，骨折远端往往向后移位。严重者，骨折端有损伤腘动、静脉及坐骨神经的危险。

（二）诊断要点

（1）有明显外伤史。

（2）多发生于青壮年和儿童。

（3）伤后局部肿胀、疼痛、压痛、功能丧失，出现缩短、成角或旋转畸形，有异常活动，可扪及骨擦音。严重移位的股骨下 1/3 骨折，在腘窝部有巨大的血肿，小腿感觉和运动障碍，足背、胫后动脉搏动减弱或消失，末梢血循环障碍，应考虑有血管、神经的损伤。损伤严重者，由于剧痛和出血，早期可合并外伤性休克。严重挤压伤、粉碎性骨折或多发性骨折，还可并发脂肪栓塞。X 线检查可显示骨折的部位、类型及移位情况。

（4）症候分型

①上 1/3 骨折：骨折近端屈曲、外展、外旋移位，骨折远端向后、向上、向内移位。

②中 1/3 骨折：除两骨折端重叠外，骨折远端多有向外成角和向内后移位。

③下 1/3 骨折：骨折远端多向后移位。

（三）鉴别诊断

1.股骨转子间骨折

常见于老年人，压痛点在股骨大转子，X 线摄片可协助鉴别。

2.股骨髁上骨折

发生于腓肠肌起点以上 2～4cm 范围内，压痛点在股骨髁上，可扪及骨擦感和异常活动，X 线摄片可协助诊断。

（四）治疗

开放性骨折宜选用外固定器固定，闭合性骨折可根据横形、斜形、螺旋形和粉碎性等骨折类型选择不同的治疗方法。

处理股骨干骨折，应注意患者全身情况，积极防治外伤性休克，重视对骨折的急救处理，现场严禁脱鞋、脱裤或做不必要的检查,应用简单而有效的方法给予临时固定,急速送往医院。股骨干骨折的治疗采用非手术疗法,多能获得良好的效果。但因大腿的解剖特点是肌肉丰厚,拉力较强,骨折移位的倾向力大,在采用手法复位、夹板固定的同时需配合短期的持续牵引治疗。必要时,还需切开复位内固定。

1.整复方法

患者取仰卧位,一助手固定骨盆,另一助手用双手握小腿上段,顺势拔伸,并徐徐将伤肢屈髋屈膝各90°,沿股骨纵轴方向用力牵引,矫正重叠移位后,再按骨折的不同部位分别采用下列手法。

(1)股骨上1/3骨折:将伤肢外展,并略加外旋,然后术者一手握近端向后挤按,另一手握住远端由后向前端提。

(2)股骨中1/3骨折:将伤肢外展,术者以手自断端的外侧向内挤按,然后以双手在断端前、后、内、外夹挤。

(3)股骨下1/3骨折:在维持牵引下,膝关节徐徐屈曲,并以紧挤在腘窝内的双手作支点将骨折远端向近端推迫。

对于成年人或较大年龄儿童的股骨干骨折,特别是对粉碎骨折、斜行骨折或螺旋骨折,多采用较大重量的骨骼牵引逐渐复位,只要牵引方向和牵引重量合适,往往能自动得到良好的对位,无须进行手法复位。3～5天后经X线床头透视或照片,骨折畸形已纠正,可逐步减轻牵引重量。若为横断骨折仍有侧移位者,可用双手的手指或手掌,甚至十指合扣的两前臂的压力,施行端提和挤按手法以矫正侧方移位。粉碎骨折可用四面挤按手法,使碎片互相接近,斜形骨折如两斜面为背向移位时,可用回旋手法使远端由前或由后绕过对面。粉碎骨折因愈合较慢,牵引时间可适当延长。

2.固定方法

(1)夹板固定:骨折复位后,在维持牵引下,根据上、中、下不同部位放置压垫,防止骨折的成角和再移位。股骨干上1/3段骨折,应将压垫放在近端的前方和外方;股骨干中1/3骨折,把压垫放在骨折线的外方和前方;股骨干下1/3骨折,把压垫放在骨折近端的前方。然后,再按照大腿的长度放置4块夹板,后侧夹板上应放置一较长的塔形垫,以保持股骨正常的生理弧度,最后用4条布带捆扎固定。

(2)持续牵引:由于大腿部肌肉丰厚,肌力强大,加之下肢杠杆力量强,对骨折施行手法复位夹板固定术后,仍有可能使已复位的骨折端发生成角甚至侧方移位。因此,还应按照患者年龄、性别、肌力的强弱,分别采用持续皮肤牵引或骨牵引,才能维持复位后的良好位置。皮肤牵引适用于儿童和年老、体弱的成年人,骨骼牵引适用于下肢肌肉比较发达的青壮年或较大年龄的儿童。儿童牵引重量约1/6体重,时间约3～4周;成人牵引重量约1/7体重,时间约8～10周。1周后床边X线照片复查,如骨折对位良好,即可将牵引的重量逐渐减轻至维持重量,一般成人为5kg左右,儿童为3kg左右。在维持牵引的过程中,应注意调整牵引的重量和方向,检查牵引装置,保持牵引效能,防止过度牵引,以达到维持骨折良好的对位对线的目的。股骨干骨折常用的持续牵引方法有以下几种:

①垂直悬吊皮肤牵引:适用于3岁以内的儿童。此法是把患肢和健肢同时用皮肤牵引向

上悬吊，用重量悬起，以臀部离开床面一拳之距为宜，依靠体重作对抗牵引。如果臀部接触床面，说明牵引重量不够，要重新调整重量，使臀部离开床面。牵引期间要注意双下肢血液循环情况。此法患儿能很快地适应，对治疗和护理都比较方便。一般牵引 3～4 周后，骨折均可获得良好的愈合。

②皮肤牵引：适用于小儿或年老体弱的人。用胶布贴于患肢内、外两侧，再用绷带裹住，将患肢放置在牵引架（托马氏架）上。4～8 岁的患儿牵引重量为 2～3kg，时间为 3～4 周；成人约为 1/7～1/12 体重，一般以不超过 5kg 为宜，时间约为 8～10 周。用皮肤牵引时，应经常检查，以防胶布滑落而失去牵引作用。

③骨骼牵引：较大儿童及成人采用骨骼牵引，并将患肢放在布朗架上，按部位不同，可采用股骨髁上牵引、股骨髁牵引或胫骨结节牵引。

股骨髁上牵引：适用于中 1/3 骨折或远折端向后移位的下 1/3 骨折。中 1/3 骨折应置患肢于外展中立位，下 1/3 骨折应置患肢于屈髋屈膝中立位。

股骨髁牵引：适用于上 1/3 骨折和远侧骨折端向后移位的下 1/3 骨折，患肢置屈髋屈膝中立位。

胫骨结节牵引：适用于上 1/3 骨折和骨折远端向前移位的下 1/3 骨折，患肢置屈髋外展位。较大的儿童或少年不宜在胫骨结节部穿针，应向下 2～3cm 处穿针。

3.药物治疗

按骨折治疗的三期辨证用药，早期可服新伤续断汤，中期服接骨丹，后期服健步虎潜丸。

4.练功疗法

临床上对较大儿童、成人患者的功能锻炼应从复位后第 2 天起，开始练习股四头肌舒缩及踝关节、跖趾关节屈伸活动。如小腿及足出现肿胀可适当按摩。从第 3 周开始，直坐床上，用健足蹬床，以两手扶床练习抬臀，使身体离开床面，以达到使髋、膝关节开始活动的目的。从第 5 周开始，两手提吊杆，健足踩在床上支撑，收腹、抬臀，臀部完全离床，使身体、大腿与小腿成一平线，以加大髋、膝关节活动范围。经照片或透视，骨折端无变位，可从第 7 周开始扶床架练习站立解除牵引后，对上 1/3 骨折加用外展夹板，以防止内收成角，在床上活动 1 周即可扶双拐下地，做患肢不负重的步行锻炼。当骨折端有连续性骨痂时，患肢可循序渐进地增加负重。经观察证实骨折端稳定，可改用单拐，1～2 周后才弃拐行走。此时再拍 X 线照片检查，若骨折没有重新移位，且愈合较好，方可解除夹板固定。

四、股骨髁上骨折

股骨髁上骨折是指发生在腓肠肌起点上 2～4cm 范围内的骨折。以青壮年人多见。愈合后易出现成角畸形、关节不对称。

（一）病因病机

间接暴力多见于由高处跌下，足部或膝部着地，严重的内、外翻或旋转力所致。对于老年患者，轻微的滑倒和屈曲位摔倒也可发生髁上骨折。直接暴力可因重物直接打击或挤压造成。

股骨髁上骨折可分为屈曲型、伸直型，一般以屈曲型多见。屈曲型骨折远端向后侧移位，骨折呈横断或斜行,骨折线由后上斜向前下方,骨折远端因受腓肠肌的牵拉和关节囊的紧缩,而向后移位,容易压迫或损伤腘动、静脉和神经;伸直型骨折,远端向前移位,骨折线从前上斜向后下。

(二)诊断要点

临床表现与股骨干下 1/3 骨折相类似,检查时应注意防止膝关节过伸而造成血管神经损伤。若局部出现较大的血肿,且胫后动脉、足背动脉搏动明显减弱或消失时,应考虑为腘动脉损伤。膝关节 X 线正侧位片,可确定骨折的类型和移位情况。

(三)治疗

对青枝骨折或无移位的骨折,应将膝关节内的积血抽吸干净,然后用夹板固定,前侧板下端至髌骨上缘,后侧板的下端至腘窝中部,两侧板以带轴活动夹板超膝关节固定,小腿部的固定方法与小腿骨折相同,膝上以 4 根布带固定。亦可用石膏管型于膝功能位固定。

1.整复方法

有移位的骨折可按屈曲型、伸直型依照对抗肌肉牵拉原理实施不同的骨牵引方法进行整复。

(1)屈曲型骨折,可采用股骨髁部冰钳或克氏针牵引,骨牵引点位置应考虑能抗衡肌肉及关节囊的牵拉作用力,矫正畸形。

(2)伸直型骨折则采用胫骨结节牵引。骨牵引后只要稍配合手法整复即可复位。整复时要注意保护腘窝神经血管,用力不宜过猛,复位困难者,可加大牵引重量后整复。

2.固定方法

骨折对位后局部用夹板固定,两侧板的下端呈叉状,骑在冰钳或克氏针上。

3.药物治疗

药物治疗按骨折三期辨证论治,解除夹板固定后应用中药熏洗并结合理筋按摩。

4.练功活动

与股骨干骨折基本相同,但因骨折靠近关节,易发生膝关节功能受限,所以应尽早进行股四头肌舒缩和关节屈伸功能锻炼。5～7 周后解除牵引,改用超膝关节夹板固定直至骨折愈合。

五、股骨髁间骨折

股骨髁间骨折又称股骨双髁骨折,为关节内骨折,是膝部较严重的损伤,青壮年多见,骨折愈合后易出现膝关节强直。

(一)病因病机

损伤病因与股骨髁上骨折相类似,但较髁上骨折承受的暴力要大。多因自高处坠落下,足部触地,先发生股骨髁上骨折,如暴力继续传达,骨折近端嵌插于股骨髁之间,将股骨髁劈开分内外两块,成为"T"或"Y"形骨折,由于暴力强大,肌肉牵拉力等因素,故移位严重。髁间骨折为关节内骨折,关节腔常有大量积血。

(二)诊断要点

伤后膝部疼痛,肿胀严重,有皮下瘀斑,膝关节呈半屈曲位,下肢功能丧失,患肢缩短,膝部可能有横径或前后径增大,局部压痛明显,并可扪及骨擦音。应注意检查腘窝有否血肿,足背、胫前动脉的搏动,以及小腿和足背的皮肤感觉、温度,以便确定是否伴有血管神经损伤。膝部X线正侧位片可明确骨折类型和移位情况。根据受伤史、临床表现和X线检查可做出诊断。

(三)治疗

治疗髁间骨折,应达到良好的对位,使关节面光滑完整,才能有效地恢复关节的功能和防止创伤性关节炎、关节强直的发生。

1.整复方法

整复前应先吸净关节腔内积血。对股骨内外髁分离者,可采用股骨冰钳牵引;无明显移位者,用胫骨结节牵引。在牵引下用两手掌压迫股骨内外两髁,使骨折块复位。

2.固定方法

骨折对位后局部超膝关节用夹板固定(固定方法同"股骨髁上骨折")。

3.药物治疗

药物治疗按骨折三期辨证论治。

4.练功活动

牵引期间应舒缩股四头肌,6~8周后解除牵引,继续用超膝关节夹板固定,指导患者练习不负重步行锻炼和关节屈伸活动。骨折愈合后坚强后再负重行走。

六、髌骨骨折

髌骨是人体内最大的籽骨,呈三角形,底边在上而尖端在下,后面是软骨关节面。股四头肌腱连接髌骨上部,并跨过其前面,移行为髌韧带止于胫骨结节。髌骨是伸膝装置的支点,有保护膝关节、增强股四头肌肌力,维护膝关节稳定的作用。髌骨骨折多见于成年人和老年人,儿童极为少见。

(一)病因病机

髌骨骨折可由直接暴力或间接暴力造成,以后者多见。

1.直接暴力

多见于屈膝摔倒,髌骨直接受撞击而引起,骨折多呈粉碎型、纵行、边缘型。髌骨前方的股四头肌筋膜以及关节囊一般尚完整,故移位较小,对伸膝功能影响较少。

2.间接暴力

由于膝关节在半屈曲位时跌倒,为了避免倒地,股四头肌强力收缩,髌骨与股骨滑车顶点密切接触成为支点,髌骨受到肌肉强力牵拉而骨折,骨折多呈横断骨折。髌骨前方的股四头肌筋膜和关节囊的破裂,两骨块分离移位,伸膝装置受到破坏,如不正确治疗,可影响伸膝功能。

直接和间接暴力混合损伤的特征是皮肤有直接创伤所致的证据,骨折块有相当大的分离。

(二)诊断要点

伤后膝部肿胀、疼痛,膝关节不能自主伸直,常有皮下瘀斑和膝部皮肤擦伤,骨折有分离移位时,可以摸到凹陷呈沟状的骨折断端,可有骨擦音或异常活动。膝关节X线侧、斜位及轴位片可以明确骨折的类型和移位情况。根据受伤史、临床表现和X线检查可做出诊断。

（三）治疗

治疗髌骨骨折时，要求恢复伸膝装置的功能，并保持关节面的平整光滑，防止创伤性关节炎的发生。无移位的骨折，可单纯采用抱膝圈固定；有移位的骨折，需手法整复固定；整复困难的应手术治疗。

1.整复方法

患膝伸直位，先在无菌操作下抽吸关节腔内积血，再注入 1％普鲁卡因溶液 10～20mL 局部浸润麻醉，术者用两手拇、食、中指捏住断裂之髌骨两端，挤压合拢，然后用一手的拇、示指按住上下两端，以另一手，触摸髌骨，以确定是否完整。

2.固定方法

(1)抱膝圈固定法：用铅丝做一个较髌骨略大的圆圈，铅丝外缠以较厚的纱布绷带，并扎上四条布带，后侧夹板长度由大腿中部到小腿中部，宽 13cm、厚 1cm。复位满意后，外敷消肿药膏，用抱膝圈固定，腘窝部垫一小棉垫，膝伸直位于后侧板上，抱膝圈的四条布带捆扎于后侧板固定，时间一般为 4 周。

(2)抓髌器固定法：适用于有分离移位的新鲜闭合性髌骨骨折，在无菌操作下，麻醉后，抽净膝内积血，将抓髌器间距宽的双钩抓在髌骨上极前缘上，将其间距窄的双钩抓在髌骨下极前缘，拧紧加压螺丝，骨折即可自行复位。术后 2 日可行走锻炼。

3.药物治疗

髌骨骨折早期瘀肿非常明显，应重用活血祛瘀消肿的药物；中期应用接骨续筋、通利关节之品，后期服补肝肾，壮筋骨的药物，解除固定后应用中药熏洗。

4.练功活动

在固定期间应逐步加强股四头肌舒缩活动，解除固定后，应逐步进行膝关节的屈伸锻炼。但在骨折未达到临床愈合之前，注意勿过度屈曲，避免将骨折处重新拉开。

七、胫骨髁骨折

胫骨上端的扩大部分为内髁和外髁，其平坦的关节面称胫骨平台，故胫骨髁骨折又称胫骨平台骨折，多发生于外髁。青壮年多见。

（一）病因病机

多由间接暴力所致。受伤姿势是高处坠下，足先着地，膝关节过度内翻或外翻引起髁部骨折。若两髁受力不相等时，则受力较大的一髁发生骨折；若内外两髁所受压力相等时，则两髁同时发生骨折。膝关节过度外翻可造成胫骨外髁压缩塌陷骨折，有时甚至合并内侧副韧带和半月板损伤；内翻时可造成胫骨内髁骨折或合并外侧副韧带损伤，骨折后多有不同程度的关节面破坏。

（二）诊断要点

伤后膝部明显瘀肿、疼痛、功能障碍，可有膝内、外翻畸形。若侧副韧带断裂，则侧向试验阳性。若交叉韧带亦断裂时，则抽屉试验阳性。膝关节 X 线正侧位照片可显示骨折类型和移位情况，疑有侧副韧带损伤者，还应在被动外(内)翻位拍摄双侧膝关节正位 X 线片，与健侧对比关节间隙的距离。根据受伤史、临床表现和 X 线检查可做出诊断。

（三）治疗方法

胫骨髁骨折为关节内骨折，骨折线通过关节面，既不容易整复，又不容易固定。治疗的目的是恢复关节面平整。倘若负重过早，骨折块可再移位，严重影响关节功能。故治疗时应达到正确复位，坚强的内固定或外固定，待骨性愈合后才能考虑负重；同时，又要恢复膝关节屈伸功能，所以，在固定期间进行适当的锻炼，模造一个较光滑的关节面，促进关节功能的恢复。无移位骨折，先在无菌操作下，抽吸干净关节内积血或积液，用超关节夹板固定 4～6 周。有移位骨折，则视具体情况，确定复位手法及固定方式，要求做到解剖复位，并在有效的固定下，进行适当的功能锻炼。

1.整复方法

一般在腰麻或局部血肿内麻醉下进行，患者仰卧，在无菌操作下抽吸干净关节内积血，将患膝屈曲 20～30°位。对移位不多，关节面无塌陷或塌陷不严重的单髁骨折，以外髁为例，助手一手按于股骨下段向外侧推，同时另一助手握小腿下段牵拉并向内扳拉，使膝呈内翻位，并扩大膝关节外侧间隙，有利于骨折复位。当膝关节外翻被矫正时，膝关节囊即紧张，可以将骨折块拉回原处。在助手牵拉的同时，术者用拇指推压骨片向上、向内，以进一步纠正残余移位。对骨折移位较多的单髁骨折，一助手握大腿下段，另一助手握小腿下段进行对抗牵引，在保持牵引下，远端助手略内收小腿使膝内翻，在外侧关节囊（若未破裂）被拉紧的同时，将骨折块拉向近、内侧。术者站于患侧，用两手拇指按压骨折片向上、向内复位。对于双髁骨折，手法复位时，两助手分别握大腿下段及小腿下段对抗牵引，在牵引下，术者以两手掌合抱，用大鱼际部置于胫骨内、外髁上端之两侧对向挤压，迫使骨折块复位。复位后应加用持续牵引。

2.固定方法

无移位骨折可用超膝关节夹板固定 4～6 周。有移位骨折在整复后，经 X 线照片复位良好，用超膝关节夹板固定。先在外髁的前下方放好固定垫，注意勿压迫腓总神经；双髁骨折则在内、外髁前下方各置一固定垫。放好固定垫后，可用夹板作固定。若骨折块移位较多的单髁骨折或双髁骨折，整复后骨折块仍有移位趋势，可加胫骨下端或跟骨牵引；亦可选加小腿皮肤牵引，以增强骨折复位固定的稳定性，减少继续移位。牵引时间一般为 4 周左右，重量 3～5kg左右；夹板固定一般为 6～8 周。

3.练功活动及药物治疗

复位固定后，即应进行股四头肌功能锻炼及踝、趾关节屈伸活动，经 8 周左右，骨折已临床愈合，可去除夹板，做膝关节主动功能锻炼，活动范围由小到大，注意避免过早下地负重活动。同时根据骨折三期辨证用药。

八、胫腓骨干骨折

胫骨干中上段横截面呈三角形，由前、内、外三嵴将胫骨干分成内、外、后三面，胫骨嵴前突并向外弯曲，形成胫骨的生理弧度，其上端为胫骨结节。胫骨干下 1/3 处，横截面变成四方形。该中下 1/3 交界处比较细弱，为骨折的好发部位。

　　胫腓骨干骨折很常见，各种年龄均可发病，尤以 10 岁以下儿童或青壮年为多，儿童为青枝骨折或无移位骨折。儿童的骨折以胫骨干骨折最多，胫腓骨干双骨折次之，腓骨干骨折少见。成人的骨折以胫腓骨干双骨折为多见。

（一）病因病理

　　直接暴力或间接暴力均可造成胫腓骨干骨折。从高处坠下，足部先着地，小腿旋转或受重物直接打击、挤压引起。

　　1.直接暴力

　　暴力多由外侧或前外侧而来，而骨折多是横断、短斜面，也可造成粉碎骨折。胫腓骨两骨折线都在同一水平，软组织损伤较严重。

　　2.间接暴力

　　由传达暴力或扭转暴力所致，骨折线多为斜形或螺旋骨折，双骨折时，腓骨的折线较胫骨折线为高，软组织损伤较轻。

　　影响骨折移位的因素，主要是暴力的方向、肌肉的收缩、小腿和足部的重力造成的，骨折端可以出现重叠、成角或旋转畸形。股四头肌和腘绳肌分别附着在胫骨上端的前侧和内侧，此两肌能使骨折近端向前、向内移位。小腿的肌肉主要在胫骨的后面和外面，由于肢体内动力的不平衡，故肿胀消退后，易引起断端移位。正常人的踝关节与膝关节是在两个相互平行的轴上运动，若发生成角和旋转移位，必然破坏二轴间的平行关系，既影响步行和负重功能，又可导致创伤性关节炎的发生。胫骨的前缘与前内侧面表浅，仅有皮肤遮盖，骨折时容易刺破皮肤形成开放性骨折。腘动脉在进入比目鱼肌的腱弓后，分为胫前、后动脉，此二动脉都贴近胫骨下行，胫骨上端骨折时，有可能损伤血管。此外，胫骨骨折可造成小腿筋膜间隔区内肿胀，压迫血管，可引起缺血性挛缩。胫骨的营养血管由胫骨干上 1/3 的后方进入，在致密骨内下行一定距离，而后进入于髓腔，胫骨下 1/3 又缺乏肌肉附着，故胫骨干中、下段发生骨折后，往往因局部血液供应不良，而发生迟缓愈合或不愈合。

（二）诊断要点

　　伤后患肢肿胀、疼痛和功能丧失，可有骨擦音和异常活动。有移位骨折者，可有肢体缩短、成角及足外旋畸形。损伤严重者，在小腿前、外、后侧间隔区单独或同时出现极度肿胀，扪之硬实，肌肉紧张无力，有压痛和被动牵拉痛，胫后或腓总神经分布区域的皮肤感觉丧失，即属筋膜间隔区综合征的表现。严重挤压伤、开放性骨折应注意早期创伤性休克的可能。胫骨上 1/3 骨折者，检查时应注意腘动脉的损伤。腓骨上端骨折时应注意腓总神经的损伤。小儿青枝骨折或裂纹骨折，临床症状可能很轻，但患儿拒绝站立或行走，局部有轻微肿胀及压痛。小腿正侧位 X 线照片可以明确骨折类型、部位及移位方向。因胫骨和腓骨骨折处可以不在同一平面（尤其是间接暴力引起的骨折），故 X 线照片应包括胫腓骨全长。

　　根据受伤史、临床表现和 X 线检查可做出诊断。

（三）治疗方法

　　胫腓骨骨折的治疗原则主要是恢复小腿的长度和负重功能。因此，应重点处理胫骨骨折。对骨折端的成角和旋转移位，应予纠正。无移位骨折只需用夹板固定，直到骨折愈合；有移位的稳定性骨折（如横断骨折），可用手法整复，夹板固定；不稳定性骨折（如粉碎骨折、斜形骨折),可用手法整复、夹板固定,同时配合跟骨牵引或选用固定器固定。

开放性骨折应彻底清创,尽快闭合伤口,将开放性骨折变为闭合性骨折。合并筋膜间隔区综合征者应切开深筋膜,彻底减压。陈旧性骨折畸形愈合者,可用手法折骨、夹板固定或配合牵引;对畸形愈合牢固或骨折不愈合者,应切开复位加植骨术。

1.整复方法

患者平卧,膝关节屈曲20～30°,一助手用肘关节套住患肢腘窝部,另一助手握住足部,沿胫骨长轴作拔伸牵引3～5分钟,矫正重叠及成角畸形。若近端向前内移位,则术者两手环抱小腿远端并向前提,一助手将近端向后按压,使之对位。如仍有左右侧移位,术者两手对向推挤,使近端向外、远端向内,一般即可复位。螺旋、斜形骨折时,远端易向外侧移位,术者可用拇指置于胫腓骨间隙,将远端向内侧推挤;其余四指于近段的内侧,向外用力提拉,并嘱助手将远端稍稍内旋,可使完全对位。然后在维持牵引下,术者两手握住骨折处,嘱助手徐徐摇摆骨折远段,使骨折端紧密相插,最后以拇指和示指沿胫骨前嵴及内侧面来回触摸骨折处,检查对线对位情况。

2.固定方法

(1)夹板固定:根据骨折断端复位前移位的方向及其倾向性而放置适当的压力垫。上1/3部骨折时,膝关节置于屈曲40～80°位,夹板下达内、外踝上4cm,内、外侧夹板上端超过膝关节10cm,胫骨前嵴两侧放置两块前侧板,外前侧板正压在分骨垫上。两块前侧板上端平胫骨内、外两髁,后侧板的上端超过腘窝部,在股骨下端作超膝关节固定。

中1/3部骨折时,外侧板下平外踝,上达胫骨外髁上缘;内侧板下平内踝,上达胫骨内髁上缘;后侧板下抵跟骨结节上缘,上达腘窝下2cm,以不妨碍膝关节屈曲90°为宜;两前侧板下达踝上,上平胫骨结节。

下1/3部骨折时,内、外侧板上达胫骨内、外髁平面,下平齐足底;后侧板上达腘窝下2cm,下抵跟骨结节上缘;两前侧板与中1/3骨折固定方法相同。

将夹板按部位放好后,横扎3～4道布带。下1/3骨折的内外侧板在足跟下方作超踝关节捆扎固定;上1/3骨折内、外侧板在股骨下端作超膝关节捆扎固定,腓骨小头处应以棉垫保护,避免夹板压迫腓总神经而引起损伤。

需要配合跟骨牵引者,穿钢针时,跟骨外侧要比内侧高1cm(相当于15°斜角),牵引时足跟便轻度内翻,恢复了小腿生理弧度,骨折对位更稳定。牵引重量一般为3～5kg,牵引后在48小时内拍摄X线片检查骨折对位情况,如果患肢严重肿胀或大量水泡,则不宜采用夹板固定,以免造成压疮、感染,暂时单用跟骨牵引,待消肿后再用夹板固定。运用夹板固定时,要注意松紧度适当,既要防止消肿后外固定松动而致骨折重新移位,也要防止夹板固定过紧而妨碍患肢血运或造成压疮,并注意抬高患肢,下肢在中立位置,膝关节屈曲20～30°,每天注意调整布带的松紧度,检查夹板、压力垫有无移位,加垫处或骨突部位有无受压而产生持续性疼痛。若骨折对位良好,则4～6周后拍摄X线片复查,如有骨痂生长,则可解除牵引。

(2)固定器固定:近年来临床上常采用小腿钳夹固定器治疗小腿斜形、螺旋形等不稳定型骨折。其方法是:首先进行X线透视,以确定钳夹位置。钳夹力的方向应尽量做到与骨折线垂直。然后消毒铺巾,局麻达骨膜,继而将钳环尖直接刺入皮肤,直达骨质作加压固定,务使两尖端稍进入骨皮质内,以防滑脱。再经 X 线检查,若骨折对位良好,则用无菌敷料包扎两个钳夹入口,再以小腿夹板做辅助固定患肢。6～8 周后拆除钳夹,小夹板可继续固定 1～2 周。

3.功能锻炼

整复固定后,即可作踝足部关节屈伸活动及股四头肌舒缩活动。采用跟骨牵引者,可用健腿和两手支持体重抬起臀部。稳定性骨折从第二周开始进行抬腿及膝关节活动,从第四周开始扶双拐作不负重步行锻炼。不稳定骨折则解除牵引后仍需在床上锻炼 5～7 天后,才可扶双拐作不负重步行锻炼。此时患肢虽不负重,但足底要放平,不要用足尖着地,避免远折段受力引起骨折端旋转或成角移位,锻炼后骨折部若无疼痛,自觉有力,即可改用单拐逐渐负重锻炼,在 3～5 周内为了维持小腿的生理弧度和避免骨折段的向前成角,在床上休息时,可用两枕法。若解除跟骨牵引后,胫骨有轻度向内成角者,可让患者屈膝 90°,髋关节屈曲外旋,将患肢的足部放于健肢的小腿上,呈盘腿姿势,利用肢体本身的重力来恢复胫骨的生理弧度。8～10 周根据 X 线照片及临床检查,达到临床愈合标准,即可去除外固定。

4.药物治疗

按骨折三期辨证论治,开放性骨折的早期在活血祛瘀方药中加入凉血清热、祛风解毒之品,如银花、连翘、蒲公英、地丁、防风。早期局部肿胀严重,宜酌加利水消肿之药,如木通、薏苡仁等。胫骨中、下 1/3 骨折局部血供较差,容易发生骨折迟缓愈合或不愈合,故后期内治法应着重补气血、养肝肾、壮筋骨。陈旧性骨折施行手法折骨或切开复位、植骨术后,也应及早使用补法。

九、踝部骨折

踝关节由胫、腓骨下端和距骨组成。外踝比较窄而长,位于内踝的稍后方。内踝的三角韧带较外踝的腓距、腓跟韧带坚强。故阻止外翻的力量大,阻止内翻的力量小。内、外、后三踝构成踝穴,而距骨居其中,形成屈戌关节。胫腓骨下端之间被坚强而有弹性的下胫腓韧带连接在一起。距骨分体、颈、头三部,其体前宽后窄,其上面为鞍状关节面,当作背伸运动时,距骨体之宽部进入踝穴,腓骨外踝稍向外后侧分开,而踝穴较跖屈时能增宽 1.5～2mm,以容纳距骨体。当下胫腓韧带紧张时,关节面之间紧贴,关节稳定,不容易扭伤,但暴力太猛仍可造成骨折。而踝关节处于跖屈位时,下胫腓韧带松弛,关节不稳定,容易发生扭伤。

(一)病因病理

从高处坠下、下楼梯、下斜坡、走崎岖不平的道路,容易引起踝关节损伤。《世医得效方》已将踝关节损伤分为内翻与外翻两大类型。踝关节呈内翻姿势损伤者为内翻损伤,呈外翻姿势损伤者为外翻损伤。踝部损伤原因复杂,类型很多。韧带损伤、骨折、脱位可单独或同时发生。根据受伤的姿势可有内翻、外翻、外旋、纵向挤压、侧方挤压、跖屈和背伸等多种暴力,其中以内翻暴力最多见,外翻暴力次之。

1.内翻暴力

由于足踝强力内翻,使内踝侧受挤迫,内踝多为斜形骨折,外踝受牵拉多为撕脱性横断骨折或腓侧副韧带、下胫腓韧带撕裂,距骨向内脱位。

2.外翻暴力

由于足踝强力外翻,使外踝侧受挤迫,外踝多为斜形骨折,内踝受牵拉多为撕脱性横断骨折或三角韧带、下胫腓韧带撕裂,距骨向外脱位。

在上述暴力作用时,若踝关节处于跖屈位,距骨可向后撞击胫骨后踝,引起三踝骨折并向后脱位;若此时踝关节处于背伸位,可引起胫骨前唇骨折。

根据骨折脱位的程度,损伤又可分为三度:单踝骨折为一度;双踝骨折、距骨轻度脱位为二度;三踝骨折、距骨脱位为三度。

伤后局部瘀肿、疼痛和压痛、功能障碍,可闻及骨擦音。外翻骨折多呈外翻畸形,内翻骨折多呈内翻畸形,距骨脱位时,则畸形更加明显。踝关节X线正侧位照片可显示骨折脱位程度和损伤类型。并根据骨折线的走向,分析骨折脱位发生的机理,有助于正确的复位和固定。

根据受伤史、临床表现和X线检查可做出诊断。

(二)治疗方法

1.整复方法

患者平卧屈膝,助手抱住其大腿,术者握其足跟和足背作顺势拔伸,外翻损伤使踝部内翻,内翻损伤使踝部外翻。如有下胫腓关节分离,可以内外踝部加以挤压;如后踝骨折并距骨后脱位,可用一手握胫骨下段向后推,另一手握前足向前提,并徐徐将踝关节背伸。利用紧张的关节囊将后踝拉下或利用长袜袜套,套住整个下肢,下端超过足尖20cm,用绳结扎,作悬吊滑动牵引,利用肢体重量,使后踝逐渐复位。若手法整复失败或系开放性骨折脱位,可考虑切开复位内固定,陈旧性骨折脱位则可考虑切开复位植骨术或关节融合术。

2.固定方法

先在内外两踝的上方各放一塔形垫,下方各放一梯形垫或放置一个空心垫,防止夹板直接压在两踝骨突处。用五块夹板进行固定,其中内、外、后侧板上自小腿上1/3,下平足跟,前内侧及前外侧板较窄,其长度上起胫骨结节,下至踝关节上方。夹板必须塑形,使内翻骨折固定在外翻位,外翻骨折固定在内翻位。最后可加用踝关节活动夹板(铝制或木制),将踝关节固定于90°位置4～6周。兼有胫骨后唇骨折者,还应固定踝关节于稍背伸位;胫骨前唇骨折者,则固定在跖屈位,并抬高患肢,以利消肿。施行关节融合术者,应固定3个月。

3.功能锻炼

整复固定后,鼓励患者主动背伸踝部和足趾。双踝骨折从第2周起,可在保持夹板固定的情况下加大踝关节的主动活动范围,并辅以被动活动。被动活动时,术者一手握紧内、外侧夹板,另一手握前足,只作背伸和跖屈,但不作旋转和翻转活动,3周后可将外固定打开,对踝关节周围的软组织(尤其是肌腱经过处)进行按摩,理顺筋络,点按商丘、解溪、丘墟、昆仑、太溪等穴,并配合中药熏洗。若采用袜套悬吊牵引法,亦应多作踝关节的主动伸屈活动。

4.药物治疗

除按骨折三期辨证用药外,中期以后应注意舒筋活络、通利关节;后期若局部肿胀难消者,宜行气活血、健脾利湿;关节融合术后则须补肾壮骨,以促进骨折愈合。

第七章　常见疾病的针灸治疗

第一节　呼吸系统疾病的针灸治疗

一、感冒

感冒是常见的呼吸道疾病,因病情轻重不同而分为伤风、重伤风和时行感冒。四季均可发生,尤以冬、秋两季多发。

(一)病因病机

中医学认为,本病系感受风邪所致,与人的体质强弱密切相关。常因起居失常、冷暖不调、涉水淋雨、过度疲劳、酒后当风等导致机体抵抗力下降而发病,患有各种慢性病的体弱者则更易罹患。风邪多与寒、热、暑湿之邪夹杂为患,由皮毛、口鼻侵入,伤及肺卫,出现一系列的肺卫症状。秋冬多风寒,春夏多风热,长夏多暑湿;因患者机体有阴阳偏盛偏衰之别,故感受同一外邪亦有从寒而化和从热而化之分。若感邪深重或误治失治,体虚无力抗邪,则时邪病毒可由表入里,产生化火动风、逆传心包等变证。

(二)临床表现

以鼻塞、流涕、咳嗽、头痛、恶寒发热、全身酸楚等为主症。

1.风寒证

鼻塞,流清涕,咳嗽,痰液清稀,咽喉微痒,喷嚏,恶寒重,发热轻,无汗,头痛,肢体酸重,口不渴或虽渴但喜热饮,舌苔薄白,脉浮或浮紧。

2.风热证

鼻塞而干,少涕或流浓涕,咳嗽声重,咳痰色黄而黏,咽喉肿痛,恶寒轻,发热重,有汗热不解,头痛或昏胀,面红目赤,口干渴欲冷饮,舌苔薄黄,脉多浮数。

3.暑湿证

咳声重浊不扬,咳吐白色黏痰,身热不扬,汗出不畅,肢体酸重,头昏重而胀,胸脘痞闷,纳呆,腹胀,大便溏泻,尿少色黄,舌苔白腻或淡黄腻,脉濡。

(三)治疗

1.针刺疗法

治则:风寒证祛风散寒、宣肺解表,针灸并用,泻法;风热证疏散风热、清利肺气;暑湿证清暑化湿、疏表和里,均只针不灸,泻法。

处方:风池、大椎、列缺、合谷、外关。

方义:风邪与寒、热、暑湿之邪夹杂伤表,故取风池、大椎、外关疏风祛邪解表;合谷祛风清暑、解表清热,列缺宣肺止咳,二穴相配乃原络配穴之法,加强宣肺解表作用。

加减:风寒证加风门、肺俞祛风散寒;风热证加曲池、尺泽疏散风热;暑湿证加中脘、足三里和中化湿;邪盛体虚加肺俞、足三里扶正祛邪;鼻塞流涕加迎香宣肺通窍;头痛加印堂、太阳祛风止痛;咽喉肿痛加少商清热利咽。

操作:风寒者大椎、风门、肺俞、足三里针灸并用;风热者大椎、少商用三棱针点刺出血;其他腧穴常规针刺。伤风每日 1 次,重伤风和时行感冒每日 1～2 次。

2.三棱针疗法

取耳尖、委中、尺泽、太阳、少商。每次选 1～2 穴,点刺出血。适用于风热证。

3.拔罐疗法

取肺俞、风门、大椎、身柱。每次选 2～3 穴,留罐 10 分钟或于背部膀胱经走罐。适用于风寒证。

4.耳穴疗法

主穴:肺、肾上腺、神门、内鼻。配穴:发热加耳尖、屏尖;全身酸痛乏力加肾、皮质下;咽痛声嘶加咽喉;咳嗽加气管;腹泻加脾;胃纳不佳加胰胆、胃。

(1)耳穴压迫法:主穴全取,根据临床症状再选 1～3 个配穴,手法用平补平泻,每次一侧耳穴,隔日或每日换压另一侧耳穴。一般 7 次内痊愈。个别不愈者,休息 3～5 天,继续下 1 个疗程。

(2)耳穴磁疗法取穴、手法同耳穴压迫法。用磁珠贴压,隔 1～2 日换帖另一侧耳穴,7 次为 1 个疗程。

5.穴位敷贴疗法

(1)芥菜籽 10g,研细末,以两只鸡蛋清调成糊状,敷于两足心涌泉穴,外用绷带固定。

(2)适应证:本法适用于治疗各种感冒。取穴:大椎、肺俞、太阳、头维、天宗、曲池、风府。方药组成风热选药:金银花、连翘、炙麻黄、前胡、浙贝母、牛蒡子、竹叶、紫苏、羌活;风寒选药:桂枝、炙麻黄、细辛、羌活、防风、荆芥、浙贝母、紫苏。痰多可加杏仁、炙紫菀、炙款冬花。用法:根据患者感冒的证型选取相应的药物,然后将相应中药研细成末,用姜汁或竹沥水、醋等调制为绿豆大小颗粒,置于 1cm×1.5cm 胶布或创可贴中间,贴在穴位上,使患者穴位有胀感或痒感,隔日换药 1 次。

6.艾灸疗法

(1)取穴:风池、风门、列缺、合谷。适用于风寒感冒。操作:艾条温和灸,每穴每次灸 10～15 分钟,每日灸 1～2 次。艾炷隔姜灸,每次选用 2～4 个穴位,每穴灸 5～7 壮,每日灸 1 次,重症可每日灸治 2 次。

(2)取穴:风池、大椎、曲池、外关。适用于风热感冒。操作:艾条温和灸,每穴每次灸 3～5 分钟,每日灸 1～2 次。

7.刮痧疗法

处方：大椎、大杼、膏肓、神堂、风门、风池、合谷、列缺、前胸内外。

配方：发热加脊椎、肩胛一带；头痛加太阳；鼻塞不通加迎香；咽痛加少商。

方法：泻法刮拭大椎、大杼、膏肓、神堂等主刮经穴部位，待出现紫红色瘀点多处时，再配合刮拭其他经穴部位，每穴 3～5 分钟，以局部出现瘀点为好。

二、支气管炎

支气管炎是由多种因素引起的气管、支气管炎症。临床以咳嗽、咳痰、喘促等为主要症状。急性支气管炎可发生于任何年龄，慢性支气管炎好发于中老年人。本病发作多见于冬春两季。

现代医学认为，急性支气管炎是由于病毒、细菌感染或因理化因素的刺激所致，病变多局限于黏膜。慢性支气管炎是由于理化因素的刺激或病毒感染、变态反应等使全身或局部抵抗力降低所致，病损常波及支气管壁全层，病变晚期造成管腔僵硬或塌陷，病变蔓延到支气管和肺泡壁，可发生阻塞性肺气肿，甚则导致肺源性心脏病。

（一）病因病机

急性支气管炎属于中医学"咳嗽""咳喘"等范畴，多因风寒、风热、燥热等外邪侵袭所致。外邪入侵，首先犯肺，肺卫失宣，津液失于敷布，聚而成痰，阻塞气道，引起咳嗽、咳痰，甚则气喘。慢性支气管炎因病情迁延日久，故多与肺、脾、肾三脏功能失调有关。肺虚则气无所主，宣降失司，出现咳嗽痰多；肾虚则气失摄纳，出现喘促短气；若肝火犯肺，肺热伤津，则见咳嗽阵作，甚则痰中带血。急性支气管炎多为实证，慢性支气管炎虚证多见或为本虚标实之证。

（二）临床表现

1.急性支气管炎

起病较急，常可伴有发热、恶寒、流涕、全身酸楚等上呼吸道感染症状。咳嗽是其主要症状，病起干咳，喉痒，胸骨后不适，1～2 日后咳出少量黏痰或稀薄痰液，随后痰液转稠，偶可带有血丝。若有支气管痉挛时，可出现哮喘样呼吸困难。3～5 日后发热和全身症状逐渐消退，咳嗽则可延长到 7～30 日。若迁延不愈者，可转为慢性支气管炎。

2.慢性支气管炎

慢性反复性咳嗽、咳痰或伴有喘息，合并感染时可有脓痰、发热、呼吸困难等。一般于秋冬季加重，春季后减轻，严重者全年均有持续性咳嗽。病久不愈者可发展为肺气肿、肺心病。

风寒束肺者可见咳嗽痰白，鼻塞流涕，恶寒发热，头痛，全身酸楚，舌淡苔薄白，脉浮紧等；风热犯肺者可见咳嗽痰黄，质稠难咳，口干咽痛，身热头痛，舌边尖红，苔薄黄，脉浮数等；燥热伤肺者可见于咳无痰或痰少而黏，甚则痰中带血，咳痰不爽，鼻燥咽干，胸闷而痛，头痛发热，便干尿赤，舌红少津，苔薄白，脉细数等；痰湿阻肺者可见咳嗽痰多，痰白而黏，易于咳出，咳声重浊，胸部满闷或喘促短气，纳呆腹胀，舌淡苔白腻，脉滑等；肝火灼肺者可见咳嗽气逆，阵阵而作，痰少而黏，咳之不易，甚则痰中带血，胁肋胀痛，咽喉干痒，目赤口苦，便秘尿赤，舌边尖红，苔薄黄，脉弦数等；肺肾阴虚者可见于咳无痰或少痰，痰黏或带血，口干咽燥，五心烦热，潮热盗汗，形体消瘦，舌红少苔，脉细数等；脾肾阳虚者可见咳嗽气喘，动则尤甚，痰液稀，面色㿠白，形寒肢冷或面肢水肿,小便不利,舌淡,苔薄白微腻,脉沉细等。

(三)治疗

1.针灸疗法

(1)外感咳嗽

治则:宣肺解表。

处方:取手太阴、阳明经穴为主。列缺、合谷、肺俞。

配穴:咽喉肿痛加少商;发热恶寒加大椎,外关。

方义:手太阴与手阳明为表里,取其络穴列缺,原穴合谷,配以肺俞,三穴合用,以加强宣肺解表的作用,使外邪得解,肺气通调,清肃有权,肺之功能得到恢复。

操作:风寒证针灸并用,风热证只针不灸。

(2)内伤咳嗽

①痰浊阻肺证

治则:健脾化痰。

处方:取背俞和足阳明经穴为主。肺俞、中脘、尺泽、足三里、丰隆。

方义:俞穴和募穴是脏腑之气转输汇聚之处,取肺俞和胃募中脘,配以足阳明经合穴足三里,以健脾和胃,行湿化痰;尺泽为肺经合穴,有泻肺止咳的作用;丰隆为足阳明经的络穴,取之以运中焦脾胃之气,使气行津布,痰湿得化,是祛痰除湿之要穴。

操作:针刺补泻兼施,并可加灸。

②肺燥阴虚证

治则:益阴润燥,清肃肺气。

处方:取肺经俞、募穴为主。肺俞、中府、列缺、照海。

配穴:咯血加孔最、膈俞。

方义:肺俞,中府是俞募配穴,用以宣调肺道,清肃肺气;列缺是手太阴肺经络穴,通于任脉,照海是足少阴肾经经穴,通阴跷脉,两穴合用,一上一下,为八脉交会配穴法,以益阴润燥,并能清利咽喉,肃降肺气;孔最为肺之郄穴,主治肺之急症;膈俞为八会穴中的血会,两穴配伍,有止血的作用。

操作:针刺平补平泻。

2.皮肤针疗法

叩刺督脉经、膀胱经的上背部,以皮肤潮红为度。

3.艾灸疗法

①取穴:风池、风门、列缺、合谷。适用于风寒感冒。艾条温和灸:每穴每次灸10~15分钟,每日灸1~2次;艾炷隔姜灸:每次选用2~4个穴位,每穴灸5~7壮,每日灸1次,重症可每日灸治2次。②取穴:风池、大椎、曲池、外关。适用于风热感冒。艾条温和灸:每穴每次灸3~5分钟,每日灸1~2次。

4.拔罐疗法

在背部膀胱经上均匀涂抹石蜡,沿经行走罐手法,使皮肤紫红后起罐,用纱布擦去油污。再在大椎、风门、肺俞、膏肓穴各留罐约10分钟。

5.耳穴疗法

主穴:肺、肾上腺、神门、内鼻。配穴:发热加耳尖、屏尖;全身酸痛乏力加肾、皮质下;咽痛声嘶加咽喉;咳嗽加气管;腹泻加脾;胃纳不佳加胰胆、胃。

(1)耳穴压迫法:主穴全取,根据临床症状再选1~3个配穴,手法用平补平泻,每次一侧耳穴,隔日或每日换压另一侧耳穴,一般7次内痊愈。个别不愈者,休息3~5天,继续下1个疗程。

(2)耳穴磁疗:取穴、手法同耳穴压迫法。用磁珠贴压,隔1~2日换帖另一侧耳穴,7次为1个疗程。

三、支气管哮喘

支气管哮喘是一种常见的、发作性的肺部过敏性疾病,简称哮喘。其临床特征为发作性的伴有哮鸣音的呼气性呼吸困难。本病大致可分为外源性和内源性两大类,两类哮喘在发病过程中可相互影响而混合存在。本病可发生于任何年龄,但半数以上在12岁以前发病,四季均可发作。

(一)病因病机

本病属于中医学"哮喘""喘咳"等范畴,主要因痰饮伏肺而引发。外感风寒、风热,吸入花粉烟尘等可致肺失宣肃而凝津成痰;饮食失当,脾运失健而聚湿生痰。每因气候突变、情志失调、过分劳累、食入海腥发物等而触引内伏之痰饮,痰随气升,气与痰结,壅塞气道,肺气上逆而发为哮喘。病初在肺,多属实证,若反复发作,则致肺、肾、心三脏俱虚。肺虚则气无所主,短气喘促;肾虚则摄纳无权,动则喘甚;心虚则鼓脉无力,唇甲青紫,汗出肢冷;甚则出现神昏、烦躁等危候。

(二)临床表现

1.先兆症状

多数患者可出现鼻和眼睑痒、喷嚏、咳嗽、胸闷等。

2.典型发作

突感胸闷,呼吸困难,呼气延长,伴有哮鸣,被迫采取坐位,烦躁,汗出,甚则发绀。发作可持续数分钟、数小时或更长时间,可自行缓解或经治疗好转,发作将停时,常咳出较多稀薄痰液,随之气促减轻,哮喘缓解。发作时胸部多较饱满,叩诊呈过度反响,听诊两肺布满哮鸣音,呼气延长。

3.哮喘持续状态

哮喘发作持续24小时以上或经治疗12小时以上仍未能控制者,除典型发作的表现外,伴有张口呼吸和大汗淋漓,多发绀明显,呈端坐呼吸。病情不能控制者易出现呼吸、循环衰竭。

寒饮伏肺者可见遇寒触发,胸脘满闷,呼吸急促或喉中痰鸣,咳痰稀白,初起多兼恶寒发热,头痛无汗,鼻流清涕,舌淡苔白滑,脉浮紧等;痰热遏肺者可见喘急胸闷,喉中哮鸣,声高息涌,痰黄质稠,咳吐不爽或伴有发热口渴,舌质红,苔黄腻,脉滑数等;脾肺气虚者可见咳喘气短,动则加剧,咳声低怯,痰液清稀,畏风自汗,神疲倦怠,食少便溏,舌淡苔薄白,脉濡细等;肺肾阴虚者可见短气而喘,咳嗽痰少,头晕耳鸣,腰膝酸软,潮热盗汗,舌红少苔,脉细数等;心肾阳虚者可见喘促短气,呼多吸少,气不得续,畏寒肢冷,尿少水肿,甚则喘急烦躁,冷汗淋漓,唇甲青紫,舌质紫暗有瘀点、瘀斑,苔薄白,脉沉细或微弱而结代。

(三)治疗

1.针灸疗法

治则:化痰开窍,宣肺平喘。

处方:肺俞、定喘、天突、中府、膻中、孔最。

配穴:寒饮伏肺者可配风门、太渊;痰热遏肺者可配大椎、丰隆;脾肺气虚者可配脾俞、膏肓、气海、足三里;肺肾阴虚者可配肾俞、关元、太溪、三阴交;心肾阳虚者可配心俞、肾俞、气海、关元、内关;潮热盗汗者可配阴郄、复溜;神昏者可配人中、素髎。

方义:肺俞为肺经背俞穴,可宣肃肺经经气,天突、膻中降气止哮,肺经穴位中府、孔最肃肺平喘,定喘为平喘要穴。

操作:留针30分钟,每隔5~10分钟行针1次。病情严重者适当延长留针时间。发作期每日针刺2次或数次,10~15次为1个疗程;缓解期每隔1~2日针刺1次,30次为1个疗程。

2.灸法

取肺俞、膏肓、膻中、膈俞、脾俞、肾俞、关元、气海、足三里。每次选用3~4穴,用大艾炷施无瘢痕灸,上穴亦可施瘢痕灸。每穴5~7壮,发作期每日1~2次,10次为1个疗程;缓解期每周2次,30次为1个疗程。

3.耳穴疗法

主穴:肺、肾、脾、肾上腺、对屏尖、交感、气管。配穴:神门、风溪、肝、内分泌、大肠。

(1)耳穴压丸法:主穴全取,再根据症状选配2~3个配穴。耳穴贴压王不留行籽,在选取的穴区内寻找敏感点贴压。每次一侧耳穴,2~5天换贴1次,两耳交替,10次为1个疗程。在无症状期,可用耳穴压丸进行预防性治疗,取穴以肾、肺、脾为主,以增强机体抗病能力而起预防作用。

(2)耳穴磁疗法:取穴同耳穴压丸法。每穴贴压磁珠1丸,每次一侧耳穴,隔2~3天换贴另一侧耳穴。10次为1个疗程,休息5~7天,继续下1个疗程。

(3)耳穴贴膏法:此法多用于儿童,取穴同耳穴压丸法。用消炎解痛膏贴在敏感点上,每次贴一侧耳穴,2~3天换贴1次,两耳交替,10次为1疗程。哮喘发作时,可每天贴1~2次。

4.皮肤针疗法

取两侧胸锁乳突肌部、第7颈椎至第2腰椎旁开1.5寸处足太阳膀胱经部、鱼际至尺泽穴手太阴肺经部。于发作期,每部循序叩刺,以皮肤潮红或微渗血为度。

5.穴位敷贴疗法

炙白芥子、延胡索各30g,甘遂、细辛各15g,麝香1.5g,牙皂、麻黄各6g。上药共研细末,制成散剂,装塑料袋备用。以上为1人3次用量,在夏季伏天使用。取肺俞(双)、百劳(双)、膏肓(双)、膈俞(双)、肾俞(双)。每次用三分之一药末,加生姜汁调成糊状,分别摊在直径约5cm的油纸或塑料布上,贴在上述穴位处,然后用胶布固定。一般贴4~6小时。如贴后有烧灼感或疼痛,可提前取下,贴后局部温热舒适或微痒,可多贴几小时,等药干燥后取下。隔10日再贴 1 次,即初伏、中伏、末伏各贴 1 次,共 3 次。一般连贴 3 年。无论发作期或缓解期患者均可应用。

四、慢性阻塞性肺气肿

慢性阻塞性肺气肿常由慢性支气管炎及长期大量吸烟引起,临床表现为呼吸道阻塞,细支气管远端的管腔过度膨胀、充气,从而导致肺组织弹性减退、容积增大,呈桶状胸。

该病是一种潜在致命的肺部疾病,以肺弹性进行性丧失为特点。目前的医学水平尚无彻底治愈的希望,只能防止其继续恶化。其临床表现常有:反复咳嗽、咳痰、喘息、气促、气短、胸闷、乏力,甚至出现唇、甲发绀及肺动脉高压症状。该病的晚期可发展成为心功能不全(心力衰竭)、下肢水肿、肝脾大、腹水等。

该病在中医学属"肺胀""喘息"等病证范畴,因元气不足,肺肾虚损所致。

灸疗方法:

1.艾炷灸

施灸穴位分两组,第 1 组取膻中、定喘;第 2 组取肺俞、丰隆。每年的三伏天,症状缓解时,上述两组穴位轮换交替施行麦粒大艾炷灸,每穴施灸 5～7 壮,每日 1 次;亦可采用隔姜灸或其他药饼灸。

2.激光灸

取膻中。采用低能量 He-Ne 激光仪,行血管内照射治疗,输出功率为 2～3mV。每次照射 1 小时,每日 1 次,10 次为 1 个疗程。

3.综合疗法

电针、吸氧配合温和灸:取曲池、手三里、上廉、下廉、温溜、足三里、上巨虚、下巨虚、条口、丰隆,每次选 1 穴双侧,交替使用。针刺得气后,接上 WQ576 电针机,予以持续刺激,同时用鼻塞法输氧,氧气流量为每分钟 3～5L(升),每次 15～30 分钟,每日 2～3 次。气短明显阳气偏虚者,取膻中,施以艾条温和灸。

五、肺炎

肺炎是由肺炎双球菌感染所致。根据其临床表现,一般可分为大叶性肺炎与支气管肺炎两类。大叶性肺炎多见于青壮年;支气管肺炎则以婴幼儿和年老体弱者为多。本病一年四季均可发生,尤以冬春季节及气候骤变时发病居多。

肺炎的临床表现特点是:起病急骤,寒战,高热,咳嗽,咳痰(铁锈色痰),胸痛,气急,呼吸困难,发绀,恶心呕吐,食欲缺乏等。

该病在中医学属"咳嗽""肺闭""风温""冬温""肺风痰喘""马脾风"等病证范畴。常因劳倦过度,肺卫不固,复感风邪而导致肺失宣降,痰热郁阻所致。

(一)灸疗取穴

取肺俞、膈俞、百劳、膏肓、阿是穴(肺听诊啰音显著处)、中府。

（二）灸疗方法

1.药物灸

（1）取丁香、肉桂各10g，白芥子、生大黄、黄芩、黄柏、山栀子、杏仁、桃仁各50g，上药共研细末，备用。用时，取药末30g，以温水调成厚糊状，摊在白布上约8cm×10cm，厚0.5cm，敷灸于两肩胛骨内侧肺底部或闻及湿啰音处，胶布固定，待12小时后取下。主治小儿支气管肺炎、喘息性支气管炎。

（2）取灸白芥子、延胡索、细辛、甘遂按2∶2∶2∶1的比例，共研细末，密封保存，备用。用时，每取药末5g，以东莨菪碱注射液0.6mg混合成膏状，分成2等份，每份压成2cm直径的药饼，置于3.5cm×3.5cm胶布的中心，敷灸于肺俞、膈俞、百劳、膏肓、阿是穴，一般2～8小时部有痒、烧灼、疼痛感，即可去除药饼。主治小儿肺炎肺部啰音消失迟缓。

（3）取杏仁、桃仁、栀子各等份，上药共研细末，备用。用时，取药末适量以鸡蛋清调成糊状，摊于纱布上，敷灸于膻中，保持温度，每日换药1次。主治小儿肺炎。

（4）取麻黄30g，白芥子20g，上药共研细末，备用。用时，取药末适量，用鲜姜汁调制成饼如小儿掌大，以双侧肺俞穴为中心直接敷灸于背部，每晚1次，每次不超过15分钟，以皮肤发红为度，可连敷3日。主治小儿喉中痰鸣。

（5）取白芥子、苏子、莱菔子、葶苈子各等份，上药共研细末，装瓶备用。用时，取药末30g，加麦面粉等量，再加温开水调成糊状，涂布于棉布或数层纱布上，厚约3cm，敷灸于患儿的胸、背部，注意避开心脏部位，外再用干布或毛巾包好，10～15分钟，待皮肤发红即可取下，再用温湿纱布擦拭干净，让患儿盖好衣被睡觉。每日2～3次，3日为1个疗程，一般不超过2个疗程。主治小儿肺炎。

（6）取苏子、白芥子、芫荽、香附各30g，细辛10g，食盐30g，食醋少许。上药用铁锅在炉上翻至芳香灼手，装入柔软布袋内，立即在脊柱及两旁或啰音密集处做来回推熨，待温度下降适宜时，再直接敷于皮肤上。每日2次，6日为1个疗程。主治迁延性肺炎。

（7）取苏子、莱菔子各60g，白芥子30g，上药混合炒热，用布包后，敷熨于背部。每日1次。主治痰实气喘者。

2.综合疗法

（1）主穴取肺俞、中府。外感所致者，配加列缺、大椎、风门、合谷，以泻法行针；风寒所致者，留针30分钟，并间断行针，针后加艾炷灸或艾条灸；风热犯肺、风燥犯肺者，上述诸穴持续行针数分钟后出针，咽痛者加少商点刺放血。痰湿蕴肺者，加尺泽、中脘、丰隆，以泻法行针，加脾俞、足三里，以补法行针，留针20分钟，并间断行针；痰热郁肺者，诸穴持续行针数分钟后出针，少商穴点刺放血；便秘者，可加天枢、上巨虚、支沟持续行泻法数分钟后出针；肝火犯肺者，加尺泽、太冲、侠溪行泻法，持续行针数分钟后出针，加少商、大敦穴点刺放血；肺阴亏耗者，加三阴交、太溪行补法，持续行针数分钟后出针；肺气虚者，加太渊、脾俞、足三里行补法，留针20分钟，并间断行针；阳虚证者，可再加肾俞、复溜行补法行针，留针30分钟，并间断行针，针后加艾炷灸或艾条温和灸。主治咳嗽。

（2）①风温犯肺型者，针合谷、曲池、外关、大椎，用泻法。甚者加外关、合谷；咽痛加少商。②痰热壅肺型者，针合谷、曲池、尺泽、少商、肺俞，用泻法。若热郁胸膈而烦躁者，加针膈俞；痰热结胸者,加丰隆;大便不通者,加针天枢、上巨虚。③热毒内陷型者,针郄门、神门、曲泽、膈俞、血海,用泻法。若邪甚蒙闭心包,神昏者,加针水沟,也可针人中、十宣、曲池,委中放血。④正气暴脱型者,针人中、内关,用补法,百会、气海、关元用大艾炷灸。⑤正虚邪恋型者,针肺俞、膏肓俞、太渊、三阴交;低热不退者加内关;痰多纳呆者加足三里、中脘,用平补平泻法行针。主治肺炎。

六、非典型肺炎

传染性非典型肺炎是一种急性的呼吸系统感染,世界卫生组织(WHO)将其名称公布为严重急性呼吸道症候群(SARS)。系指一组具有肺炎表现,如发热、头痛、咳嗽、咳痰等症状,肺部 X 线片有浸润阴影等肺炎体征,而病原体并不明确或由非细菌性病原体引发的肺炎,总称为非典型肺炎。

非典型肺炎的主要临床表现有急性起病,一般在被感染后 10 日之内发病,多以发热为首发症状,主要呈现持续性高热,常在 390C 以上,甚至达 40℃ 以上,高热多持续不退,偶伴有畏冷、寒战;伴或不伴有头痛、关节酸痛、全身酸痛、乏力、胸痛、腹泻;可有咳嗽,多为干咳、少痰,偶见血丝痰,有的病情严重者咯血量较多。严重者出现呼吸加快,呼气短促,并可进展为急性呼吸窘迫综合征,呼吸频率在 30 次/分钟以上,呼吸极度费力却不能满足呼吸供氧需求。肺部体征不明显,部分患者可闻及少许干、湿啰音或有肺实变体征。

(一)灸疗取穴

1.主穴

风门、足三里。

2.配穴

老年人及素体偏虚、偏寒者加关元或气海;小儿加身柱。

(二)灸疗方法

1.温和灸

(1)每穴施灸 10~15 分钟,要求局部皮肤稍见红晕。每日 1 次,10 次为 1 个疗程。身柱每次 5~10 分钟,隔日 1 次,5 次为度。

(2)主穴取肺俞、膻中、中府。随症配穴,发热加大椎;体弱加足三里、三阴交、脾俞、胃俞;气喘配加中府、肾俞。用艾条(以无烟艾条为佳),取 2~3 穴施以温和灸,以患者舒适为度。每穴施灸 5 分钟,每日 1 次,7 次为 1 个疗程,疗程间相隔 2 日。

(3)取大椎、膏肓俞、足三里。患者取坐位,点燃艾条后,在距皮肤 2 寸处施灸,每穴施灸5分钟,灸至皮肤微红为度。每日 1 次,7 次为 1 个疗程。

2.艾炷灸

主穴取肺俞、膻中、膏肓俞、肾俞。随症配穴,痰盛加丰隆、脾俞;发热加大椎;喘甚加定喘;疲惫乏力、纳差加足三里、胃俞。将艾绒(以无烟艾绒为佳)制成直径 1cm、高 1.2cm、重 2g 大小的艾炷置于穴位上,点燃后让其自然燃烧,燃尽后再换 1 炷。每穴施灸 3~5 壮,每日 1 次,10 次为 1 个疗程,疗程间相隔 3~5 日。施灸期间注意不要灼伤皮肤,以患者有温热感,皮肤潮红而不感灼痛为度。

3.隔姜灸

主穴取肺俞、肾俞;配穴取足三里、三阴交、膏肓俞。将生姜片用针扎数个小孔,再将粗艾绒置于其上施灸9～11壮,每日1次,连灸7～10日。体弱者灸1个月,易病者可灸数月或更长。

4.温灸仪灸

主穴取肺俞、脾俞、胃俞、肾俞。配穴,儿童配加身柱;老年人配加筋缩。将温灸仪贴膜贴紧穴位处,温度调至患者舒适为度,每日灸15～30分钟,连续5日为1个疗程,疗程间相隔2日。

5.综合疗法

(1)取合谷、大椎施以针刺法,用补法行针;取天突、丰隆、膻中、肺俞施以灸法;取少商、隐白针刺出血。

(2)取大椎、膏肓俞、足三里施以艾炷灸法,并配合中西药物治疗。

七、肺结核

肺结核是由结核杆菌感染肺部后所引起的一种慢性消耗性传染病,分为原发型的继发型两种类型。原发型肺结核全身反应较强,多见于儿童;继发型肺结核以局部反应为主,多见于成年人。临床上常见的肺结核多属于继发型肺结核。

肺结核的临床症状常表现为咳嗽、咯血、盗汗、午后潮热、疲乏无力、腰膝酸软、消瘦、面白无华、口唇发红、食欲缺乏、掌心发烫等。严重者最后可发展成慢性纤维空洞型肺结核。

该病在中医学属"肺痨""虚痨"等病证范畴。是由精血内耗,肺津不足,气阴两虚,毒邪外乘,阴虚火旺所致。

(一)灸疗取穴

1.主穴

肺俞、膻中、膏肓。

2.配穴

潮热盗汗加阴郄、太溪;咯血加孔最;遗精加肾俞;月经不调加归来、关元。

(二)灸疗方法

1.温和灸

每穴施灸5～10分钟,每日或隔日1次,7～10次为1个疗程。

2.无瘢痕灸

取艾炷如花生米大,每穴施灸5～7壮,每日或隔日1次,7～10次为1个疗程。

3.药物灸

取白芥子5g研细末,加陈醋适量调成糊状,取药糊适量灸于结核穴(位于大椎穴旁开3.5寸处)、肺俞、风门、心俞、肾俞。每次取3穴,各穴轮换使用。灸后3小时局部皮肤被烧灼、充血、起疱,按常规处理。一般4～5日施灸1次,3个月为1个疗程。

4.灯火灸

治宜养阴润肺,培中固本。主穴取肺俞、膏肓、足三里、尺泽。配穴,纳少加脾俞;潮热加大椎、太溪;盗汗加阴郄;吐血加鱼际、膈俞。施以阴灯灼灸术,每穴灸1壮,每日1次,20日为1个疗程。

5.隔蒜灸

施灸穴位分两组,第1组取百劳(双)、肺俞(双)、膏肓(双);第2组取中府(双)、膻中、关元、足三里(双)。每穴施灸7壮,每周3次。每次轮回灸疗1组穴位,3个月为1个疗程。

6.综合灸

主穴取结核穴(双)、四花(双,位于背部正中线、左右旁开1.5寸,平第7、8和第10、11胸椎棘突之间点,共4穴)、膏肓(双)、三阴交(双)、膻中。配穴,盗汗配复溜穴;咯血配止红(位于前臂屈侧正中线、肘横纹下4寸处)、涌泉;久病体弱配五脏俞穴(即心俞、肝俞、脾俞、肺俞、肾俞);食欲缺乏配中脘。每次主穴必取,每穴施灸9～15壮。X线片显示病灶在上肺者,重灸结核穴、膻中;病灶在下者,重灸四花、膏肓;配穴根据临床症状选取,每穴施灸5～9壮,除涌泉、止红穴行隔蒜灸外,余穴均行隔姜灸,每日1次,15次为1个疗程,疗程间隔2日后,再行下1个疗程的治疗。对病程久、病灶难以吸收者,在征得患者同意后,可施以瘢痕灸。

7.综合疗法

(1)治疗以健脾益肺、补气养血为原则,给予归芍异功散加味:党参、白术各15g,茯苓、当归、白芍各10g,炙甘草、陈皮各6g,百部、白及、百合、贯众各30g,鸡内金、谷芽、麦芽各12g。根据临床辨证,可去鸡内金,加龙骨、牡蛎各20g,怀山药15g。每日1剂,水煎分服。并当日灸左右膏肓穴各7壮,1次。获效满意。主治耐药性肺结核。

(2)常规化疗(方法略),并同时配合艾灸治疗。主穴取结核穴、肺俞。配穴,肺阴亏虚加尺泽、膏肓俞;阴虚火旺加尺泽、孔最;气阴两虚加定喘、列缺;阴阳两虚加肾俞、关元。治疗时,点燃艾条,距穴位1.0～1.5寸,施以回旋灸法,以局部温热微红为度。主穴每穴施灸15分钟,配穴每穴施灸10分钟,每日1次,15次为1个疗程。

八、胸膜炎

胸膜炎是由多种原因引起的以胸膜炎症为病理特点的非单纯性疾病。临床可分为两种:一种是继发于胸部疾病,是原有病变在胸膜上的一种表现。如感染性、变态反应性、肿瘤性等疾病波及胸膜造成。另一种是独立的疾病,绝大部分是属结核性,往往是由肺结核蔓延而造成。临床上一般以结核性胸膜炎多见,故本文以此为重点来进行论述。结核性胸膜炎可分为干性和渗出性两种:干性胸膜炎,起病急骤,胸痛症状明显,呼吸、咳嗽时可使疼痛加剧,并伴有其他全身症状,如发热、畏寒、食欲缺乏等;渗出性胸膜炎,大多是由干性胸膜炎发展而来,此时有大量胸腔积液形成,疼痛减轻或消退,肺被压迫而出现呼吸困难,发热、盗汗、全身乏力等。

(一)灸疗取穴

1.主穴

阴陵泉、三焦俞、外关、水分。

2.配穴

详见"灸疗方法"。

(二)灸疗方法

1.药物灸

(1)取肉桂、公丁香、生天南星、樟脑、山柰各 60g,猪牙皂 30g,白芥子 15g。上药共研细末,用医用凡士林调配成 30％的药膏,平摊于纱布上,备用。用时,敷灸于阿是穴(病灶局部),胶布固定。隔日换药 1 次,直至胸腔积液完全吸收为止。

具有消炎理气,温肺逐饮的功用。主治包裹性胸膜炎。

(2)取露蜂房 10g,乳香 15g,防风、白芷各 20g,全蝎 10g,没药、丁香各 25g,甘草 20g。上药共研细末,装瓶备用。用时,取药末适量,以鸡蛋清调成糊状,敷灸于前胸和两胁区,外以纱布覆盖,胶布固定。每日换药 1 次。具有祛风通络、活血解毒、止痛的功用。主治胸膜炎。

(3)取葶苈子、桑白皮、白芥子、猪牙皂、丹参、桃仁、瓜蒌皮、香附、延胡索各 50g,生甘草 10g。上药共研细末,以蜂蜜、食醋各半调和成软膏状,备用。用时,取药膏适量,平摊于纱布上(厚约 0.5cm)。敷灸于前胸和两胁部,外以纱布覆盖,胶布固定。每日换药 1 次。具有泻肺逐饮,理气活血,通络止痛的功用。主治胸腔积液。

2.综合疗法

饮留胃肠者,加针足三里、天枢、上巨虚行泻法,留针 20 分钟,并间断行针;饮从热化者,再加内庭,行泻法,持续行针数分钟后出针,加厉兑、关冲点刺放血。饮停胸胁者,加期门、膻中、太冲、阳陵泉行泻法,留针 20 分钟,并间断行针。饮犯胸肺者,加膻中、肺俞、中府、尺泽、列缺、丰隆行泻法,留针 20 分钟,并间断行针;有风寒表证者,再加大椎、合谷行泻法,留针 30 分钟,并间断行针,针后加艾炷灸或艾条温和灸;郁而化热者,持续行针数分钟后出针;热盛伤阴、阴虚内热者,以上诸穴加尺泽行平补平泻法,肺俞、中府、肾俞、三阴交、复溜、太溪行补法,持续行针数分钟后出针。饮溢四肢者,上穴行泻法,加大椎、外关、合谷,另加四肢部局部腧穴,如上肢可加曲池透少海、合谷透后溪等,下肢可加阳陵泉透阴陵泉、条口透承山、悬钟透三阴交、昆仑透太溪等,咳喘者加肺俞、尺泽,痰多者再加丰隆,行泻法,留针 20 分钟,并间断行针或针后加艾炷灸或艾条温和灸;脾胃阳虚者,诸穴行平补平泻法,加脾俞、肾俞、足三里、三阴交,行补法,留针 30 分钟,并间断行针,针后加艾炷灸或艾条温和灸;肾阳虚弱者,诸穴行平补平泻法,加肾俞、命门、复溜、太溪、气海、关元行补法,留针 30 分钟,并间断行针,针后加艾炷灸或艾条温和灸。主治痰饮。

九、肺脓肿

肺脓肿,又称"肺脓疡"。是由多种病原菌所引起的肺组织化脓性感染,早期为肺组织的感染性炎症,继而坏死、液化,外围有肉芽组织包围而形成脓肿。脓肿区因肺组织坏死,形成空腔并积聚脓液的一种疾病。

本病的临床表现特点为持续性高热,咳嗽,脓肿破溃后进入支气管,然后咳出大量脓臭痰液。本病好发于壮年时期,男性多于女性。自抗生素广泛应用于肺部炎症感染以来,肺脓肿的发病率明显降低。但全国每年仍可见及不少的肺脓肿患者。

肺脓肿在中医学属"肺痈"病证范畴。常因先、后天诸多因素致使机体正气虚衰,抗病能力不足,复感病邪而发病。而正气虚弱,卫外不固或素有痰热蕴肺或嗜烟酒太过,恣食肥甘等,以致湿热内蕴,是使机体易于感受外邪及化脓成痈的内在因素。感受外邪或痰热素盛,痰热壅阻肺络,血滞为瘀,痰热与瘀血内郁酝酿成痈,血败肉腐化脓,肺络损伤,脓疡溃破而外泄。

(一)灸疗取穴

取肺俞、阿是穴(听诊湿性啰音区)。

(二)灸疗方法

药物灸

(1)取大蒜 100g,芒硝 50g,大黄 200g。先将大蒜和芒硝混合和匀,并捣烂如泥,备用。敷灸时,下垫油纱布 2～4 层,外敷于肺俞及胸背的阿是穴(湿性啰音区),每次敷贴 2 小时,胸背部轮换敷贴,敷毕,去掉蒜硝糊,用温开水洗净蒜汁;再将大黄研为细末,以醋调成糊状,敷贴于阿是穴,待 8 小时后去掉,每日 1 次。适用于肺痈成痈期和溃脓期。

(2)取"云母膏"(云母、焰硝、甘草各 128g,槐枝、桑树白皮、柳枝、侧柏叶、橘皮各 64g,川椒、白芷、没药、赤芍、肉桂、当归、黄芪、血竭、菖蒲、白及、川芎、白薇、木香、防风、厚朴、桔梗、柴胡、党参、苍术、黄芩、龙胆草、合欢皮、乳香、茯苓各 15g,以麻油熬,黄丹收,加松香 32g 拌匀),贴灸于阿是穴(患处表面皮肤)。具有清肺、化痰、消瘀、排脓、兼以补虚的功效。主治肺痈。

(3)取大黄、黄柏、黄连、栀子、绿豆各等份,上药共研细末,备用。用时,取药末适量,以茶水、蜂蜜各半调和成软膏状,敷灸于患处。外以纱布覆盖,胶布固定。每日换药 1 次。具有解毒消痈,清热散结的功用。主治肺痈。

(4)取金钱草、野菊花各 50g,合欢皮 15g。上药共研细末,以茶水、蜂蜜各半调和成软膏状,备用。用时,取膏药适量敷灸于患处。外以纱布覆盖,胶布固定。每日换药 1 次。并同时用该方水煎分服,每日 1 剂,饭前服用。具有清热解毒,消痈安神之功。主治肺痈。

第二节 循环系统疾病的针灸治疗

一、原发性高血压

原发性高血压,曾称"高血压病"。高血压可分为原发性和继发性两种。继发性高血压是由其他疾病,如肾、内分泌、颅内病变等因素所引起的一种症状,而不是一种独立的疾病。原发性高血压以体循环动脉血压增高为主要临床特征,并伴有血管、心、脑、肾等组织器官病理性改变的全身性疾病。

按照世界卫生组织(WHO)建议使用的血压标准是:凡正常成年人收缩压应≤140mmHg(18.6kPa),舒张压≤90mmHg(12kPa)。如果成年人收缩压≥140mmHg,舒张压≥90mmHg,则定为高血压;如血压值位于两者之间,亦即收缩压在 130～139mmHg,舒张压在

85～89mmHg,则属临界高血压。血压升高后,经排除继发性高血压,及伴发的头痛、头晕、耳鸣、健忘、失眠、心悸等症状后,即可诊断为原发性高血压。

西医学认为,原发性高血压的发病与中枢神经系统及内分泌、体液调节紊乱等有关。另外,还与年龄、职业、环境、肥胖、高血脂、嗜酒、吸烟等有关。

严重的高血压患者可出现眼底动脉变窄、视网膜出血、左心室肥大或心力衰竭、肾衰竭、脑出血等危重症状。

该病在中医学属"头痛""眩晕"等病证范畴。认为皆由内伤虚损、肝肾阴虚、肝阳上亢、肝风内扰、饮食不节、情志失调等所致。

(一)灸疗取穴

1.主穴

涌泉、百会、曲池、足三里、悬钟。

2.配穴

头痛眩晕加风池;失眠多梦加太冲、安眠;耳鸣眼花加肝俞、肾俞;心慌、心悸配加内关。

(二)灸疗方法

1.温和灸

(1)每穴施灸15～20分钟,每日1～2次,15次为1个疗程。

(2)施灸穴位分8组,第1组取中脘、足三里(双);第2组取环跳(双)、阳陵泉(双);第3组取风市(双)、申脉(双);第4组取肩髃(双)、曲池(双);第5组取风池(双)、绝骨(双);第6组取身柱、阳交、三阴交(双);第7组取委中(双)、照海(双);第8组取百会、哑门、列缺(双)。上述前7组穴位每日灸1组,循环灸5日后,加灸第8组穴位。

2.隔姜灸

取艾炷如黄豆或枣核大,每穴施灸5～7壮,每日或隔日1次,10～15次为1个疗程。

3.无瘢痕灸

取艾炷如麦粒大,每穴施灸3～5壮,每日或隔日1次,10次为1个疗程。

4.瘢痕灸

取艾炷如麦粒大,灸至起小水疱为度,次日若灸疮未发,则在原来的穴位上重新施灸,直至发灸疮为止,待疮痊愈后再施灸。限灸足三里、悬钟。

5.艾炷灸

(1)取足三里、绝骨,两足两穴交替使用(即左取足三里,右则取绝骨),用米粒样艾炷在上述两穴做直接施灸,待每穴施灸7壮后,即用胶布封固,以促进灸疮的形成。待灸疮形成后,每日更换胶布1次,灸疮周围用75％乙醇棉球消毒,灸疮处用干棉球吸干。每隔30日施灸1次,8次为1个疗程。第2个疗程分季节施灸,即在"二分、二至、四立"(春分、秋分,冬至、夏至,立春、立秋、立夏、立冬)期间施灸。主治原发性高血压。

(2)先灸足三里,后灸悬钟(绝骨)。每次取1穴(双侧),两穴轮换交替使用,每穴施灸1～3壮,1～7日施灸2次,10次为1个疗程,疗程间相隔1～2个月。主治原发性高血压。

(3)取涌泉、石门、足三里、绝骨、内关、丰隆、气海、肝俞、太溪、三阴交、太冲、阴陵泉。根据临床辨证结果,每次选3～5穴,每穴施灸3～5壮,每日1～2次,10日为1个疗程。主治高血压虚证。

(4)取足三里、绝骨等穴,每穴用艾炷施灸3～5壮。每日1次,7次为1个疗程。

6.雀啄灸

取百会。采用艾条雀啄灸法,从远处向百会接近,当患者感觉发熨为1壮,然后将艾条提起,再从远端向百会接近,同样患者感觉发烫为1壮,如此反复10次为10壮,两壮之间应间隔片刻,以免起疱。主治虚性2级、3级期原发性高血压,肝火上炎型禁用。

7.药物灸

(1)取吴茱萸15～30g,研细末,用食醋适量调成糊状,于睡前敷灸于两侧涌泉,外用纱布包扎,胶布固定。每日换药1次,轻症1次即可,重症可连用3～5次。

(2)取丰隆、足三里、曲池、中脘、关元、肾俞、肝俞、膈俞,每次选2～4穴。再取甘遂、延胡索、细辛、黄芩、吴茱萸、蜈蚣、白芥子各适量(原方未注明剂量),共研细末,贮瓶备用。用时取药末少许,以生姜汁调制成糊状敷灸于所取的穴位上,每次敷灸4～24小时,以局部皮肤有蚁行感或痒感、灼热感为度。部分患者穴位皮肤可起水疱,水疱小者让其自行消散,大者可用消毒纱布固定,以防感染。每日1次,30日为1个疗程。

(3)取吴茱萸、川芎各等份,研细末后,敷灸于神阙,外用麝香止痛膏固定,3日换药1次。

(4)取桃仁20g,杏仁24g,夏枯草20g,水蛭6g,栀子6g,白胡椒1g,上药共研细末,分成6包,每日用1包,用醋调成糊状,每晚临睡前敷灸于双侧涌泉,次晨取下,此后每晚复行上法操作。

(5)取吴茱萸(胆汁制)500g,龙胆草醇提取物6g,硫黄50g,白矾(醋制)100g,朱砂50g,环戊甲噻嗪17.5mg。上药共研细末,装瓶备用。用时,每取药末200mg左右,倒入神阙内,棉球覆盖,胶布固定。每周换药1次,至愈为度。具有降火、化痰、镇静、安神的功用。主治高血压头痛、头晕等症。

(6)取桃仁、杏仁各12g,栀子3g,胡椒7粒,糯米14粒,共捣烂,加鸡蛋清1枚调成糊状,分3次备用。于每晚临睡前取药糊敷灸于两侧涌泉,外以纱布包扎固定。晨起除去不用。每夜1次,每次敷灸1足,两足交替敷灸,6次为1个疗程。3日测量血压1次。敷灸处出现青紫色无妨。具有降压止晕的功用。主治高血压。

(7)取蓖麻仁50g,吴茱萸、附子各20g。上药共研细末,加生姜150g,共捣如泥状,再加冰片10g和匀,调成膏状,备用。每晚取药膏敷灸于两侧涌泉,外以纱布包扎固定。每日换药1次,7次为1个疗程,连用3～4个疗程。敷药期间,停用其他降压药物。具有引火归原的功用。主治高血压。

(8)取肉桂、吴茱萸、磁石各等份,上药共研细末,密封备用。用时,取药末5g,用蜂蜜调匀,敷灸于两侧涌泉,阳亢者加太冲;阴阳不足者加足三里。每次用2穴,交替使用。外以胶布固定。并用艾条悬灸20分钟。于每晚临睡前换药1次。具有引火归原,降压止晕的功用。主治高血压。

(9)取白花蛇3条,蜈蚣9条,蝉蜕、地龙各9g,土鳖虫、黄连、白芥子、延胡索各6g,葛根15g,甘遂、细辛、三七各3g,麝香1g,上药共研细末,装瓶备用。用时,取药末35g,以姜酊适量启程成膏状,做成药饼7枚,其中心放少许麝香末,敷灸于双侧心俞、肝俞、肾俞、关元,外以塑料薄膜和纱布覆盖,胶布固定,每次敷灸8~12小时。每日换药1次。具有搜风通络,降血压的功用。主治高血压。

(10)取吴茱萸(胆汁拌制)100g,龙胆草60g,土硫黄20g,朱砂15g,明矾30g。上药共研细末,用小蓟根汁适量调和在糊状,备用。用时,取药糊10~15g,分别敷灸于神阙、涌泉(双),外以纱布覆盖,胶布固定。隔日换药1次。具有清热安神,导热下行的功用。主治高血压。

(11)取吴茱萸15g,川芎、桃仁各10g,山栀子6g,胡椒3g。上药共研细末,加生姜150g共捣烂如泥状,再加冰片10g同捣和匀,调成膏状,备用。用时,取药膏10g,敷灸于涌泉(两侧交替进行),外加包扎固定。每日换药1次,10次为1个疗程。具有活血化瘀,温肾降逆,导热下行的功用。主治高血压头痛、眩晕。治疗期间,可停用其他降压药物。

8.综合灸

(1)主穴取涌泉。配穴,阳亢者配太冲;阴阳俱虚者配足三里。每次贴2穴,各穴轮换交替使用。取肉桂、吴茱萸、磁石各等份,共研为细末,每次用药末5g,以蜂蜜调制成药饼敷灸,于每晚临睡前换药1次,外用胶布固定;再取艾卷薰灸20分钟。主治各型原发性高血压。

(2)①肝阳上亢型,取风池、肝俞、行间、侠溪、太冲,每次选2~4穴,施以艾条温和灸或温针灸,每穴10~20分钟,每日1次或2日1次,5~10次为1个疗程。②肾精不足型,取百会、肾俞、三阴交、太溪、涌泉,每次选2~3,施以艾炷麦粒灸,每穴3~5壮,2日1次,3次为1个疗程;或采用艾条温和灸,每穴10分钟,每日1次或2日1次,10次为1个疗程。③痰浊阻逆型,取内关、丰隆、中脘、阴陵泉,每次选2~4穴,施以艾炷隔姜(或山楂片)灸,每穴5~7壮或以艾条温和灸,每穴10分钟,每日1次或2日1次,5次为1个疗程。④各种类型高血压,取足三里、绝骨,施以艾炷瘢痕灸,用麦粒大艾炷灸3~7壮,以穴位起小疱为度,灸毕贴小块胶布以促发灸疮,待灸疮痊愈后可再做灸治。

(3)①肝郁化火型,治宜疏肝解郁,平肝降火。施以泻法:艾炷非化脓灸百会穴4~7壮,肝俞或胆俞穴4~6壮,期门4~6壮,太冲4~8壮,阳陵泉5~8壮。施以蒜泥灸法:太冲灸5~10分钟,阳陵泉灸5~10分钟,外关灸10分钟。②痰湿内蕴型,治宜健脾化痰。施以补法:艾炷非化脓灸百会5~9壮,大椎3~5壮,中脘(或上脘)3~7壮,足三里(或丰隆)3~9壮,脾(胃)俞3~5壮。施以蒜泥灸法(敷灸法):公孙5~10分钟,内关10分钟,外关10分钟,大椎5~10分钟。③气血亏虚型,治宜健脾安神,益气养血。施以补法:艾炷非化脓灸百会5~9壮,足三里3~9壮,膈俞3~7壮,气海3~5壮,血海3~9壮。施以艾条温灸:足三里10分钟,膈俞5~10分钟,气海(或关元)5~10分钟,血海10分钟。④肝肾阴虚型,治宜滋肝补肾。肾俞3~5壮,肝俞3~5壮,太溪1~3壮。

(4)防治高血压,可采用:①艾炷瘢痕灸:取足三里、悬钟,采用中等艾炷,直接放在穴位上施灸,每穴2~3壮,灸后形成灸疮,产生无菌性化脓刺激,1个月左右灸疮结痂脱落后形成瘢痕。不仅有明显的降压作用,而且还可改善血液黏稠度和对大小血管有扩张作用。②艾炷麦粒灸:多用于气血虚弱型,取百会穴,采用"轻灸",即灸壮少的灸法,特别是初灸者,可仅灸3壮,待血压渐降后,再增加壮数以巩固疗效,但切不可加壮过多,如增加壮数而血压上升者,应予减少壮数,每日1次或2日1次。③艾条温和灸:取足三里、曲池,每穴施灸10~15分钟,每日1次,10次为1个疗程。该法适应面广,可用于各种证型。

（5）主穴取百会、风池、足三里、涌泉。辨证配穴，肝阳上亢型者配太冲、肝俞；痰浊壅盛型者配中脘、脾俞；阴虚阳亢型者配三阴交、太溪；清阳不升、阴阳两虚型者配肾俞、关元。每次选2～3对穴位，采用艾条雀啄灸、回旋灸或其他灸具施灸，每次每穴施灸3～5分钟，每日1次，10次为1个疗程。也可单独取百会或涌泉，将点燃的艾条向百会或涌泉接近，当患者感觉发烫时提起，然后再将艾条从远处接近百会或涌泉，如此反复施灸20～30分钟，每日2次，10日为1个疗程。

（6）主穴取涌泉、百会、曲池、足三里、悬钟。配穴，头痛、头晕者加风池；失眠多梦者加太冲、安眠；耳鸣眼花者加肝俞、肾俞；心慌者加内关。①温和灸：每穴施灸15～20分钟，每日1～2次，15次为1个疗程。②隔姜灸：取艾炷如黄豆或枣核样大，每穴施灸5～7壮，每日1次或2日1次，10～15次为1个疗程。③无瘢痕灸：取艾炷如麦粒大，每穴施灸3～5壮，每日1次或2日1次，10次为1个疗程。④瘢痕灸：取艾炷如麦粒大，灸至起一小水疱为度，次日若灸疱未发，则在原穴上再灸，至发灸泡为止，待灸疱痊愈后再施灸。适用于灸足三里、悬钟。⑤药物灸：取吴茱萸、食醋各适量，并将吴茱萸研为细末，取15～30g，用食醋适量调成糊状，于睡前敷于两侧涌泉，用纱布包扎，胶布固定。每日换药1次。轻症者敷灸1次即可，重症者可连用3～5次。

（7）①取双侧足三里。采用化脓灸法，每3个月施灸1次，直至血压正常。②取利眠宁2.5mg、氢氯噻嗪（双氢克尿塞）5mg、地巴唑4mg、利血平0.06g、硫酸胍生1mg、淀粉25mg，混合后共研为细面，贮瓶备用。敷灸时，先将肚脐用温水洗净拭干，取药面100mg敷上，上盖以软纸片、棉球，按紧，用胶布固定。7日换药1次。

注意事项：①敷灸时，如遇皮肤过敏应停止使用。②灸疗对血压有一定的控制作用，但并不能完全控制，必要时需服用降压药物，防止高血压危象的出现。③原发性高血压患者应注意低钠饮食，少食油腻，多食蔬菜水果，适当进行体育锻炼，以改善高血压的症状。

9.综合疗法

艾灸配合耳穴贴压：采用艾条悬灸百会，以感觉烫热为1壮，每次灸10壮，每日1次，并配合采用王不留行贴压耳穴心、神门、肝、肾、内分泌、额、枕等穴，每次取4～5穴，7日调换1次，5周为1个疗程。主治原发性高血压。

10.灯火灸

治宜平肝潜阳，健脾祛湿。主穴取曲池、太冲、足三里、风池。配穴，肝阳上亢加肝俞；阴虚阳亢加太溪、三阴交；痰湿壅盛加丰隆、阴陵泉；头痛加印堂、太阳；失眠加神门、三阴交；心悸或胸闷加内关。施以阴灯灼灸术，每穴1壮，每日1次，10次为1个疗程。

二、低血压

对于低血压，目前尚缺乏统一的标准。一般认为，成年人肱动脉收缩小于或等于90mmHg（12kPa）、舒张压小于或等于60mmHg（8kPa）时则认为是低血压。由低血压所引起的一系列症状，即称为"低血压症"，常见的有：头晕、目眩、耳鸣、乏力、气短、自汗、健忘、手足发凉等；严重者可见出现恶心、呕吐、晕厥等。也有些慢性低血压者无自觉症状出现。

该病在中医学属"眩晕""厥证""心悸""虚劳"等病证范畴。常因心悸怯弱、劳思过度或久病以后心血不足或饮食所伤脾胃不和或肾阴耗损等导致气血生化不和,脑髓失养等所引起。

(一)灸疗取穴

1.主穴

百会、足三里。

2.配穴

心悸、心慌配加心俞、内关穴;头晕、易疲劳加关元(或气海);直立性低血压加中脘、脾俞、肝俞。

(二)灸疗方法

1.温和灸

(1)每穴施灸 20～30 分钟,每日 1 次,10～15 次为 1 个疗程。

(2)取百会、心俞、脾俞、肾俞、巨阙、关元、气海,每次选 3～5 穴。每穴施灸 7～10 分钟,灸至皮肤潮红,热力内透为止。亦可用黄豆样大小的艾炷做隔姜灸,每次灸 3～5 壮。每日 1 次或 2 日 1 次。主治气虚证、阳虚证。

(3)独取百会,施以艾条悬灸温和灸法,每次施灸 15 分钟,每日 1 次,10 次为 1 个疗程。主治原发性低血压。

2.无瘢痕灸

取艾炷如麦粒大,每穴施灸 3～5 壮,2～3 日施灸 1 次,10 次为 1 个疗程。

3.药物灸

(1)取党参 30g,白术、茯苓各 10g,甘草 3g,当归、熟地黄各 10g,川芎 6g,肉桂 1.5g,黄芪 15g,陈皮、远志各 5g。上药用麻油 250mL 熬焦,去渣,下黄丹 30g 收膏。摊膏备用。用时,敷灸于气海。每日换膏 1 次。具有大补气血的功用。主治内外诸虚。

(2)取苍术、熟地黄各 500g,五味子、茯苓各 250g,干姜 32g,川椒 15g。上药用麻油熬,黄丹收摊膏备用。用时,取膏药敷灸于脾俞、肾俞。每日换膏药 1 次。具有温补脾肾的功用。主治脾肾两虚证。

(3)取牛肚 1 个,黄芪 250g,党参、生白术、当归各 182g,熟地黄、半夏、香附、麦冬各 128g,茯苓、五味子、白芍、益智仁、补骨脂、核桃肉、陈皮、肉桂、甘草各 64g,砂仁、木香各 32g,干姜 15g,大枣 10 枚。上药用麻油先熬牛肚 1 个,去渣,后入余药,用麻油熬,黄丹收膏、摊膏备用。用时,取膏药敷灸于膻中或气海。具有补益元气的功用。主治元气不足证。

(4)取整鳖甲 1 具,党参、生地黄、熟地黄、枸杞子、五味子、当归、山茱萸各 64g,黄芪、白术、川芎、醋香附、山药、枣仁、五灵脂各 32g,柴胡、牡丹皮、黑栀子、龙胆草、瓜蒌、黄芩、茯苓、木通、羌活、防风、泽泻、生甘草各 22g,黄连、续断、陈皮、半夏、红花各 15g,薄荷、肉桂各 6g,乌梅 5 枚。用麻油先熬鳖甲去渣,再入余药熬焦,下黄丹收膏,加牛胶搅匀即成。摊膏备用。用时,贴疼痛处。具有补肝肾,和气血的功用。主治肝虚为病或有隐痛及虚损者。

(5)取熟地黄、当归、山药、枸杞子、黄柏、知母、山茱萸、白芍、生地黄、玄参、肉苁蓉、麦冬、天花粉、天冬、黄芩各 32g,五味子、红花、生甘草各 15g。上药用麻油熬,黄丹、铅粉各半收,石膏粉 120g,搅匀,摊膏备用。用时,取膏药敷灸于膻中或关元。具有补精养血,润燥清热的功用。主治精血内燥证。

(6)取生地黄 64g,黄连 32g,党参、玄参、丹参、当归身、天冬、麦冬、远志、枣仁、柏子仁、茯神、桔梗、五味子各 15g。上药用麻油熬,黄丹收,加朱砂 32g 搅匀,摊膏备用。用时,取膏药敷灸于关元。具有养血滋阴,除烦安神的功用。主治血虚烦热口干。

(7)取党参 64g,白术 96g,炮姜 32g,炙甘草 96g,当归 64g,酒芍、黄芪、熟地黄、茯苓、陈皮、附子各 96g,肉桂 32g,生姜、大枣各 128g。上药用麻油烈,黄丹收、摊膏备用。用时,取膏药敷灸于关元。具有温肾健脾,回阳补虚的功用。主治伤寒下后,卫虚亡阳汗出不止,及下痢不止。并治伤寒大汗后眩晕等。

(8)取生地黄、熟地黄、山药、茯神各 96g,当归、泽泻、黄柏各 48g,山茱萸、枸杞子、牛膝、牡丹皮、黄连、生甘草、龟甲、鹿角片各 32g。上药用麻油熬,入朱砂 32g 搅匀。黄丹收,摊膏备用。用时,取膏药敷灸于膻中、关元。具有滋养心肾,清心降火的功用。主治劳损心肾,虚而有热。

(9)取五灵脂、白芥子、白鸽粪、大蒜(去皮)各 30g,生甘草 12g,麝香 1g,白凤仙花(连根叶)1 株,猪骨髓 100g,米醋适量。先将米醋放入锅内加热,入麝香熔化,再将五灵脂、白鸽粪、白芥子、生甘草混合粉碎过筛,与猪骨髓、白凤仙花、大蒜、醋放在一起,捣烂成膏,备用。用时,每穴取膏如蚕豆大一块,分别敷灸于肺俞、脾俞、肾俞、膏肓,盖以纱布,胶布固定。隔日换药 1 次,15 日为 1 个疗程,疗程间相隔 3 日。具有益气养阴的功用。主治虚劳证。

(10)取生地黄、熟地黄、山药、山茱萸各 120g,牡丹皮、泽泻、茯苓、锁阳、龟甲各 96g,牛膝、栀子、党参、麦冬各 64g,天冬、知母、黄柏(盐水炒)、五味子、肉桂各 32g。上药用麻油 3000mL 熬,去渣,加黄丹 500g 收膏。摊膏备用。用时,取膏药敷灸于膻中、关元。具有滋补肾阴,兼理痰湿的功用。主治肾阴不足证。

(11)取菟丝子 90g,牛膝、熟地黄、肉苁蓉、附子、鹿茸、党参、远志、茯神、黄芪、山药、当归、龙骨、五味子各 30g。上药用麻油 1500mL 熬焦,去渣,下黄丹 200g,朱砂 30g,搅匀收膏。摊膏备用。用时,取膏药敷灸于膻中、关元。具有温补心肾的功用。主治心肾不足证(劳损心肾,虚而有寒)。

4.灯火灸

眩晕:治宜安神健脾,滋肾平肝。主穴百会、太溪、足三里、攒竹、风池。配穴,气血不足加脾俞、气海;肝阳上亢加肝俞、太冲、行间;痰浊上扰加丰隆、内关、中脘;肝肾阴虚加肝俞、三阴交。施以阴灯灼灸术,每穴 1～2 壮,每日 1 次,10 次为 1 个疗程。

5.综合灸

(1)主穴取百会;配穴取关元、气海、足三里。治疗时以主穴为主,效果不明显时再加配穴。嘱患者取卧位或坐位,右手持点燃的艾条在距百会 3cm 处施以温和灸,左手示(食)指、中指置于百会穴两侧,按压头发并可自感温度,以便于随时调节施灸距离。每次施灸 15～20 分钟。在关元、气海、足三里以艾炷施直接灸,每穴灸 5～7 壮,灸至穴位局部皮肤出现轻度红晕。灸时施用补法,即不吹火,待其燃尽后去之,然后手按其孔穴。每日 1 次,10 次为 1 个疗程。

(2)主穴取百会、足三里。配穴,心慌者加心俞、内关;头晕、易疲劳者加关元(或气海);直立性低血压者,加中脘、脾俞、肝俞。①温和灸:每穴施灸 20～30 分钟。每日 1 次,10～15 次为 1 个疗程。②无瘢痕灸：取艾炷如麦粒大，每穴施灸 3～5 壮，每 2～3 日 1 次，10 次为 1 个疗程。

（3）取百会、关元、气海、足三里。在百会施以艾条温和灸法，每次 20 分钟；在关元、气海、足三里施以艾炷直接灸法，每穴灸 5～7 壮，灸至穴位局部皮肤出现轻度红晕。灸时用补法，即不吹火，待其燃尽去之，然后手按其孔穴。每日 1 次，10 次为 1 个疗程。疗程间相隔 2～3 日，治疗 3 个疗程后观察疗效。主治原发性直立性低血压。

（4）先取百会，用艾条施以温和灸 20 分钟；再取关元、气海、双侧足三里，各穴先涂以少量凡士林，然后置以蚕豆大艾炷，点燃，不等艾火烧至皮肤，只要患者感到灼痛时，即用镊子将艾炷夹去压灭，更换艾炷再灸。灸时用补法，即吹灭其火，待其燃尽去之，然后用手按压其穴位。每日 1 次，10 次为 1 个疗程，疗程间相隔 2～3 日，共治疗 3 个疗程。主治原发性直立性低血压。

6.综合疗法

（1）针灸配合七星针：取素髎、百会、气海、关元、足三里、肾俞。素髎穴刺入 0.3～0.5 寸，得气后每隔 10 分钟反复捻转 1 次，并予留针 30 分钟。再用七星针沿脊柱两侧足太阳经自大杼至白环俞穴反复叩击 5～7 遍，至有出血点，艾灸百会穴，使局部潮红，针刺气海、关元、足三里、肾俞，分别给予温针灸 5 壮。每日 1 次，10 次为 1 个疗程，疗程间休息 5 日。一般治疗 2～3 个疗程。主治低血压。

（2）针刺配合悬灸：取太阳、风池、百劳、新设（位于第 3～4 颈椎之间旁开 1.5 寸处）、丰隆、颈部夹脊穴针刺，出针后悬灸百会，定位后，将患者头发分开压平，使百会充分暴露，将点燃的艾条火头对准穴位，相距约 3cm 左右，当患者感觉烫热难忍时移开艾条，待数秒，患者感觉不烫后，再将点燃的艾条火头对准百会施灸，如此反复治疗 20 分钟，均每日 1 次。主治痰浊上蒙型眩晕。

（3）艾灸配合耳穴贴压：艾灸取百会、足三里。患者仰卧位，持点燃艾条在距穴位 2～3cm 处以温和灸法施灸，注意灸百会时，用另手按压患者头发并自感温度，以免灼焦头发及便于随时调节施灸距离，每次每穴施灸 10 分钟，每日 1 次。耳穴贴压取耳穴脑、肾、心、屏间、下屏尖穴，每次选单侧，两耳交替进行。耳郭皮肤用 75％乙醇棉球消毒，选准耳穴，用 0.5cm×0.5cm 胶布将王不留行固定于耳穴上，并嘱患者多次按压，使局部有痛、热感，每日 1 次。主治原发性低血压。

三、心律失常

心律失常是指心脏收缩的频率或（及）节律失常，又称心律失常。临床特征主要为心率的过快、过慢、不规则或（及）心脏过早搏动、扑动、颤动、停搏和相应的综合征表现。常可分为快速性心律失常和慢速性心律失常两类。

（一）病因病机

本病多因心胆虚怯、痰火内扰、心血不足、瘀血阻络、心阳不振所致。平素胆怯，暴受惊恐，惶恐不安，心无所主则跳动不宁；饮食伤脾，湿盛生痰，郁而化火，痰火扰心则心神难宁；思虑劳倦,损伤脾胃,气血乏源,心失所养则悸动不已;脏腑失调,气机阻滞,脉道失畅,心脉痹阻则心动不安;久病体虚,元气匮乏,心阳不振,鼓脉乏力则悸动难安。若心阳暴脱或阴阳离决,则出现昏厥、抽搐、脉绝等危候。

(二)临床表现

心律失常表现为心率和节律的异常。心率异常主要表现为快(每分钟超过 100 次)和慢(每分钟低于 60 次);节律异常主要表现为早搏、扑动、颤动、停搏、逸搏等。但有些心律失常另有特殊表现:室上性心动过速可出现心悸、晕厥和心力衰竭;室性心动过速可出现低血压、晕厥、呼吸困难、心绞痛和少尿;房颤可出现晕厥,心力衰竭,室扑和室颤可迅速出现阿-斯综合征,病态窦房结综合征轻者可见头昏乏力、失眠、记忆力减退、反应迟钝,重者出现阿-斯综合征;房室传导阻滞可出现头昏、乏力、晕厥、抽搐及心功能不全等。

心胆虚怯者可见心悸,善惊易恐,坐卧不安,少寐多梦,舌淡苔白,脉弦细等;痰火内扰者可见心悸胸闷,急躁易怒,夜寐难安,便干尿赤,舌质红,苔黄腻,脉滑数等;心血不足者可见心悸头晕,面色不华,倦怠乏力,健忘失眠,舌淡红,苔薄白,脉细弱无力或结代等;瘀血阻络者可见心悸气短,胸痛如刺,唇甲青紫,舌质紫暗或有瘀斑瘀点,脉细涩或结代等;心阳不振者可见心悸,眩晕,形寒肢冷,胸闷气短,水肿尿少,舌质淡胖或有紫气,苔白,脉沉迟或结代等。

(三)治疗

1.针刺疗法

治则:安神宁心,养心安神,益阴降火,温阳化饮。

处方:取心的俞、募穴,手少阴、厥阴经穴为主。心俞、巨阙、神门、厥阴俞、膻中、内关、间使、三阴交。

加减:心胆虚怯者可配阳陵泉、大陵;痰火扰心者可配丰隆、太渊;心血不足可配足三里、血海;瘀血阻络者可配膈俞、郄门;心阳不振者可配气海、关元、肾俞;头晕目眩者可配百会、风池;呼吸困难者可配天突;晕厥者可配水沟、素髎。

方义:本证取心经原穴神门及心俞为主,配心之募穴巨阙,心包经络穴内关,四穴并用能调理心脏气血,有宁心安神之效;间使、厥阴俞、膻中宁心安神,主治心悸、心痛,三阴交滋阴潜阳。

操作:心神不宁,针用平补平泻法,以安神宁心;心血不足,针用补法,以养心安神;阴虚火旺则补泻兼施,以益阴降火;水饮内停,则先泻后补,针灸并用,以温阳化饮。

2.灸法

取心俞、厥阴俞、膏肓、肾俞、关元、气海、足三里,每次选用 3～5 穴,用大艾炷施无瘢痕灸,每穴 5～7 壮。

3.耳针疗法

取心、皮质下、交感、肾上腺、神门,每次选用 2 或 3 穴,毫针用中强刺激,留针 30～60 分钟。

4.皮肤针疗法

取气管两侧、颌下部、后颈、骶部以及内关、膻中、三阴交、人迎,中度刺激至局部出现红晕略有出血点为度。发作时可每日治疗 2 次。

5.穴位注射疗法

按常规选穴,用维生素 B_1、维生素 B_{12} 注射液,每穴注射 0.5mL。每日 1 次。

四、冠状动脉粥样硬化性心脏病

冠状动脉粥样硬化性心脏病,是指冠状动脉粥样硬化使血管腔阻塞导致心肌缺血缺氧而引起的心脏病,简称冠心病。临床表现以心绞痛,心肌梗死,心律不齐、心力衰竭和心脏扩大等为主,心电图可有心肌缺血型或相应的改变。本病多发生于 40 岁以后,男性多于女性,有高血压、高脂血症、糖尿病及长期吸烟者更易发病。

(一)病因病机

本病属于中医学"真心痛""胸痹""惊悸"等范畴,其发病与年老体虚、肾气不足、膏粱厚味、损伤脾胃、七情内伤、气血瘀滞等因素有关。若心阳不振,鼓动乏力,血运不畅,则心脉瘀阻;若寒邪乘袭,凝滞于胸,胸阳失展,则心脉痹阻;若脾肾阳虚,湿聚成痰,痰阻气机,则心脉不通。心脉痰滞,不通则病,轻则胸前憋闷,心区疼痛;重则气机逆乱,阳衰气脱,心胸痛如刀绞,呼吸浅促,面色唇甲青紫,四肢厥冷,大汗淋漓,脉微欲绝。

(二)临床表现

1.隐匿型冠心病

一般无症状体征或有胸闷、心悸、心前区刺痛等症状,但心电图示 ST 段压低、T 波倒置等。本型可突发心绞痛、心肌梗死,亦可演变为心衰及心律失常,个别会产生猝死。

2.心绞痛

突发胸痛,常向左肩、臂内侧和颈部放射,胸痛常为压迫、发闷或紧缩性,可有烧灼感,疼痛逐步加重,3～5 分钟内渐消。舌下含服硝酸甘油后能在几分钟内缓解。发作时常伴有面色苍白、出冷汗、呼吸困难等症状。心电图示心肌缺血型改变。

3.心肌梗死

约 80％的患者在发病前数日或数周有乏力,胸部不适,活动时心悸、气急、烦躁、心绞痛等前驱症状。突发心绞痛样剧痛,多在休息时发生,持续时间较长,可达数小时或数天,休息和含服硝酸甘油多不能缓解。可出现发热、恶心、呕吐、上腹胀痛等症状和心律失常、低血压、休克和心衰等,心电图出现异常 Q 波和 ST 段明显抬高,呈弓背向上的单向曲线上升。

4.心肌硬化

因冠状动脉粥样硬化,心肌长期供血不足,致心肌纤维组织增生,其临床特点是心脏逐渐扩大,导致心力衰竭或严重心律失常。

寒凝心脉者可见心痛每因受寒面突发,痛如刀绞,心痛彻背,背痛彻心,形寒怕冷,四肢欠温,出冷汗,心悸气短,甚则呕吐,舌苔薄白,脉弦紧等;痰浊痹阻者可见心胸疼痛骤作,时缓时急,胸中憋闷,心悸气短,甚则呕吐,舌淡苔厚白腻,脉弦滑等;瘀血阻络者可见心胸疼痛,如刺如锥,痛有定处,胸闷气短,心悸不宁,唇舌紫暗或有瘀斑瘀点,脉细涩等;心肾阳虚者可见心胸憋闷、心悸气短,形寒怕冷,自汗,尿少水肿,四肢欠温,舌淡苔薄白,脉虚细结代等;阳衰气脱者可见心胸剧痛,持续不减,胸闷如窒,气短而促,面色晦暗,惊恐难安,冷汗淋漓,四肢厥冷,甚则昏厥,尿少水肿,唇甲淡白,舌青紫,苔白滑,脉沉细欲绝或结代等;心脾两虚者可见心胸憋闷或心胸隐痛,心悸气短,头昏目眩,健忘失眠,纳谷不香,倦怠乏力,面色无华,舌淡苔薄白,脉细弱或结代等。

(三)治疗

1.针刺疗法

治则:活血、通络、止痛。

处方:心俞、巨阙、郄门、膻中、内关。

配穴:寒凝心脉者可配关元、气海;痰浊痹阻者可配丰隆、太渊;瘀血阻络者可配膈俞、血海;心肾阳虚者可配肾俞、足三里;阳衰气脱者可配人中、百会;心脾两虚者可配脾俞、三阴交;惊恐不安者可配神门;恶心呕吐者可配中脘、公孙;尿少水肿者可配阴陵泉;胸闷气急者可配天突。

方义:郄门是手厥阴经的郄穴,配巨阙和心俞能缓解心绞痛;膻中能活气行血,气行则血行,血行则瘀化,瘀化则经脉通畅。内关是心经络穴,能活血通络而止痛。

操作:针巨阙穴用1～1.5寸毫针,向下斜刺入0.5～1寸。针膻中穴用1～1.5寸毫针,向左乳根方向斜刺入1寸左右,留针30分钟,每隔5～10分钟行针1次。病情严重者适当延长留针时间达1至数小时。发作期每日针刺2次或数次,10次为1个疗程;缓解期每隔1～2日针刺1次,30次为1个疗程。

2.灸法

取心俞、膏肓、厥阴俞、巨阙、膻中、关元、气海、脾俞、肾俞、足三里。每次选用3～5穴,用大艾炷施无瘢痕灸,每穴5～7壮,亦可用艾条灸或温针灸疗程同针刺法。

第三节　消化系统疾病的针灸治疗

一、胃炎

胃炎是指各种原因引起的胃黏膜的炎性变化,以上腹胃脘部疼痛不适、食欲缺乏或饱胀嗳气、恶心呕吐为主要特征。总体上分急性胃炎和慢性胃炎两大类,急性胃炎又分单纯性、感染性、腐蚀性、化脓性和出血性五种,而慢性胃炎根据胃镜出现的胃黏膜形态和病理资料,又有浅表性、肥厚性、萎缩性和糜烂性四种。急性胃炎可见于任何年龄,而慢性胃炎以中老年人为主,年龄越大,发病率越高。四季均可发病,但夏秋两季发病率相对偏高。

(一)病因病机

胃炎属于中医学"胃脘痛""呕吐""心下痞满"的范畴。中医学认为,急性胃炎大多由于外邪犯胃或饮食不慎等原因引起。如感受风寒暑湿秽浊之邪,侵犯胃腑,阻遏中焦,以致中焦气机不利,脾胃升降失常,从而发生胃脘疼痛、恶心呕吐。又如饮食不节,饥饱失常,以致食滞胃中,胃气失和;抑或嗜食辛辣干硬食物,过饮烈酒,以致湿热内生,蕴于中焦;或过食生冷,寒积胃脘、阻遏中阳；或服用燥烈刺激药物，伤及胃腑，脾胃受损等等。凡此均可导致纳运失常，胃失和降，浊气上逆，出现胃病胀满、嗳气呕吐之症。

慢性胃炎的发生，除与外邪犯胃、饮食失调有关外，也与精神因素相关，若情志不舒、肝郁气涌、疏泄失职、横逆犯胃，致胃失和降，则发生脘腹胀满、嗳气吞酸或支撑作痛、连及两胁；若气滞日久，可致血脉凝涩、瘀血内结，疼痛更甚，并可出现呕血、便血等症。也可因素体脾胃虚弱或劳倦伤脾，以致脾胃虚寒、中阳不运，发生胃脘隐痛、喜暖喜按、时泛清水、纳呆便溏。若因火郁热蕴者，日久耗伤胃阴，胃失濡养，则为阴虚胃病。

（二）临床表现

急性胃炎发病急骤，多于饮食不当后数小时至 24 小时发病。表现为上腹部不适、疼痛，不思饮食，伴恶心、呕吐，吐后症状可相应缓解。因细菌感染而致病者，常伴发肠炎，出现水样便腹泻、脐周绞痛。重症可有发热、失水、酸中毒，甚至休克。偶有上消化道出血情况。

慢性胃炎的症状多不典型，病程缓慢，反复发作。除胃脘部饱胀、嗳气、疼痛之外，较少出现呕吐。各型慢性胃炎，临床表现有所不同。浅表性胃炎有饭后上腹部不适、饱胀、压迫或灼热感，嗳气后较舒适，偶有恶心、反酸及一时性胃病，尤以进食油腻食物之后表现更加明显，服碱性药物可缓解症状；萎缩性胃炎主要表现为食欲缺乏、饭后饱胀、上腹部烧灼痛，但无反酸，症情严重者可见消瘦、体重下降、贫血、头晕、肢体乏力等；肥厚性胃炎以上腹部疼痛不适为主要表现，其疼痛性质和规律与十二指肠溃疡十分相似，进食或服碱性药物可使症情缓解，部分患者可有上消化道反复出血，但出血量较少；糜烂性胃炎除胃脘部疼痛不适外，常伴有上消化道大量出血。

寒凝气滞者，胃病较剧，畏寒喜暖，得热则痛减，口不渴或渴喜热饮，舌淡苔白，脉弦紧。湿热偏盛者，口气重浊，口苦而干，渴不多饮，舌红苔黄腻，脉滑数。食积停滞者，疼痛拒按，嗳腐酸臭，吐后痛减，大便不爽，苔厚腻，脉弦滑。肝郁气滞者，胃脘疼痛连及两胁，痛无定处，嗳气频作，善太息，舌红苔薄黄，脉弦数。血络瘀阻者，胃脘刺痛，痛处固定且拒按，时有呕血或便血，舌质紫暗或见瘀斑，脉涩不利。脾胃虚寒者，胃病隐隐，喜暖喜按，形瘦神疲，面色少华，大便稀溏，畏寒肢冷，舌淡而胖，苔薄白而滑，脉细弱无力。胃阴不足者，胃痛无定时，嘈杂如饥，饥不欲食，口干思饮，舌红少苔，脉弦细或细数。

（三）治疗

1.针灸疗法

（1）饮食积滞证

治则：消食化积、行气止痛。

处方：取胃之募穴、足阳明经穴为主。建里、内关、里内庭、足三里。

方义：中脘为胃之募穴，足三里为胃之下合穴，内关为八脉交会穴，主治胃、心、胸疾病，三穴合用可和胃止痛；里内庭为治疗食积的经验穴。

操作：针刺用泻法。

（2）肝气犯胃证

治则：疏肝理气，和胃止痛。

处方：取足厥阴、足阳明经穴为主。期门、中脘、内关、足三里、太冲。

方义：期门为肝募穴，太冲为肝经原穴，二穴可疏肝理气，消胀定痛；足三里、中脘、内关和胃止痛，降气止呕。

操作：针刺用泻法。

（3）胃虚受寒证

治则：温中散寒，行气止痛。

处方：取背俞、任脉经穴为主。中脘、气海、脾俞、内关、足三里、公孙。

方义：针灸中脘、足三里，可温中散寒，行气止痛；内关、公为八脉交会穴，以治胃部病证；灸脾俞以健脾和胃，祛寒止痛；姜灸气海，是根据生姜有温中散寒的作用，加之艾的通经止痛用，最适于虚寒久病患者。

操作：针灸并用补法。

2.指针疗法

取中脘、至阳、足三里等穴，以双手拇指或指点压、按揉，力度以患者能耐受并感觉舒适为度。同时令患者行缓慢腹式呼吸。连续按揉3～5分钟即可止痛。

3.耳针疗法

取胃、十二指肠、脾、肝、神门、下脚端。每次选用3～5穴，毫针浅刺，留针30分钟；也可用王不留行籽贴压。

4.拔罐疗法

拔罐部位以上腹部及背部腧穴为主，可用大型或中型火罐，时间10～15分钟。

二、消化性溃疡

消化性溃疡简称"溃疡病"，是指仅见于胃肠道与胃液接触部位的慢性溃疡。由于溃疡主要发生在胃和十二指肠，故又称"胃、十二指肠溃疡"。以周期性发作、规律性上腹部疼痛和上消化道出血为特征。可发生在任何季节（秋冬相对偏多）、任何年龄（青壮年居多，且男性多于女性）。

（一）病因病机

消化性溃疡属于中医学"胃脘痛""吐酸""嘈杂"等范畴。若合并幽门梗阻者，属于"反胃""呕吐"；合并上消化道出血者，属于"呕血""便血"；合并急性胃穿孔者，则类似"结胸"之证。

中医学对本病病因的认识与现代医学基本一致，也明确认识到溃疡病的发生与饮食所伤和情志不畅关系密切。如若饮食不节，饥饱失常，暴饮暴食，损伤脾胃，脾失健运，胃失和降，气机阻滞，则胃脘疼痛。嗜烟酗酒，过食辛辣、干硬、生冷、炙热、油炸等刺激性食物，也可损伤脾胃，导致湿热内生，胃络受损，瘀热搏结，通降失调，则出现胃脘痛、嘈杂、呕吐、吞酸、呕血或下血等。若素体虚寒或劳倦内伤或久病不愈，损及脾阳，致中阳不振，则见胃脘冷痛、喜暖喜按、食少便溏等脾胃虚寒证候。若中气不足，脾不统血，气不摄血，也可发生呕血、下血。

如若忧思恼怒，情志不舒，郁而不解，肝失疏泄，横逆犯胃，肝胃不和，气滞中焦则致胃病连及两胁。若证情迁延日久，肝郁化火，则见胃中灼热、口干而苦，甚至热伤血络，迫血妄行，上逆为呕血，下注为便血。若热伤胃阴，又可见胃脘隐痛、口干少津、舌红少苔、饥不欲食等胃阴不足之证。若肝木克伐脾土,致脾失健运,则湿浊内生,中焦气机失畅,脾胃升降失常,胃气反逆于上而见嗳气、呕逆、反酸、嘈杂、恶心、呕吐等证。若肝郁气滞,久痛入络,脉络受损,气血瘀滞,又可见上腹刺痛拒按,痛点固定不移,呕血逆于上,便血注于下。

(二)临床表现

上腹部疼痛是消化性溃疡最主要的表现,疼痛的程度一般不重,疼痛的性质表现不一,如隐痛、胀痛、刺痛、烧灼样痛、饥饿样痛等。但疼痛有节律性的特点,胃溃疡多在食后半小时左右发生疼痛,经1～2小时后逐渐缓解;十二指肠溃疡常在餐后2～3小时发生,持续不减,直至进食或服制酸剂后缓解,疼痛发作还与季节有关,呈明显的周期性,好发于秋末冬初之季,十二指肠溃疡还有半夜定时发作的特点。疼痛的部位,胃溃疡多在上腹正中或剑突之下或稍偏左;十二指肠溃疡多在脐上或上腹偏右;前壁溃疡疼痛可向同侧胸骨附近放射;后壁溃疡疼痛可放射到背部11～12胸椎两侧。少数不典型患者,平时可以没有上腹疼痛的症状,直至溃疡出血后出现了呕血、便血,甚至穿孔时才被发现。

溃疡病除上腹部疼痛外,还常兼有脘腹胀满、嗳气泛酸、恶心呕吐、便秘或腹泻等消化系统的症状。全身症状有多汗、失眠、烦躁、焦虑等。

肝胃不和者,胃脘胀痛连及两胁,嗳气吐酸,甚至恶心呕吐,每因情绪波动而加重,苔薄黄,脉弦。胃肠积热者,胃中灼热,口干而苦,口臭,尿黄便结,舌红苔黄,脉数。气滞血瘀者,胃脘刺痛,拒按,食则痛剧或见呕血、便血,舌紫暗有瘀点,脉涩。食积伤胃者,胃痛拒按,嗳腐酸臭,恶心呕吐,吐后痛减,苔厚腻,脉弦滑。脾胃虚寒者,胃脘隐痛,喜温喜按,泛吐清水,神疲乏力,面色无华,舌淡苔白,脉细无力。胃阴不足者,心烦少寐,口干少津,大便干结,舌红少苔,脉细数。

幽门梗阻、胃出血、胃穿孔是消化性溃疡最常见的并发症。

(三)治疗

1.针灸疗法

治则:疏通经络、和胃止痛。

处方:中脘、梁门、内关、公孙、足三里。

加减:胃肠积热加内庭、前谷;胃寒和脾胃虚弱加脾俞、胃俞;肝气犯胃加太冲、期门;气滞血瘀加合谷、膈俞;食积伤胃加下脘、建里;胃阴不足加太溪、三阴交;痰湿过盛加阴陵泉、丰隆;嗳气泛酸、恶心呕吐加天突;胃痛剧烈加梁丘;便秘或腹泻加天枢、下巨虚;呕血或便血去中脘加血海、膈俞;急性穿孔加天枢、梁丘;失血性休克加气海、关元、素髎、百会。

方义:针灸中脘、足三里,可温中散寒,行气止痛;内关、公孙为八脉交会穴,以治胃部病证;梁门健脾和胃,消食导滞。

2.耳针疗法

取胃、十二指肠、脾、肝、三焦、耳中、交感、神门、皮质下。每次选3～5穴,常规针刺或施行埋针、药丸按压术。隔日1次,两耳交替。10次为1个疗程。

3.皮肤针疗法

腹部任脉穴、足阳明经穴、背部第7胸椎至第1腰椎两侧夹脊和足太阳经穴。方法:先阳后阴,由上至下,循序叩打,各4～5遍,中等刺激,至皮肤潮红为度。每日1次,10次为1个疗程。

三、胃下垂

胃下垂是指患者站立时,胃的下缘降至盆腔,胃小弯弧线最低点降至髂嵴连线以下的一种病症。临床上则根据其表现轻重,分为轻、重两度。轻者可无任何症状,重者则可见上腹部隐痛,腹胀,食后更甚,嗳气,腹部重坠感,劳累或站立位时症状加重,休息或卧位时可减轻或消失。

本病好发于瘦长体型的患者,多见于20～40岁的妇女。多因体质瘦弱,腹部脂肪缺乏;或因某种原因经常压迫胸部和上腹部,致使腹压增加;或因腹壁肌肉损伤及多次妊娠生育或卧床少动等原因,致使胃膈韧带、胃肝韧带、胃肠韧带松弛,腹肌张力下降,腹内压降低,而使胃的位置下移,是导致本病发生的根本原因。

根据临床特点,可将本病归属于中医学中的"胃缓症"范畴;也可根据其病理变化及临床表现而将其归属于"胃脘痛""痞胀""痰饮""呃逆""腹胀""积聚""恶心""嗳气"等的病证范畴。本病的发生多由脾胃虚弱,中气下陷,清阳不升所致;脾胃不健,肝气每易乘侮,而导致脾虚肝郁证;脾虚生湿,化为痰饮,而导致脾虚饮留证;肝郁气滞,气滞而血行不畅,又可导致气血瘀滞证。

(一)灸疗取穴

1.第1组

中脘、胃上(位于脐上2寸,旁开4寸处)、神阙。

2.第2组

脾俞、胃俞、气海、足三里。

两组穴位轮换施灸。

(二)灸疗方法

1.温和灸、回旋灸或雀啄灸

(1)每次施灸15～30分钟,每日1次,15次为1个疗程。

(2)取百会、合谷、中脘、气海、足三里等穴,用清艾条在上述穴位上施以温和灸或雀啄灸,使局部有温热感而无灼痛,每次5～10分钟,至皮肤稍红晕为度。每日1次,10次为1个疗程,疗程间休息5日,一般治疗2～3个疗程。

2.隔姜灸

取艾炷如枣核大,每穴施灸5～10壮,每日1次,15次为1个疗程。

3.药物灸

(1)取蓖麻仁10g,升麻末2g。先将蓖麻仁捣烂如泥,拌入升麻末,制成直径约2cm、厚约1cm的圆状药饼。剃去患者百会穴周围2cm内的头发,敷以药饼加以固定。患者仰卧,放松裤带,用灌有80℃热水的瓶子熨烫药饼30分钟,每日3次。药饼可连用5日,10日为1个疗程。

(2)取蓖麻子仁98%,五倍子末2%,上药按比例打成烂糊状,制成每粒重约10g,直径约

1.5cm 的药饼备用(成人 1 次用量)。治疗时,剃去百会穴周围头发(与药饼等大),将药饼紧贴于百会穴,外用纱布固定。每日早、中、晚各 1 次。并用搪瓷杯盛开水半杯,将杯底置于药饼上热熨,每次 10 分钟左右,以感觉温热而不烫痛皮肤为度。主治中气下陷所致的胃下垂。

(3)取黄芪、党参、丹参各 15g,当归、白术、炒白芍、枳壳、干姜各 10g,升麻、柴胡各 6g(食欲减退者加鸡内金 10g;大便溏泻者加焦六曲 10g),上药焙干,共研细末和匀,装瓶备用。用时,取药末 10g,填于神阙穴处,铺平呈圆形,直径 2~3cm,再用 8cm×8cm 胶布封贴。每隔 3 日换药 1 次,每日隔药艾灸 1 次(药与艾之间放一圆形金属盖),艾条长约 1.5cm,连灸 3 壮,1 个月为 1 个疗程。主治胃下垂、胃痛、泄泻、带下等病症。

(4)取蓖麻子仁 50 粒,捣成糊状,做成药饼,敷灸于百会穴上,5 日为 1 个疗程。主治胃下垂。

(5)取黄芪 24g,升麻 18g,附子 20g,五倍子 18g,上药共研细末,过 120 目筛,再与蓖麻子 30g 共捣烂和匀,另加芝麻油适量调匀,备用。用时,敷灸于百会、鸠尾、胃俞、脾俞穴上,伴恶心呕吐加内关穴;上腹痛甚加中脘穴;下腹痛甚加三阴交穴;便秘加支沟穴。待 24 小时换药 1 次,10 次为 1 个疗程。主治胃下垂。

(6)取蓖麻子仁 10g,五倍子 5g,上药共捣烂如泥状,敷灸于脐部神阙穴处,每日早、中、晚各热敷 1 次,间隔 4 日换药 1 次。注意:孕妇及吐血者忌用。

(7)取附子 24g,蓖麻子仁 30g,五倍子 18g,上药共捣烂如泥状,敷灸于百会、鸠尾穴处。主治中气下陷,胃肠停饮等证。

(8)取三棱、莪术各 15g,肉桂 10g,陈艾 45g,木香、草果、公丁香各 10g,水仙子 15g,红花 15g,高良姜 12g,砂仁 6g。上药共研细末,以 100cm 长布折成双层,其内铺以棉花,将药末铺于棉花中间,用线缝好,以防止药末堆积和漏出。用时,将药兜日夜兜在阿是区(胃脘部),于胃痛易发季节开始使用,连用 6 个月或至病愈。每月换药 1 次。主治肝胃不和,胃肠停饮之胃下垂,胃痛等。

4.温针灸

取百会、上脘、中脘、气海、足三里(双)、脾俞(双)、胃俞(双)。先取 0.5cm×0.5cm 小艾炷压灸百会穴;再取 1,5 寸毫针,温针灸上脘、中脘、气海、足三里(双)、脾俞(双)、胃俞(双),均 3 壮。每日 1 次,9 次为 1 个疗程,疗程间相隔 1 日。并服中药:以调中益气汤为主,基本方:黄芪 45g,人参、升麻各 9g,苍术、木香各 30g,橘皮 12g,甘草 6g;脾肾阳虚者加附子;胃阴虚者加石斛。水煎服,每日 1 剂,9 日为 1 个疗程,疗程间相隔 1 日。

四、功能性消化不良

功能性消化不良是消化道的一组常见综合征,包括上腹部或胸部闷胀不适、嗳气、烧灼样疼痛等症状。本病的症状不仅限于某一单个器官或疾病的演变过程,可由多种病因引起,而且这些症状往往不能与病理变化联系起来,一般胃镜和 X 线检查只发现有"慢性胃炎"或"十二指肠炎",而无其他器质病变。

本病的症状多见上腹部和胸骨后闷胀感、疼痛、嗳气、腹胀和肠鸣。进食后常使闷胀感或疼痛感加重。另外,还有畏食、恶心、排便不畅以及抑郁或焦虑等精神神经症状。但未查出消化性溃疡或肿瘤等器质性疾病。

本病的发病诱因很多,其中精神因素是较为常见的发病诱因。精神紧张或抑郁状态下,胃的运动与分泌减弱;机体处于抑郁状态时,肠蠕动呈现抑制状态,焦虑或抑郁的心理状态可引起体内激素分泌的改变和自主神经功能的改变,从而导致本病的发生。

本病在中医学属"腹痛""郁证""反胃""痞满"等病证范畴。

(一)灸疗取穴

取天枢、中脘、关元、肝俞、膈俞、上巨虚。

(二)灸疗方法

热敏灸:按照热敏灸技术要点中"十六字技术要诀"对施灸部位与施灸剂量进行定位、定量规范操作。对穴位热敏高发部位天枢、中脘、肝俞、膈俞、上巨虚等穴区进行穴位热敏探查,并标记热敏穴位。①天枢进行双点温和灸,自觉热感深透至腹腔或沿两侧扩散至腰部,灸至热敏灸感消失为止。②中脘、关元进行双点温和灸,可感觉热感透至腹腔内,灸至热敏灸感消失为止。③肝俞进行双点温和灸,自觉热感透至腹腔或扩散至背腰部或沿两侧扩散至胸部,灸至热敏灸感消失为止。④膈俞进行双点温和灸,自觉热感透至腹腔或扩散至背腰部或沿两侧扩散至胸部,灸至热敏灸感消失为止。⑤上巨虚进行双点温和灸,自觉热感深透或向上或向下沿足阳明胃经传导,灸至热敏灸感消失为止。每次选上述1~2组穴位,每日1次,10次为1个疗程,疗程间相隔2~5日,共治疗2~3个疗程。

五、肠炎

肠炎是指各种原因引起的急性或慢性肠壁黏膜的炎症性改变。临床分为急性肠炎和慢性肠炎两类。以腹痛、大便次数增多、粪质稀薄甚至成水样便为主要特征。多发于夏秋季节,可见于任何年龄。

急性肠炎大多是由不洁净食物中的细菌、病毒、真菌、化学毒素、肠道寄生虫引起的,其中以病毒性肠炎和细菌性食物中毒最为常见。也可由饮用污染水、暴饮暴食不易消化或刺激性食物致使肠道黏膜发生急性卡他性炎症病变,引起肠蠕动过快、肠功能紊乱。

慢性肠炎是一个多因素的肠道慢性炎性症候群,多由急性肠炎转化而成。属于非特异性细菌感染引起的肠壁黏膜慢性炎性改变和肠道吸收功能紊乱。病变过程缓慢,反复发作,缠绵难愈。

(一)病因病机

急慢性肠炎属于中医学"泄泻""霍乱"的范畴,急性肠炎所引起的泄泻为暴泻,多因外感时邪和饮食不洁或饮食不节而致。外邪致泻,多因寒、热、暑、湿,其中尤以湿邪为要。脾性恶湿,湿邪最易伤脾,脾为湿困,则运化失健,水谷混杂而下,以致发生泄泻。

细菌性食物中毒引起的急性胃肠炎,古称"霍乱",其病因病机,历代医家论述很多。早在《灵枢·五乱》篇就明确指出:"清气在阴,浊气在阳……乱于肠胃,则为霍乱。"《医学入门·霍乱》说:"此病夏秋为甚……标因外感四气或日间感热,夜间受冷或内素郁热,外又感寒,一时阴阳错乱。"《景岳全书·霍乱》也说："有外受风寒,寒气入脏而病者……有水土气令寒湿伤脾而病者……有误中痧气阴毒而病者。"均说明外感时邪和饮食不慎是引起本病的两大主因。

慢性肠炎之泄泻多为久泄。或因外感泄泻迁延日久,损伤脾胃;或因长期饮食失调,劳倦内伤,致使脾胃虚弱。脾胃虚弱则不能受纳水谷,运化精微,以致水聚成湿,谷滞难消,湿滞内停,清浊混淆,遂成泄泻。若湿浊郁而化热或复感湿热外邪,导致湿热蕴结肠道,通降不利,气血凝滞,热伤脉络致腹胀、腹痛、泻下脓血。也有因情志不调,忧郁恼怒,以致肝失疏泄,横犯脾胃,运化失常而致泄泻。若久泄不已,反复发作,脾病及肾,导致肾阳不足,命门火衰,无以温阳脾土,更致运化失司,也致大便下泄,谓之"五更泻"。

(二)临床表现

急性肠炎起病急剧,腹痛、腹泻多较严重,腹痛呈阵发性绞痛,腹泻每日10余次乃至数十次不等。粪质多呈水样,内含大量未消化食物,部分病例可夹有脓血黏液。常常伴见恶寒发热、恶心呕吐。由于腹泻和呕吐,患者常有失水征象。个别患者在剧烈腹痛、重泻、失水之后,可有血压下降,面色苍白或发绀,甚至出现意识模糊、神志不清等中毒症状。

慢性肠炎起病缓慢,病情轻重不一。症状以慢性腹泻为主,大便次数一般每日3~5次,粪质多呈黄色稀糊状,间或夹杂脓血黏液。常伴有阵发性腹痛和轻度里急后重,排便后可以缓解。经数天发作后,可有长短不一的间歇缓解期,大便可以完全恢复正常,但间歇期过后又会发作。发作的诱因,有饮食失调、情绪波动、过度劳累或继发感染。"五更泻"有规律性的黎明腹痛欲泻,便后即安。慢性肠炎迁延日久,可出现消瘦、贫血、低热、肝大等。部分患者在慢性病变过程中,病情会突然恶化,每日腹泻次数可达20~30次,呈脓血黏液便,并有高热、呕吐、脱水、电解质紊乱,甚至休克、昏迷等严重证候。

寒湿型便如水样,无臭味,头重身重,苔白腻,脉濡缓。湿热型水便夹有脓血,气味秽臭,肛门灼热,烦热口渴,小便短赤,舌红苔黄腻,脉滑数。饮食所伤者,嗳腐酸臭,泻后痛减,便中多夹不消化食物,苔腻,脉滑。脾阳虚弱者,大便稀溏,腹痛隐隐,肠鸣即泻,泻后即安,形寒肢冷,腰膝酸软,舌淡苔白,脉沉细无力。

(三)治疗

1.针灸疗法

(1)急性泄泻

治则:寒湿证,温中利湿;湿热证,清热利湿;饮食所伤证,调中消导。

处方:取足阳明经有关腧穴为主。天枢、足三里。

加减:寒湿加中脘、气海。湿热加内庭、阴陵泉。饮食所伤加里内庭。

方义:天枢为大肠募穴,取之以调整大肠传导功能;足三里为足阳明经合穴,取之可通调胃腑气机;针灸中脘、气海,能温中散寒调气除湿;内庭、阴陵泉,用以清利大肠湿热;饮食所伤者,用里内庭可调中消食导滞。

操作:寒湿证,艾条灸(或隔姜灸);湿热证,针刺用泻法;饮食所伤证,针刺用泻法。

(2)慢性泄泻

①脾虚证

治法:健脾止泻。

处方:取脾经及有关腧穴为主。脾俞、章门、太白、中脘、足三里。

方义:脾俞是脾的背俞穴,章门是脾的募穴,太白为脾经原穴,合胃的募穴中脘,胃经合穴足三里,针灸并用,具有振奋脾阳,健运止泻的作用。

操作:毫针补法及灸法。

②肾虚证

治法:温利肾阳。

处方:取肾经及任、督脉腧穴为主。肾俞、脾俞、命门、关元、太溪、足三里。

方义:肾俞是肾的背俞穴,太溪为肾经原穴,补之能温肾阳,益肾气;灸命门、关元,能益命门火,壮肾阳,以奏温养脾肾,熟腐水谷之功,属治本之法;脾俞、足三里健运脾气以止泻。

操作:针用补法及灸法。

2.耳针疗法

取大肠、小肠、腹、胃、脾、神门。每次选3~5穴,中等刺激,急性泄泻留针5~10分钟,每日1或2次。慢性泄泻留针10~20分钟,隔日1次,10次为1个疗程;也可用王不留行籽贴压。

第八章　常见疾病的推拿治疗

第一节　呼吸系统疾病的推拿治疗

一、感冒

感冒是因六淫、时行之邪侵袭体表皮毛，致卫表不和、肺失宣肃，发生以恶寒发热、鼻塞、流涕、喷嚏、头痛为主要症状的疾病。本病四季皆可发生，但以冬、春两季气候骤变时更为常见。"感冒"一词，首见于北宋《仁斋直指方·诸风》："感冒风邪，发热头痛，咳嗽声重，涕唾稠黏。"元代朱丹溪《丹溪心法·头痛》中始把"感冒"作为病证名，并与"伤风"互称。明清医家多将感冒、伤风互称。

感冒有轻重之分，轻者一般称"伤风"；病情较重者称为"重伤风"；可引起流行且病情类似的，称"时行感冒"。

（一）病因病机

宋代以前虽无"感冒"之名，但历代医家多论及本病。《素问·骨空论》："风为百病之始也……风从外入，令人振寒，汗出，头痛，身重，恶寒。"说明《黄帝内经》时期就已认识到本病的发生主要由风邪外感所致。《诸病源候论·风热候》："风热之气，先从皮毛入于肺也……其状使人恶风寒战，目欲脱，涕唾出……有青黄脓涕。"明确论述了风热感冒的病因及临床证候。汉代张仲景《伤寒论·辨太阳病脉证并治》所论中风、伤寒之桂枝汤证、麻黄汤证，将风寒感冒分轻、重两类证候进行治疗，至明代《丹溪心法·中寒附录》："伤风属肺者多，宜辛温或辛凉之剂散之。"

本证是由六淫、时行之邪侵犯肺卫所致。主要是在气候反常，冷热失调，人体卫气不固之时，风邪夹杂寒邪、热邪等六淫或者时行之邪乘虚自皮毛、口鼻侵入。因肺气通于鼻，外合皮毛，风邪外袭，必先犯肺，以致肺气失宣降而致病。因邪有风寒、风热的不同，故证有风寒、风热之别。

（二）辨证论治

1.基本治法

（1）手法：按法、揉法、拿法、推法、抹法、擦法、扫散法。

（2）操作

①患者坐位，医者站于患者对面，用双手拇指自下而上由印堂推至前发际，再分推前额，分

抹眼眶,按揉太阳穴,反复 10～20 遍。

②患者坐位,医者站于其侧,由上而下拿颈项,反复 5～10 遍;按揉风池、风府、大杼、风门、肺俞穴,每穴 1 分钟;拿头部五经,反复 5～8 遍。

③患者坐位,医者站于患者身侧,头部两侧施扫散法约 5 分钟。

④患者坐位,医者站于患者身后,拿肩井 1 分钟。

⑤患者俯卧,医者站于患者身侧,用小鱼际或手掌直擦背部督脉及膀胱经,以透热为度。

2.随证加减

(1)风寒感冒:恶寒发热,头痛无汗,肢体酸痛,鼻塞,时流清涕,喉痒声重,咳嗽,咳痰清稀色白,口不渴或喜热饮。苔薄白,脉浮或浮紧。

①治法:祛风散寒,宣肺透表。

②手法:同基本治法。

③取穴:与部位在基本治法基础上,加合谷。

④操作:患者坐位,医者站于患者身侧,按风府、风门,加拿风池,拿肩井,拿合谷穴,每穴 1 分钟。

(2)风热感冒:发热重,微恶寒,汗出不畅,头胀且痛,咳嗽有痰,黏稠而黄,鼻塞流黄浊涕,口渴欲饮,咽痛红肿。苔薄白或微黄,脉浮数。

①治法:疏风解表,清热宣肺。

②手法:同基本治法。

③取穴:与部位在基本治法基础上,加大椎、曲池、外关、鱼际、中府、云门。

④操作:a.患者坐位,医者站于患者身侧,按揉或一指禅推大椎、曲池、外关、鱼际穴,每穴 1 分钟。b.继上势,点按中府、云门穴,每穴 1 分钟。

(三)注意事项

(1)平时加强身体锻炼,提高机体的抗病能力。

(2)有发热时要注意休息,多饮开水。饮食宜清淡,忌油腻、鱼腥之物。

二、咳嗽

咳嗽是指由外邪袭肺或脏腑机能失调致肺失宣肃而出现的病证,是肺系疾病的主要症状之一。有声无痰为咳,有痰无声为嗽,既有声又有痰为咳嗽。因临床上很难将两者截然分开,故统称为咳嗽。咳嗽可见于多种疾病。

(一)病因病机

《黄帝内经》中对咳嗽的论述颇多。《素问·宣明五气》说:"五气所病……肺为咳。"明确提出咳嗽的病位在肺。《素问·咳论》堪称最早的咳嗽专论,不仅提出"五脏六腑皆令人咳,非独肺也"的观点,还详细论述了肺感受外邪及其他各脏腑功能失调所引起的各种咳嗽症状、转归和治疗原则。隋代巢元方《诸病源候论·咳嗽候》在《黄帝内经》"五脏六腑皆令人咳"的基础上,又论述了风咳、寒咳等不同的咳嗽证候。汉代张仲景首创辨证论治思想,在《伤寒论》《金匮要略》中拟出了一系列治疗咳嗽行之有效的方剂,明代张景岳之《景岳全书》将咳嗽分为外感、内伤两类,后代医家多沿用此分类方法。

咳嗽的病因有外感和内伤两大类。《河间六书·咳嗽论》谓:"寒、暑、燥、湿、风、火六气,皆令人咳嗽。"外感咳嗽因感受风寒、风热等六淫之邪,肺失宣降,气逆而上,发为咳嗽。内伤咳嗽多因他脏病变,累及于肺。如肝气郁结,久郁化火,气火循经上逆犯肺;或由饮食不当,嗜食烟酒、辛辣助火之品,熏灼肺胃,灼津生痰;或过食肥甘厚味,致使脾失健运,痰浊内生,上干于肺,阻塞气道,均可使肺气上逆而作咳;或肺系疾病迁延不愈,阴伤气耗,肺主气的功能失常,以致肃降无权,而上逆作咳。咳嗽主要在肺,与肝、脾、肾有关。病机为邪犯于肺,肺气上逆。《景岳全书·咳嗽》说:"咳证虽多,无非肺病。"临床可分为风寒咳嗽、风热咳嗽、内伤咳嗽3种证型。

(二)辨证论治

1.基本治法

(1)手法:推法、按法、揉法、一指禅推法、擦法。

(2)操作

①患者仰卧位,医者站于其身侧,以双手拇指或双掌分推胸肋部,自上向下,依次移动,反复5~8遍;继之以中指揉天突、中府,一指禅推膻中,每穴1分钟。

②患者俯卧位,医者站于其身侧,双手拇指揉大杼、风门、肺俞穴,每穴1分钟;再横擦肺俞穴,以透热为度。

2.随证加减

(1)风寒咳嗽:咳嗽,痰咳稀薄色白,鼻塞,流清涕,喉痒声重或伴头痛,恶寒,无汗,咽部不红。苔薄白,脉浮紧。

①治法:祛风散寒,宣肺止咳。

②手法:在基本治法基础上,加拿法。

③取穴:与部位颈肩部、背腰部及风池、风府、肩井。

④操作:a.患者俯卧位,医者站于其身侧,以拇指与其余四指相对用力拿风池2~3分钟,点按风府1分钟,以稍重手法拿肩井2分钟。b.继上势,以小鱼际擦背部膀胱经、督脉,以透热为度。

(2)风热咳嗽:咳嗽频作,痰黄而稠,鼻流浊涕,发热恶风,气粗声哑,口燥咽干,咽红肿痛。舌尖红,苔薄黄,脉浮数。

①治法:疏风解表,宣肺止咳。

②手法:点法、按法、揉法、拿法、擦法等。

③取穴:与部位肺俞、风池、孔最、列缺、合谷等穴。

④操作:a.患者坐位,医者站于其身后,依次点按大椎、风门、肺俞及周围压痛点,以清热、宣肺、解表,每穴1分钟;横擦肺俞、大椎,以透热为度。b.患者坐位,医者站于其身侧,用拇指按揉曲池、孔最、列缺、合谷穴,每穴1分钟,以酸胀为度。c.继上势,双手交替拿肩井1分钟,手法要轻快柔和。

(3)内伤咳嗽:痰湿咳嗽,症见痰多且黏稠易咳,胸脘痞满,胃纳减少,倦怠乏力,舌苔白腻,脉濡滑;肝火咳嗽,症见胸胁引痛,气逆而咳,痰少而稠,面赤咽干,苔黄少津,脉弦数;肺阴亏虚咳嗽,症见干咳无痰或痰少而黏,不易咯出,口渴咽干,咳声嘶哑,手足心热,舌红少苔,脉细数。

①治法：痰湿咳嗽，宜健脾化痰，宣肺止咳；肝火咳嗽，宜清肝泻火，润肺止咳；肺阴亏虚咳嗽，宜养阴清肺，化痰止咳。

②手法：一指禅推法、按法、揉法、拿法、擦法、搓法等。

③取穴：与部位肺俞、肩井、列缺、肝俞、脾俞、尺泽等。痰湿咳嗽加足三里、阴陵泉、丰隆、公孙等穴；肝火咳嗽加阳陵泉、太冲、鱼际等穴；肺阴亏虚咳嗽加中府、云门、膻中等穴。

④操作：a.患者俯卧位，医者站于其身侧，用一指禅推法或搓在患者背部两侧膀胱经往返治疗。时间3～5分钟。b.继上势，医者用拇指按揉肺俞、肝俞、脾俞穴，每穴1分钟。c.继上势，医者沿背部两侧膀胱经用擦法治疗，以透热为度。d.患者坐位，医者站于患者一侧按揉列缺、尺泽穴，拿肩井穴，每穴1分钟。搓两侧胁肋部，以微热为佳。e.随证加减：痰湿咳嗽，加按揉足三里、阴陵泉、丰隆、公孙等穴；肝火咳嗽，加按揉阳陵泉、太冲、色际等穴；肺阴亏虚咳嗽，加一指禅推中府、云门、膻中等穴，两大腿内侧做横搓法，并拿捏三阴交穴。时间3～5分钟。

（三）注意事项

（1）咳嗽可见于多种呼吸系统疾病，因此必须明确诊断，以免延误治疗。症状较重者，应配合其他疗法。

（2）注意日常调护，避免感冒。戒烟、酒，忌食辛辣肥腻之品。

（3）加强锻炼，增强体质，提高机体免疫能力。

三、哮喘

哮喘以发作性喉中哮鸣、呼吸困难甚至张口抬肩、喘息难以平卧为特征，常为某些急、慢性疾病的主要症状。"哮"为喉中痰鸣有声，"喘"为气短不足以息。可发生于任何年龄和任何季节，尤以寒冷季节和气候骤变时多发。

（一）病因病机

正常情况下肺、肾两脏调理人体的呼吸功能。若肺不能布散津液，肾不能蒸化水液，以致津液凝聚成痰，伏藏于肺，可影响正常呼吸功能，主要有以下几个方面：

1.外邪侵袭

重感风寒，侵袭于肺，内则肺气壅塞，外则腠理郁闭，致使肺气失于宣降，上逆为喘；或因风热之邪，自口鼻入肺或风寒郁而化热，热不得泄，则肺气塞实，清肃失司，导致肺气上逆而喘。

2.痰浊内盛

饮食不洁，恣食肥甘、生冷或嗜酒伤中，脾失健运，痰湿骤生；或素体痰湿偏盛，日渐积累，由中焦而上犯于肺，肺为痰壅，不得宣畅，气机失利，难以下降，导致呼吸促迫而成喘。若湿痰久郁化热或肺火素盛，蒸液成痰，则痰火交阻于肺，于是胀满而为喘。

3.肺肾虚弱

久咳或平素汗出过多，导致肺之气阴不足，气失所主，肺气肃降功能下降，而致气短而喘。年老体弱，肾气不足或劳欲伤肾，精气内夺，导致肾气摄纳无权，出现少气而喘。

本证分为虚实两类。实者为外邪、痰浊等壅阻肺气；虚者则为精气不足，肺肾摄纳失常所致。故实喘在肺，虚喘当责之肺、肾二脏。

本病至后期,则肺肾两虚,元气虚损,心阳亦同时受累,往往发生心阳欲脱的危候。

(二)临床表现

临床常表现为发作性带有哮鸣音的呼吸困难,持续数分钟至数小时,可自行或经治疗后缓解,严重的可延续数日至数周或呈反复发作病程。

1.实证

(1)风寒袭肺:喘急胸闷,伴有咳嗽,咯痰稀薄,色白,初起多兼恶寒、发热、头痛、身痛等表证。口不渴,舌质淡,苔薄白,脉浮或浮紧。

(2)风热犯肺:喘促气粗,甚至鼻翼翕动,胸膈烦闷烦躁,呛咳阵作,咳嗽痰黄而黏稠,伴心烦有渴,喜冷饮,汗出,甚则发热面红。舌质红,苔黄,脉浮数。

(3)痰浊阻肺:气喘咳嗽,痰多而黏,咯出不爽。甚则喉中有痰鸣声,胸中满闷,呕恶纳呆,口黏不渴,口淡无味,舌苔白腻,脉滑。

2.虚证

(1)肺气虚:喘促气短,言语无力,咳声低弱,自汗畏风或咽喉不利,口干面红,舌质偏红,脉象软弱。

(2)肾气虚:喘促日久,呼长吸短,动则喘息更甚,形瘦神疲,气不得续,汗出,肢冷,面青,甚则肢体浮肿,小便常因咳甚而失禁或尿后余沥,心悸不安,舌淡苔薄,脉沉细或沉溺。

(三)诊断与鉴别诊断

1.诊断依据

(1)反复发作的喘息、呼吸困难、胸闷或咳嗽,多与接触变应原、冷空气、物理、化学性刺激、病毒性上呼吸道感染、运动等有关。

(2)发作时在双肺可闻及散在弥漫性,以呼气相为主的哮鸣音,呼气相延长。

(3)用平喘药能明显缓解症状。

2.鉴别诊断

(1)慢性支气管炎:常见于中老年人,有反复咳嗽、咳痰,长期吸烟史。常因上感而诱发。可见咳嗽、咳痰,症状持续,伴有干湿啰音。

(2)支气管肺癌:症状呈进行性加重,常无诱因;咳嗽可有血痰,胸部 X 线、CT、MRI 或纤维支气管镜可明确诊断。

(四)推拿治疗

1.治疗原则

肃肺、降气、平喘。实证以祛邪为主,虚证以扶正为主。

2.基本治法

(1)头面及项部操作

①取穴及部位:风池、肩井、桥弓,头部。

②主要手法:推、抹、拿等手法。

③操作方法:先推一侧桥弓,自上而下 20～30 次,再推另一侧桥弓,次量同前。自额至下颌分推至左右两侧,往返 2～3 遍。然后抹一侧头部胆经循行区域 10 余次,方向自前上向后下

方,然后再在另一侧治疗。从头顶部至枕部用五指拿法,自枕部到项部转为三指拿法,重复3~4遍。拿风池、肩井穴。

（2）躯干部操作

①取穴及部位:天突、膻中、中脘、天枢、定喘、大椎、肺俞、脾俞、肾俞、胸部、背部。

②主要手法:按、揉、一指禅推、擦等手法。

③操作方法:患者仰卧,从天突以一指禅推至神阙,指按天突、膻中、中脘、天枢。横擦前胸部,沿锁骨下缘开始到十二肋,往返2~3遍。患者俯卧,横擦肩背部至腰骶部,往返2~3遍。直擦大椎到腰骶部督脉部位。以一指禅推或按揉定喘、大椎、肺俞、脾俞、肾俞等,以酸胀"得气"为度。

（3）四肢部操作

①取穴及部位:足三里、丰隆,上肢内侧、肩部、下肢。

②主要手法:按、揉、擦、拿等手法。

③操作方法:擦上肢内外两侧,以透热为度。自肩部拿至腕部。按揉足三里、丰隆,以酸胀"得气"为度。拿双下肢,交替操作。

3.辨证加减

（1）风寒袭肺

①直擦背部膀胱经,以透热为度。

②一指禅推或按揉两侧肺俞、膈俞,每穴2分钟。

（2）风热犯肺

①直擦背部膀胱经,以温热为度。

②三指拿法及按揉颈椎两侧,往返5~6遍。

（3）痰浊阻肺

①横擦左侧背部,以透热为度。

②按、拿两侧尺泽、内关、足三里、丰隆等,以酸胀为度。

（4）肺虚

①重点横擦前胸上部及背部心俞、肺俞,均以透热为度。

②一指禅推或按揉肺俞、脾俞、肾俞,每穴1分钟。

（5）肾虚

①直擦背部督脉及横擦肾俞、命门,均以透热为度。

②按揉两侧肾俞、肺俞,手法宜轻柔,切忌刺激太重。

（6）哮喘发作较甚:一指禅推或按揉定喘、风门、肺俞、肩中俞,每穴1分钟。治疗开始时用轻柔的手法,以后逐渐加重,以患者有明显的酸胀感为度。在哮喘缓解后再进行辨证论治。

第二节　循环系统疾病的推拿治疗

一、胸痹

胸痹是以胸闷痛、甚则胸痛彻背、短气、喘息不得卧等为主要临床表现的病证。轻者仅感胸闷如窒、呼吸不畅；重者胸部满闷疼痛，甚至胸痛彻背，背痛彻心。以中老年发病者居多。胸痹主要见于现代医学的冠状动脉粥样硬化性心脏病，其他如肺源性心脏病、慢性气管炎等疾病也可参照本节治疗。

（一）病因病机

胸痹的文献记载可追溯至《黄帝内经》时期。《黄帝内经》中虽有多篇论及本病，但无"胸痹"之名。如《灵枢·五邪》曾经指出："邪在心，则病心痛。"《灵枢·厥论》还说："真心痛，手足青至节，心痛甚，旦发夕死，夕发旦死"《素问·脏气法时论》亦说："心病者，胸中痛，胁支满，胁下痛，膺背肩胛间痛，两臂内痛。"至汉代张仲景《金匮要略》始有胸痹之名，并列专篇论述。《金匮要略·胸痹心痛短气病》说："胸痹之病，喘息咳嗽，胸背痛，短气……"。

本病的发生多与寒邪内侵、饮食不当、情志失调、年老体虚有关。素体阳虚，胸阳不足，阴寒之邪侵袭，寒凝气滞，痹阻胸阳。《素问·调经论》说："厥气上逆，寒气积于胸中而不泻，不泻则温气去，寒独留，则血凝泣，凝则脉不通，其脉盛大以涩。"《医门法律·中寒门》也说："胸痹心痛，然总因阳虚，故阴得乘之。"或饮食不节，过食肥甘生冷或嗜酒成癖，脾胃受损或忧思伤脾，运化失司，聚湿成痰，上阻胸阳；忧怒伤肝，肝失疏泄，肝郁气滞，气郁痰阻，心脉痹阻；或气滞日久，血行不畅，瘀阻心脉；或胸痹日久，脉络瘀阻；年过半百，肾气渐衰，若肾阳不足，则心阳不振，痰浊上犯；若肾阴亏虚，则心阴不足，心胸失养，而成胸痹之证。常见心血瘀阻、寒凝心脉、痰浊内阻、心气亏虚、心肾阴虚5种证型。

（二）辨证论治

1.基本治法

（1）手法：一指禅推法、按法、揉法、推法、擦法、摇法、搓法、抖法。

（2）操作

①患者俯卧位，医者坐于患者一侧。用一指禅推法施于背部两侧膀胱经约3分钟，其中肺俞、心俞、厥阴俞、膈俞及背部阿是穴（压痛点）应重点操作或结合穴位按揉；然后横擦上述背俞穴，以透热为度。

②患者仰卧位，医者站于患者一侧，先用分推法施于膻中穴5～10遍，再掌擦胸部；然后按揉内关、郄门等穴，时间3分钟。

③患者坐位，医者站于患者身侧，拿肩井，摇肩关节，搓抖双上肢。

2.随证加减

（1）心血瘀阻：心胸疼痛阵作，痛如针刺或呈绞痛，痛引肩背，固定不移，入夜尤甚，伴有胸闷气短、心悸。舌紫暗或有瘀斑，脉涩或结代。

①治法:活血化瘀,通脉止痛。

②手法:同基本治法。

③取穴:与部位在基本治法基础上,加胁肋部及大包、京门。

④操作:患者俯卧位,医者站于患者身侧,重点点按心俞、厥阴俞、膈俞,再按揉大包、京门各1分钟;最后掌擦胁肋部。

(2)寒凝心脉:心胸拘紧而痛,感寒而作,胸闷气短,甚则喘息不得平卧,心悸,形寒肢冷。舌淡,苔薄白滑,脉沉细或弦紧。

①治法:温阳散寒,通阳开痹。

②手法:同基本治法。

③取穴:与部位在基本治法基础上,加中府、云门。

④操作:a.患者俯卧位,医者站于患者身侧,直擦督脉,以透热为度。b.患者仰卧位,站于患者身侧,按揉膻中、中府、云门各1分钟。

(3)痰浊内阻:心胸窒闷而痛,痛如负重,气短喘促,肢体沉重,多形体肥胖,胃脘痞闷,痰多口黏。苔腻,脉滑。

①治法:通阳化浊,豁痰开结。

②手法:在基本治法基础上,加摩法。

③取穴:与部位同基本治法。

④操作:a.患者仰卧位,医者站于患者身侧,加摩中脘、气海、关元3分钟,按揉足三里、丰隆各1分钟。b.患者俯卧位,医者站于患者身侧,按揉脾俞、胃俞、足三里、丰隆各1分钟。

(4)心气亏虚:心胸隐痛,反复发作,胸闷气促,动则喘息,心悸失眠,头昏乏力,面色少华,倦怠懒言,舌淡或有齿痕。苔薄白,脉弱或结代。

①治法:养心健脾,益气止痛。

②手法:同基本治法。

③取穴:与部位在基本治法基础上,加神门、足三里、太渊、脾俞、胃俞、命门。

④操作:a.患者仰卧位,医者站于患者身侧,逆时针摩腹3分钟,按揉神门、足三里、太渊各1分钟。b.患者俯卧位,医者站于患者身侧,按揉脾俞、胃俞各1分钟,并施擦法。c.继上势,心肾阳虚者,加擦命门,横擦腰骶,以透热为度。

(5)心肾阴虚:心胸隐隐作痛,反复发作,心悸心烦,失眠盗汗,腰膝酸软,头晕,耳鸣,气短乏力。舌红,苔少,脉细数。

①治法:养心补肾,滋阴止痛。

②手法:同基本治法。

③取穴:与部位在基本治法基础上,加神门、足三里、太溪、涌泉。

④操作:a.患者俯卧位,医者站于患者身侧,掌揉肾俞,擦涌泉,以透热为度。b.患者仰卧位,医者站于患者身侧,指按神门、太溪、足三里各1分钟。

(三)注意事项

(1)推拿治疗胸痹,无论是在发作期还是在缓解期,均有一定的疗效。

(2)情绪波动和精神刺激可使病情反复或加重,患者应注意调摄情志,保持恬静乐观。

（3）患者应注意调节饮食，宜少食多餐，少食肥甘，禁食辛辣，忌烟酒。

（4）患者起居有规律，睡眠应充足，注意气候变化和劳逸适度。

（5）根据病情的不同，选择合适的锻炼方法，如散步、打太极拳或快走等。

二、心悸

心悸是指患者自觉心中悸动，惊惕不安，甚则不能自主的一种病证。临床多呈反复发作性，每因情志刺激或劳累而发作，且常伴胸闷、气短、失眠、健忘、眩晕、耳鸣等症。病情较轻者为惊悸，病情较重者为怔忡，可呈持续性。

现代医学中各种原因所致心律失常，如心动过速、心动过缓、房颤、室颤、房扑、室扑、房室传导阻滞、预激综合征、病态窦房结综合征以及心功能不全、心肌炎、心脏神经官能症等，凡以心悸为主要临床表现时，均可参照本节辨证治疗。

（一）病因病机

1.体质虚弱

禀赋不足，素体虚弱或久病失养，劳欲过度，气血阴阳亏虚，以致心失所养，发为心悸。

2.饮食劳倦

嗜食膏粱厚味，煎炸炙烤之品，蕴热化火生痰或伤脾滋生痰浊，痰火扰心而致心悸；或劳倦太过，气阴暗耗，心神失养而心悸。

3.七情所伤

平素心虚胆怯，突遇惊恐，忤犯心神，心神动摇，不能自主而心悸；或长期忧思不解，肝气郁结，化火生痰，痰火扰心，心神不宁而心悸；此外，如大怒伤肝，大恐伤肾，怒则气逆，恐则精却，阴虚于下，火逆于上，动撼心神而发惊悸。

4.感受外邪

风、寒、湿三气杂至，合而为痹，痹证日久，复感外邪，内舍于心，痹阻心脉，心之气血运行受阻，而发心悸；风、寒、湿、热之邪，由血脉内侵于心，耗伤心之气血阴阳，亦可引起心悸。如温病、疫毒均可灼伤营阴，心失所养而发心悸。或邪毒内扰心神，心神不安，也可发为心悸，如春温、风温、暑温、白喉、梅毒等病，往往伴见心悸。

有些患者可由于颈椎、胸椎小关节紊乱引发心悸。

（二）临床表现

心悸的基本证候特点是自觉发作性心慌不安，心跳剧烈，不能自主或一过性、阵发性或持续时间较长或一日数次发作或数日一次发作。就临床表现不同，可分为以下几型：

1.心虚胆怯

心悸，善惊易恐，坐卧不安，少寐多梦，舌苔薄白或如常，脉象动数或虚弦。

2.心血不足

心悸头晕，面色不华，倦怠乏力，舌质淡红，脉象细弱。

3.阴虚火旺

心悸不宁，心烦少寐，头晕目眩，手足心热，耳鸣腰酸，舌质红，少苔或无苔，脉象细数。

4.心阳不振

心悸不安,胸闷气短,面色苍白,大汗淋漓,形寒肢冷,舌质淡白,脉象虚弱或沉细而数。

5.水饮凌心

心悸眩晕,胸脘痞满,形寒肢冷,小便短少或下肢浮肿,渴不欲饮,恶心吐涎,舌苔白滑,脉象弦滑。

6.心血瘀阻

心悸不安,胸闷不舒,心痛时作或见唇甲青紫,舌质紫黯或有瘀斑,脉涩或结代。

心悸多为本虚标实证,其本为气血不足、阴阳亏损,其标是气滞、血瘀、痰浊、水饮,临床表现多为虚实夹杂。

(三)诊断与鉴别诊断

1.诊断依据

常因情志刺激、惊恐、紧张、劳倦过度等发病。以自觉心慌不安,心跳剧烈,神情紧张,不能自主,心跳不规律,呈阵发性或持续性为主症。兼见胸闷不舒,易激动,心烦,少寐多汗,颤动,头晕乏力。脉象数、缓、促、结、代、沉、迟等。

2.鉴别诊断

(1)真心痛:症见心痛剧烈不止,伴有面色苍白,唇甲青紫或手足青冷至节,呼吸急促,大汗淋漓直至晕厥,病情危笃。

(2)奔豚:发作之时,亦觉心胸躁动不安。心悸为心中剧烈跳动,发自于心;奔豚乃上下冲逆,发自少腹。《难经·五十六难》:"发于小腹,上至心下,若豚状或上或下无时。"称之为肾积。《金匮要略·奔豚气病脉证治第八》:"奔豚病从少腹起,上冲咽喉,发作欲死,复还止,皆从惊恐得之。"

(四)推拿治疗

1.治疗原则

养心,安神,定悸。心虚胆怯治以安神定志,调理气机;心血不足治以补益心气,养血安神;阴虚火旺治以滋阴降火,调理心神;心阳不振治以振奋心阳,镇心安神;心血瘀阻治以活血通络,宁心安神;关节紊乱者治以整复错缝。

2.基本治法

(1)头面部操作

①取穴及部位:印堂、风池、百会、眉弓、桥弓、头面部。

②主要手法:推、揉、按等手法。

③操作方法:推印堂、眉弓5～10遍。自上而下推桥弓,左右交替,每侧1分钟,然后按揉百会、风池,每穴2分钟。同时测脉搏,以脉搏90次/分钟以下为度。

(2)胸背部操作

①取穴及部位:心俞、肺俞、膈俞、膻中、中府、云门、背部。

②主要手法:揉、摩、一指禅推等手法。

③操作方法:一指禅推心俞、肺俞、膈俞,揉膻中,摩中府、云门,共10分钟。

（3）上肢部操作

①取穴及部位：内关、神门，双上肢。

②主要手法：按、揉、拿等手法。

③操作方法：按揉双内关、神门，拿双上肢。共6分钟。

3.辨证加减

（1）心胆虚怯

①延长按揉神门时间，加按巨阙，拿风池、玉枕。

②用小鱼际沿胸骨正中分别向左右腋中线推运至两胁部3～5分钟，以心悸减轻为度。

（2）心血不足

①加揉中脘，拿血海、足三里，延长推脾俞、胃俞时间。

②双手掌重叠按揉或用一指禅推心俞、华佗夹脊穴，时间约5分钟。

（3）阴虚火旺

①加推肾俞、太阳、听宫、听会、耳门，拿太冲、行间。

②按揉翳风，拿风池，按哑门。

（4）水饮凌心

①加按揉章门、期门，搓两胁。

②梳中府、膻中各2分钟，运腹部约5分钟。

（5）阳气衰弱

①摩小腹，按中极，推关元、气海、中极。

②揉八髎、肾俞、命门，拿三阴交。

（6）心血瘀阻

①按揉大包、京门、膈俞、三阴交，以透热为度。

②右手掌或右手拇指、示指按摩头项部及背部膀胱经第1侧线，时间3分钟。

（7）小关节紊乱

如果患者存在颈椎或者胸椎小关节紊乱者，可参考第五章第七节方法调整。

第三节　消化系统疾病的推拿治疗

一、胃脘痛

胃脘痛是指上腹部近岐骨处发生疼痛为主症的一种胃肠病证，又称"胃痛"。中老年人群中发病率较高。

现代医学中急、慢性胃炎、胃十二指肠溃疡病、胃神经官能症、胃下垂、胃黏膜脱垂、胃痉挛等消化道疾患出现胃脘痛临床症状者，均可参照本节辨证治疗。

（一）病因病机

胃痛的病因主要为外感寒邪，饮食所伤，情志不遂，脾胃虚弱等。脾胃的升降、运化功能，有赖于肝之疏泄及肾阳温煦作用。如肝的疏泄功能失调，则会出现肝胃不和的病理变化；如果肾阳不足，则会出现脾胃虚寒的病理变化。因此脾胃与肝肾是有密切关系的。

1.寒邪犯胃

寒性凝滞收引，若气候寒冷，寒邪由口吸入，则胃感寒而痛；或脘腹受凉，寒邪直中，内客于胃，发为胃痛；或服药苦寒太过或过食生冷，寒积于中，导致寒凝气滞，胃气失和，胃气阻滞，不通则痛。

2.饮食伤胃

胃主受纳腐熟，以通降为顺。若饮食不节，暴饮暴食，损伤脾胃，饮食停滞，致使胃气失和，胃中气机阻滞，不通则痛；或五味过极，辛辣无度或恣食肥甘厚味或饮酒如浆，则伤脾碍胃，蕴湿生热，阻滞气机，以致胃气阻滞，不通则痛。

3.肝气郁结

忧郁、恼怒伤肝，肝气失于疏泄，横逆犯胃而致胃脘痛。肝气郁结，进而可以化火，火邪又可伤阴，均可使疼痛加重或使病程缠绵。

4.脾胃虚寒

脾主升，胃主降，胃之受纳腐熟，全赖脾之运化升清，所以胃病常累及于脾，脾病常累及于胃。脾阳衰微或劳倦过度，饥饱失常，损伤脾胃，使中气虚寒而发为胃痛。

胃脘痛的原因虽有不同，但其病机转归则有相同之处，即所谓"不通则痛"。病邪阻滞，肝气郁结，均使脾胃升降失调、气机不利，气滞而作痛；脾胃虚寒，脉络失于温养而作痛。气滞若日久不愈，而致血脉凝涩，瘀血内结，则疼痛更为顽固。此外，虫积也可导致胃脘疼痛。

（二）临床表现

1.病邪阻滞

（1）寒邪：胃脘疼痛暴作，甚则拘急作痛，畏寒喜暖，局部热敷痛减，口淡不渴或喜热饮，苔薄白，脉紧或弦紧。

（2）食滞：暴饮暴食后，胃脘胀闷，甚则疼痛拒按，得食更甚，嗳腐吞酸，呕吐不消化食物，其味腐臭，吐后痛减，不思饮食，大便不爽，得矢气及便后稍舒，舌苔厚腻，脉滑有力。

2.脏腑失调

（1）肝气犯胃：胃脘胀满，攻撑作痛，连及两胁，胸闷嗳气，喜长叹息，遇烦恼郁怒则痛，大便不畅，苔多薄白，脉弦。

（2）脾胃虚寒：胃痛隐隐，绵绵不休，冷痛不适，泛吐清水，喜暖嘉按，纳食减少，空腹痛甚，得食则缓，神疲乏力，手足不温，大便溏薄，舌淡，苔白，脉软弱或沉细。

以上胃脘痛诸证，病邪阻滞者多为急性疼痛，脏腑失调者多为慢性疼痛。病邪阻滞者治疗较易收效，但如未及时彻底治愈，也转为慢性。在临床中上述诸证，往往不是单独出现或一成不变的，虚实并见，寒热错杂的并不少见，临证时必须辨证审因，灵活掌握。

（三）诊断与鉴别诊断

1.诊断依据

通过了解病史、结合检查，可初步确定疾病的范畴与所需鉴别诊断。

2.鉴别诊断

(1)心肌梗死:老年人心梗时不一定都会有心前区绞痛,可仅诉"胃痛"或心窝部不适,并伴有恶心、呕吐。有些患者会强烈要求做胃镜检查,如果不加鉴别,盲目按胃病处理,很容易导致误诊甚至发生意外。

(2)胆石症:多有心窝部(或右季肋下)的不规则隐痛及不适感,还可出现上腹部饱胀、嗳气等酷似胃病的症状。病情常因饮食不当或进食油腻等而加重,因此易被误诊为胃痛。

(四)推拿治疗

1.治疗原则

理气止痛。凡病邪阻滞者,辨其邪而去之;肝气郁滞者,则疏肝理气;脾胃虚寒者,则宜温中散寒;瘀血内停者,则治以活血化瘀。

2.基本治法

(1)胃脘部操作

①取穴与部位:中脘、天枢、气海、足三里,上腹部、季肋部。

②主要手法:一指禅推、摩、揉、按等手法。

③操作方法:患者仰卧位。医生坐于患者左侧,先用轻快的一指禅推法、摩法在胃脘部治疗,使热量渗透于胃腑,然后按揉中脘、气海、天枢等穴,同时配合按揉足三里。时间约10分钟。

(2)背部操作

①取穴与部位:膈俞、肝俞、脾俞、胃俞、三焦俞,背部。

②主要手法:一指禅推法、按、揉、擦等手法。

③操作方法:患者俯卧位。一指禅推背部脊柱两旁沿膀胱经顺序而下至三焦俞,往返4～5次,然后按揉膈俞、肝俞、脾俞、胃俞、三焦俞,力度宜重,时间约5分钟。自上而下擦背部沿膀胱经,以透热为度。

(3)肩臂及胁部操作

①取穴与部位:肩井、手三里、内关、合谷,肩部、上肢部、胁肋部。

②主要手法:拿、搓、抹、揉、按等手法。

③操作方法:患者取坐位,拿肩井循臂肘而下,在手三里、内关、合谷等穴做较强的揉按刺激。然后搓肩臂使经络通畅,再搓抹其两胁,由上而下往返数次,时间约3分钟。

3.辨证加减

(1)寒邪犯胃

①用较重的点、按法治疗脾俞、胃俞,时间约2分钟。

②擦左侧背部($T_{7\sim12}$),以透热为度。

(2)食滞

①用顺时针方向摩腹,重点在中脘、天枢。

②按揉脾俞、胃俞、大肠俞、八髎、足三里。

(3)肝气犯胃

①一指禅推或揉天突至中脘,重点在脑中,然后轻柔地按揉两侧章门、期门。时间约3

分钟。

②用按揉肝俞、胆俞、膈俞,刺激量宜重。

（4）脾胃虚寒

①按揉气海、关元、足三里,刺激量宜轻,每穴 2 分钟,可适当延长气海操作时间。

②直擦背部督脉、横擦左侧背部（T$_{7\sim12}$）及腰部肾俞、命门,以透热为度。

（5）疼痛剧烈

①先点按脾俞、胃俞附近压痛点,刺激量宜重,连续刺激 2 分钟左右,待疼痛缓解后,再辨证治疗。

②按揉合谷、梁丘、足三里,刺激量宜重,每穴 2 分钟。

二、呕吐

呕吐是指以胃内容物经食管、口腔冲逆吐出为主要临床表现的一种病证。有声有物谓之呕,有物无声谓之吐,无物有声谓之干呕。呕与吐常同时发生,很难截然分开,统称呕吐。

现代医学中神经性呕吐、急性胃肠炎、幽门痉挛、幽门梗阻、胃黏膜脱垂、十二指肠壅积症、胃神经官能症、胆囊炎、胰腺炎等以呕吐为主要临床表现者,均可参照本节辨证治疗。

（一）病因病机

呕吐的病因是多方面的,且相互影响,夹杂致病。但无论邪气犯胃或脾胃虚弱,发生呕吐的基本病机都在于胃失和降,胃气上逆。

1.外邪侵袭

外感风、寒、暑、湿之邪及秽浊之气,内犯胃腑,以致气机不利,胃失和降,水谷随逆气上冲,发生呕吐,尤其以寒邪凝闭中阻,扰动胃肠而多见。

2.饮食不节

暴饮暴食或过食生冷、油腻、不洁食物,停积不化,伤及胃气,升降失常,致上逆于上而发为呕吐。

3.肝胃不和

恼怒伤肝,肝失条达,肝气横逆犯胃;或忧思伤脾,情志不遂,脾失健运,食停难化,致胃腑失于和降,胃气上逆,发为呕吐。

4.脾胃虚弱

脾胃素虚,禀赋不足;或劳倦内伤;或久病不愈,中阳不振;或饮食失调,损伤脾胃;或大汗、大病之后,津液耗损,均可使脾胃虚弱,胃腑失养,升降无序,发为呕吐。

（二）临床表现

1.外邪犯胃

突然呕吐,呕吐量多,急骤剧烈,有六淫之邪感受史,伴发热、恶寒、身痛,呕吐前胸脘满闷,嘈杂泛酸,恶心,吐后诸症减轻,舌苔白腻,脉滑。

2.饮食内伤

暴饮暴食或酗酒,饮食后呕吐宿食痰涎,吐后舒适,呕吐物酸臭,嗳腐吞酸,胃脘胀满疼痛,吐后反快,大便干结臭秽,顽固不化,舌苔白腻,脉滑实。

3.肝胃不和

呕吐清水痰涎或食物,每因情志刺激而呕吐或吐甚,胸胁胀满,攻撑作痛,嗳气吞酸,烦闷易怒,舌红苔薄,脉滑或弦。

4.脾胃虚弱

素来脾虚胃弱,呕吐反复发作,饮食稍有不慎即恶心欲吐,时作时止,呕而无力,脘痞纳呆,少气懒言,消瘦乏力,面色苍白,四肢不温,口干,饥而不欲饮食,大便清薄,舌淡苔薄白,脉濡弱无力。

(三)诊断与鉴别诊断

1.诊断依据

以呕吐食物、痰涎、水液诸物或干呕无物为主症,一日次数不等,持续或反复发作。常伴有脘腹不适、恶心纳呆、泛酸嘈杂等症。起病或急或缓,多由气味、饮食、情志、冷热等因素而诱发或因服用化学药物或误食毒物而致。

2.鉴别诊断

(1)幽门梗阻:多发生于急性幽门管或十二指肠壶腹溃疡、慢性十二指肠溃疡、胃窦幽门区晚期肿瘤等疾病,均有恶心、呕吐、腹痛等临床表现。但对症治疗及控制饮食后,恶心、呕吐症状可消失。纤维胃镜检查有助于鉴别诊断。

(2)颅内压增高:常继发于脑血管破裂或阻塞、中枢神经系统感染和颅内肿瘤等疾病,主要表现为颅内压急剧增高,呕吐前常无恶心或轻微恶心,呕吐呈喷射状。常伴有剧烈头痛、意识障碍、偏瘫、畏寒、发热等症状,严重者可出现休克或脑神经损害的症状。

(四)推拿治疗

1.治疗原则

降逆止呕。外邪犯胃,治以疏散外邪;饮食内伤,治以健脾和胃;肝胃不和,治以疏肝和胃;脾胃虚弱,治以健运脾胃。

2.基本治法

(1)腹部操作

①取穴及部位:中脘、天枢、神阙、脘腹部。

②主要手法:一指禅推法、点按、摩等手法。

③操作方法:患者屈膝仰卧位。用轻快的一指禅推法沿腹部任脉自上而下往返治疗,重点在中脘,时间约 5 分钟;顺时针掌摩上腹部,时间约 3 分钟;点按中脘、天枢、神阙,每穴 2 分钟。

(2)背部操作

①取穴及部位:脾俞、胃俞、膈俞,背部两侧。

②主要手法:一指禅推法、指揉法。

③操作方法:患者俯卧位。一指禅推背部两侧膀胱经,往返操作 5～8 遍。指揉脾俞、胃俞、膈俞,以有酸胀感为度。

(3)四肢操作

①取穴及部位:内关、足三里。

②主要手法:指揉法。

③操作方法:指揉内关、足三里,每穴 1 分钟。

3.辨证加减

(1)外邪犯胃

①掌揉上腹部 2 分钟。

②运脘腹部,以胃腑有热感为度。

(2)饮食停滞

①掌揉上腹部 2 分钟。

②按揉足三里、丰隆、解溪,每穴 2 分钟。

(3)肝胃不和

①用手掌沿胸骨正中自上而下,向左右顺序推梳至胁肋部,往返操作 15 分钟,并按压章门 1 分钟。

②按压肝俞 2 分钟。

(4)脾胃虚弱

①指揉关元、气海,每穴 1 分钟。

②指揉三焦俞、脾俞、胃俞,每穴 1 分钟。

参考文献

1.杨恩品,张耀圣.中医疮疡病学.北京:科学出版社,2017.

2.王承德,沈丕安,胡荫奇.实用中医风湿病(第2版).北京:人民卫生出版社,2018.

3.赵永康.中医康复学.北京:科学出版社,2018.

4.杜小利,毛慧.中医妇科学(第2版).北京:科学出版社,2017.

5.范恒.中医学(第3版).北京:科学出版社,2017.

6.杨旸.实用中医诊疗手册(第3版).郑州:河南科学技术出版社,2017.

7.罗仁,曹文富.中医内科学.北京:科学出版社,2016.

8.吴勉华,王新月.中医内科学.北京:中国中医药出版社,2012.

9.徐新献,王志坦.中西医结合内科手册.成都:四川科学技术出版社,2014.

10.梁健.中西医结合临床内科学.上海:第二军医大学出版社,2013.

11.江杨清.中西医结合临床内科学.北京:人民卫生出版社,2012.

12.王松龄,张社峰,李彦生.中风相关病证中西医结合特色治疗.北京:人民卫生出版社,2015.

13.阎小萍,张烜,翁习生.常见风湿病及相关骨科疾病中西医结合诊治.北京:人民卫生出版社,2015.

14.林洪生.恶性肿瘤中医诊疗指南.北京:人民军医出版社,2014.

15.杨旸.实用中医诊疗手册.北京:人民军医出版社,2011.

16.陆付耳.中医临床诊疗指南.北京:科学出版社,2016.

17.屠佑堂.中医实用诊疗大全.武汉:湖北科学技术出版社,2013.

18.沈元良.实用中医师诊疗手册.北京:金盾出版社,2013.

19.周仲瑛,薛博瑜,王国辰.实用中医内科学.北京:中国中医药出版社,2012.

20.王永炎.中医内科学(第2版).北京:人民卫生出版社,2011.

21.程丑夫.中医内科临证诀要.长沙:湖南科学技术出版社,2015.

22.张伯礼.中医内科学.北京:人民卫生出版社,2012.

23.冯先波.中医内科鉴别诊断要点.北京:中国中医药出版社,2014.

24.田德禄,蔡淦.中医内科学(第2版).上海:上海科学技术出版社,2013.

25.沈雪勇.经络腧穴学.北京:人民卫生出版社,2012.

26.许能贵.临床针灸学.北京:科学出版社,2015.

27.王华杜,元灏.针灸学.北京:中国经济出版社,2012.

28.梁繁荣.针灸学.北京:人民卫生出版社,2012.

29.贾春生,黄泳.针灸学.北京:科学出版社,2013.

30.郭义.针灸学.北京:中国医药科技出版社,2012.

31.孙国杰.针灸学(第2版).北京:人民卫生出版社,2011.

32.程海英.针灸临床使用手册.北京:人民卫生出版社,2013.

33.王宏才.中国针灸交流通鉴.西安:西安交通大学出版社,2012.

34.罗颂平,邓高丕.妇科病中医治疗策略.北京:人民军医出版社,2011.

35.屠佑堂.中医诊疗心脑肺、精神科疾病.武汉:湖北科学技术出版社,2015.